《柳選四家醫案》評注

清·柳宝诒 著
谢焕荣 注

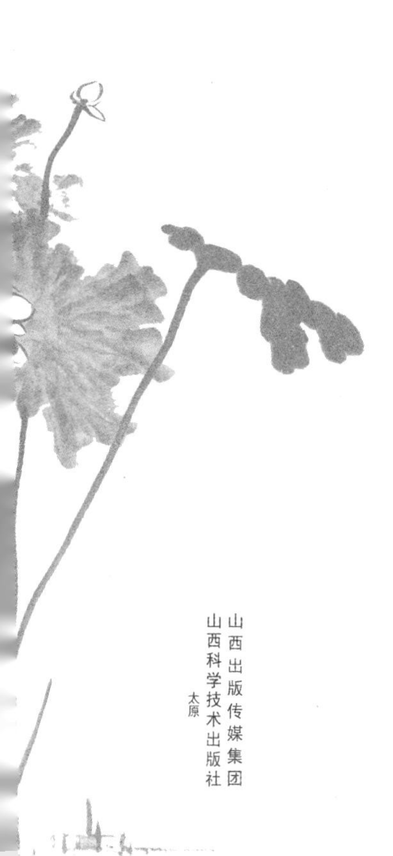

山西出版传媒集团
山西科学技术出版社
太原

图书在版编目（CIP）数据

《柳选四家医案》评注 / 谢焕荣注 . — 太原 : 山西科学技术出版社 , 2023.3

ISBN 978-7-5377-6238-0

Ⅰ . ①柳… Ⅱ . ①谢… Ⅲ . ①医案—汇编—中国—清代 Ⅳ . ① R249.49

中国版本图书馆 CIP 数据核字（2022）第 216647 号

《柳选四家医案》评注

LIUXUANSIJIAYIAN PINGZHU

出 版 人　阎文凯
著　　者　清 · 柳宝诒
注　　者　谢焕荣
策划编辑　翟　昕
责任编辑　杨兴华
助理编辑　文世虹
封面设计　杨宇光

出版发行　山西出版传媒集团 · 山西科学技术出版社
　　　　　地址：太原市建设南路 21 号　邮编　030012
编辑部电话　0351-4922078
发行部电话　0351-4922121
经　　销　各地新华书店
印　　刷　山西基因包装印刷科技股份有限公司

开　　本　880mm × 1230mm　1/32
印　　张　17.5
字　　数　296 千字
版　　次　2023 年 3 月第 1 版
印　　次　2023 年 3 月山西第 1 次印刷
书　　号　ISBN 978-7-5377-6238-0
定　　价　49.00 元

四家醫案跋

或問醫案古有之乎曰古有診籍扁鵲倉公傳所記是也曰驗乎曰古今不同其品齊輕重不可得而悉也然則柳先生奚為輯是書也曰時近而文顯時近則陰陽之診同文顯則質直而易曉抑且商搉微眇稱量而出不啻其自為之也先生所輯者八家今先刊者四種其門人王君吉臣柳君頤餘金君蘭升醵資成之王君守師法篤風義良足稱述金君屬敘於余余不知醫勉贅數語以質世之善讀書者時

光緒甲辰四月

常熟翁同龢

柳選四家醫案

王家樞署

博通群书研岐黄
溯源探究觅奇方
医案精湛承妙旨
仁心壶中济世长

岁辛丑孟冬为谢焕荣先生集评柳选四家医案题
延安钟楼山下延河之滨 延安大学医学院 静光

点校说明

《柳选四家医案》是清末名医柳宝诒对尤在泾、曹伯仁、王旭皋和张仲华医案的整理和点评。

1.版本选择。本次整理以清光绪三十年甲辰惜余小舍刊本为底本。

2.排版格式。原书为繁体字右起竖排版，改为简体字左起横排版，句读遵从国家规范标点符号用法，以顺应读者阅读习惯。将“左”改为“下”，“右”改为“上”。

3.讹误改正。原书中的讹误之字，均予改正。某些当时习用字，已与今日用法有别，顺应今日用字习惯而径改。如“藏”统改为“脏”，“府”改“腑”，“头运”改“头晕”，“贲豚”改“奔豚”，“证”改“症”等；某些文辞用法为当时文白夹杂的行文风格，不属讹误，不影响读者对内容的理解，不再修改。

4.字词辨析。原书中属异体字者，径改作正字。繁体字改简体字一般以《现代汉语词典》为准，不使用类推简化的方法造字，超出《现代汉语词典》范畴的繁体字保留原字。通假字径改为现代汉语中相应的正字。古今字改为现代汉语中对应的正字，避讳字回改为正字。如“钞”统改为“抄”，“痠”改“酸”，“粘”改“黏”，“唯”改“唯”，“硃”改“朱”，“舌蹇”改“舌謇”，“口歪”改“口㖞”，“归原”改“归元”，“神识”改“神志”，“颠顶”改“巅顶”，“熄风”改“息风”等。

5.方药名称。书中方药名称统一按照中国中医药出版社“十三五”规划教材《中药学》修改。如“兔丝”改“菟丝”，“杭米”改“粳米”，“鸡距子”改“枳椇子”，“天竹黄”改“天竺黄”，“荜拨”改“荜茇”，“白芨”改“白及”，“螺蛳”改“蛳螺”等。

6.方药剂量。文中所涉方药剂量单位，本次整理保持原貌，不予换算更改。读者若用其中方药，药味、剂量皆宜斟酌损益。

7.原著内容。历代中医古籍所涉及的内容是极其广博的，所跨越的年代也是极其久远的。由于历史条件所限，有些医籍中夹杂一些不当之说，或带有迷信色彩，或包含现代科学尚不能解释的内容，希望读者以辩证唯物主义的观点加以分析，正确对待，认真研究，从中吸取精华，推动中医学术的进一步发展。

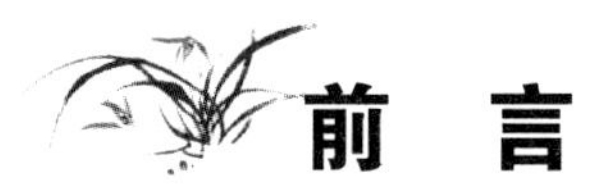

前 言

夫医之有案，譬史之有传。太史公忍刑作《方技传》，载述汉代淳于意治病验案，如谓“今臣意所诊者，皆有诊籍”。而脉因症治，无遗琐屑，名之曰诊籍，殆后世医案之滥觞也。

有明一代，新都江瓘父子集《名医类案》，搜录前代书籍所载医案，厥功甚宏。至清有浙东钱塘魏玉璜氏集《续名医类案》，影响颇巨。洎近代越水何氏廉臣集《全国名医验案类编》，菁华是缬，名医唯尚。接踵上海秦氏伯未集《清代名医医案精华》，评释准确，如掌观螺。尝言读书不如读案，周学海曾云：“宋后医书，唯案好看，不似注释，古书穿凿也。”虽为一家之言，但从另一角度说明医案的重要性，何也？章太炎独赞“中医成绩，医案最著”。梁启超云：“治学重在真凭实据。”医道亦然也，纸上谈兵，说时似悟，对境生迷，无异空中楼阁，于世无补哉！秦伯未有言道：“夫医案皆根据病理，而治疗之成绩，亦中医价值之真凭实据也。”实践才是检验真理的唯一标准，医案的意义与价值正植根于此，疗疾祛病为不更道理，济世救人为学术目的。名医徐灵胎又指出“凡述医案，必择大症及疑难症，人所不能治者数则，以立法度，以启心思，为后学之津梁”。活病刻治，诊为楷模，治为世范，学以致用，拯黎元于仁寿，救羸弱以获安，振聋发聩，信哉斯言。而《柳选四家医案》更是医案中之奇葩翘楚，岿然如鲁殿灵光，名家医案，如修眉列岫，力辟蚕丛；选编求精，无异沙中滤金；用心致细，堪誉蹊径独辟；评按准确，常引经据典，言出不凡；诚医案中熠熠生辉者也，尤其一按两评，柳宝诒乃温病大家，经典娴熟；邓养初乃柳氏入室高足，学识渊博；孙梓文六世积学岐黄，经验宏富，所言议论翔实，别开生面，不谀不讹，如锦上添花，百读不厌。

余幼承家学而寝馈岐黄，十四岁随父临证，克绍箕裘，踵武庚续，忽忽已半个世纪，其间家严谢立业先生（陕西省名老中医）除口提面命指导研习中医经典著作外，襄诊期间尝以中医杂志中引用《柳选四家医案》为例示教临床，谆谆教诲，循循善诱，至今仍历历在目。诚感医案乃中医理论与中医临床之啮合和窾要，裨益良多，功匪浅显，遂深为吸引膺服，时值医籍匮乏，检寻不易，憾未窥全貌，后偶于书肆中得之，如获至宝焉，闲暇诊余常置案头浏览。喟叹先贤文笔之精湛，医理之渊深，经典之纯青，识见之不凡，仁心之拳拳，示人规矩，启人茅塞。一按两评，挈领点睛，阅古鉴今，融会贯通，引经据典，端如贯珠，通篇阅之如啖醯醢，有回味无穷之感。研阅既久，亦积有心得，批之书眉，颇积日月，拙见时涌，竟也密密麻麻。适辛丑中闲暇，窃思临证有年，岁月洗礼，常思忆往事，纵点点滴滴，碎玉零金，然集腋可成裘，总浸入一丝辛劳月光，古人云："蒇谋虽属乎生知，标格亦资于训诂。"遂顿萌整理愚念，既积之绵力，岂敢比附先贤，而仰慕之余竟不自禁，自叹读书尚贫，医理欠精，品评乏力，滥竽充数，实有眼不识泰山，不啻弄斧于班门，大胆妄为也。然仰先贤，存仁心，承往古，述己见，檃括增评于后，敢冒聱述笑柄之嫌，易稿凡四，勒成一册，既告慰先君之期盼，尚祈来者方家刀劈斧斤之。杀青剞劂间，承蒙挚友赵宝峰先生点校景东阳《嵩厓尊生书》毕而欣然为之书跋，书法家岳琳先生不辞年迈挥椽题写书名，延安大学医学院院长韩继明教授百忙中泼墨题词，冀望书页沁香，并谨致谢忱焉。

时二〇二二年大暑谢焕荣写于府州

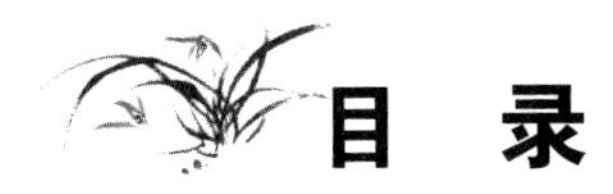

目　录

评选静香楼医案两卷

评选继志堂医案两卷

评选环溪草堂医案三卷

评选爱庐医案二十四条

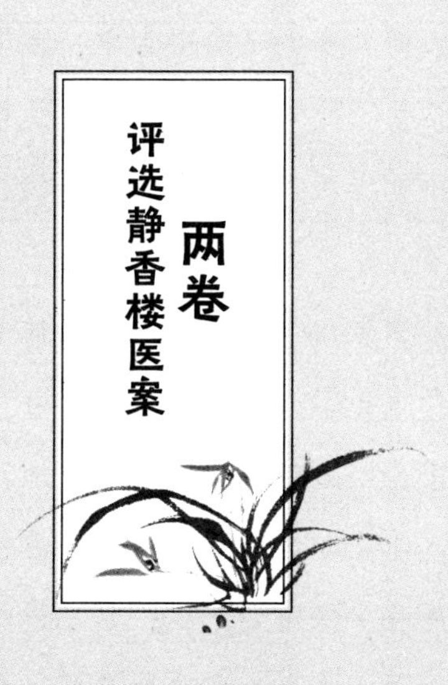

评选静香楼医案 两卷

此案为尤在泾先生所著。先生名怡，字在泾，自号饲鹤山人，江苏长洲县人。邃于医学，于仲景书尤能钻研故训，独标心得。时吴下以医名者，如叶氏桂、徐氏大椿、王氏子接，均煊耀一时。先生与之联镖接轸，辉映后先，于医道中可谓能树一帜者。所著有《伤寒论贯珠集》《金匮心典》《医学读书记》，均刊行。唯此案未经授梓，其附刻于《读书记》后者，仅有三十余条，非全本也。此本为吾邑吴氏所抄藏，咸丰兵燹后，诒于詹文桥张氏斋头见之，假归抄录。复就其中选精粹者，得十之五，评录如下。分上、下两卷。窃念近时医学荒废，其简陋剽袭，毫无心得者，无论已。间有钻研古籍，不知通变者，动辄以仲景为家法，而咎今人不能用古方，目为庸陋。其实古方今病，往往枘凿不相入，执而用之，偾事者多矣。及读先生此案，而不觉憬然有悟也。先生博极群籍，尤服膺仲景之书，所著《伤寒论》《金匮》两注，上溯仲景心传，独抒己见。读其书者，无不知先生之于仲景，不啻升其堂而入其室已。乃观此案，论病则切理餍心，源流俱澈，绝不泛引古书；用药则随证化裁，活泼泼地，从不蹈袭成方。可见食古期乎能化，裁制贵乎因时。彼徒执古书者，不且与王安石之周官、房琯之车战，其弊适相当哉。是故读他人之案，有不用古方者，或犹疑其服古未深，未能得力于仲景也。若先生则读书不可谓不多，用功不可谓不切，其沉酣于仲景之书，尤不可谓其不深，乃其论病之平易近情也如是，立方之妥帖易施也如是。是则此案不第为治病之良规，并可为读古之心法已。用书之以审后之读此案者。

光绪二十六年庚子二月下旬江阴后学柳宝诒识。

评选静香楼医案上卷

长洲　尤怡（在泾）　著

内伤杂病门

阴亏于下，阳浮于上。服八味丸不效者，以附子走窜不能收纳耳。宜加减法。

桂都气丸

诒按：议论精细，可为用药者开一悟境。

邓评：附子既已不合，则桂亦恐碍浮阳，何不参介类以潜之。

谢评：恐附子量重，若小其量以引浮阳亦效，诸热之而寒者取之阳，亦理虚之法耳。所谓独辟蹊径，揭日月于中天。

肝阳盛，肝阴虚，吸引及肾，肾亦伤矣。益肝体，损肝用，滋养肾阴，俾水木相荣，病当自愈。

生地　白芍　小蓟　赤芍　当归　血余　丹皮　阿胶

甘草　茅根

诒按：此必因肝火而见血者，故方药如此。

邓评：论病明透。茅根似与肝阳不宜。

谢评：必溲衄并见也。

左关独大，下侵入尺。知肝阳亢甚，下吸肾阴，阴愈亏则阳益张矣。滋水清肝，乃正法也。

知柏八味丸加天冬、龟板、杞子。

诒按：方中似宜再增清肝之品。

邓评：核参方案，此病当有遗精、淋浊之类。

孙评：知、柏、天冬，皆清肝之品，何必再增！

谢评：必有头眩、神浮之肝阳亢盛之象，本虚标实也。

阴不足者，阳必上亢而内燔。欲阳之降，必滋其阴，徒恃清凉无益也。

生地　知母　甘草　黑栀　麦冬　玄参　丹皮　地骨皮

诒按：案语精粹，有名隽气。

邓评：治病求本，此之谓欤。

孙评：必阴大伤而热炽者，但清其热则阴愈伤。

谢评：清其热而阴愈伤，苦燥之谓，滋其阴而阳弗降，当潜浮阳，少量桂、附可施。

肾阴不足，肝火乘之，故有筋挛骨痿，耳窍、二阴气出等证。夫肝火宜泄，肾精宜闭，于一方之中，兼通补之法，庶几合理，然非旦夕所能奏功也。

生地　川楝子　茯苓　阿胶　丹皮　女贞子

诒按：论病深中肯綮，方中可增白芍、牡蛎。

邓评：此属痿症，方从虎潜丸脱胎而来。

谢评：欲竟全功，非地黄丸类加强筋壮骨之品不能收效也。

肝阴不足，肝火偏胜，伤肺则咳，自伤则胁痛。

阿胶　兜铃　丹参　炙草　归身　白芍　玉竹　川斛

诒按：既有胁痛见证，似当兼与通络清肝，宜加丹皮、山栀、青皮、橘络、旋覆等味。

邓评：咳由肝火，正于胁痛见出。如此看病，则目无难题矣。

清金以制木，是亦一法。兼与通络，尤为尽善。

谢评：论病贴切，清肝宜加丹、栀，胁痛宜加郁金、川楝子。

咯血胁痛，项下有核，脉数恶热，咽痛便溏。此肝火乘脾之证，反能食者，脾求助于食，而又不能胜之，则痞耳。治在制肝益脾。

白芍　茯苓　川连　牡蛎　炙草　木瓜　益智　阿胶

诒按：论病明快，方中拟加丹、栀、夏枯草。

邓评：此必阴虚而挟痰湿，滋燥最难偏任，唯有主用制肝，足以取胜。选药尚称平善。或以丹、栀易川连。

孙评：咽痛有虚火上逆，益智恐嫌燥，宜扁豆、山药之类。

谢评：方从补肝汤增损而来，宜入黄芩、茜草、郁金以止咯血胁痛。

饮食既少，血去过多，阴气之伤，盖已甚矣。兹复忧劳惊恐，志火内动，阴气益伤，致有心烦、体痛、头疼等证。是当滋养心肝血液，以制浮动之阳者也。

生地　石斛　麦冬　丹皮　玄参　知母　茯苓　甘草

诒按：肝阴既亏，肝火上升，宜再加归、芍，以滋养之；羚羊、菊、栀，以清泄之。

邓评：层层推测，则病无遁情矣。

柳师加味较原方切实。若脉非弦大，唯羚羊去之。

谢评：魏玉璜一贯煎加菊花、珍珠母、牡蛎，岂不更妙耶？

肝脏失调，侵脾则腹痛，侮肺则干咳，病从内生，非外感客邪之比。是宜内和脏气，不当外夺卫气者也。但脉弱而数，形瘦色槁，上热下寒，根本已漓，恐难全愈。

归身　白芍　炙草　茯苓　桂枝　饴糖

诒按：此内补建中法，宜于腹痛，而不宜于干咳。宜加清肝保肺之味，乃为周匝。

邓评：议病确凿。方内唯桂枝不妥。参入吴萸炒桑白皮、蜜炙陈皮，较为胜着；乌梅、桔梗，亦可参用。

孙评：此方与叶氏并驾齐驱。清肝保肺，如石斛、麦冬，亦颇相宜。

谢评：尤氏此举为王道之法，中气一立，肝肺自平，方中拟入党参、焦术，始为尽善。

形盛脉充，两尺独虚，下体麻痹，火浮气急。此根本不固，枝叶虽盛，未足恃也。

熟地　山药　沙苑　杞子　丹皮　茯苓　桑椹　牛膝

诒按：如此脉证，似可参用肾气法以温摄之。

邓评：能于虚实疑似之间探出真谛，胸中既能了了，笔下自无余蕴。

谢评：真虚假实，当大补肝肾之阴，微佐温摄可也。

真阳以肾为宅，以阴为妃，肾虚阴衰，则阳无偶而荡矣。由是上炎则头耳口鼻为病，下走则膀胱二阴受伤。自春及秋，屡用滋养清利之剂，欲以养阴，而适以伤阳，不能治下，而反以戕中。《内经》所谓热病未已，寒病复起者是也。鄙意拟以肾气丸，直走少阴，据其窟宅而招之，同声相应，同气相求之道也。所虑者，病深气极，药入不能制病，而反为病所用，则有增剧耳。

肾气丸

诒按：立论透切，医案中仅见之作。

邓评：要知滋清太过，每有是症。缘虚阳游行于三焦经络，非阳火亢盛、上充下斥之比。

此案洵属可法。非阅历有得者不能道只字。

反为病所用者，恐其桂、附助阳耳。病至深极，每有此弊。

孙评：议论非名大家，其孰能之。

谢评：盖理虚变法也，王太仆注“诸寒之而热者取之阴”，所云“治热未已，冷疾已生”矣，是之谓也，为养阴常法，而养阴伤阳，必求之阳，虚火上炎者，必求其所属。是“诸寒之而热者取之阳”也，为变法，通常而达变，非阅历深邃者莫能达焉！

真阳气弱，不荣于筋则阴缩，不固于里则精出，不卫于表则汗泄。此三者，每相因而见，其病在三阴之枢，非后世方法可治。古方八味丸，专服久服，当有验也。

八味丸

诒按：见识老到，议论明确，此为可法可传之作。

邓评：《金匮》桂枝龙牡汤，似与此症适合，记出以资博雅。

谢评：阴缩者，肝之亏也；精出者，肾失摄也；汗泄者，心阳衰也。三病相见，其本在肾，盖肾阳虚衰，诸证复见，予八味丸以立肾气，肾气立则本固，治病求本，无余蕴也。

胃寒背冷，食入则倦，喜温恶清。以背为阳位，胃为阳土，土寒则食不运，阳伤则气不振也。治宜温养阳气。

人参　桂枝　益智仁　厚朴　炮姜　茯苓　炙草　白术

诒按：此温中和气，平正通达之方。

邓评：一派虚寒，温养奚疑。

谢评：仲景桂枝人参汤之余蕴，不效可求之肾阳，温肾以煥土，亦补脾不如补肾也。

中气虚寒，得冷则泻，而又火升齿衄。古人所谓胸中聚集之残火，腹内积久之沉寒也。此当温补中气，俾土厚则火自敛。

四君子汤加益智仁、干姜。

诒按：议病立方，均本喻氏。近时黄坤载亦有此法。

邓评：辨真假之关键处，学者最宜留意。若属夫肾者，又须八味丸治之。干姜宜易炮姜。

谢评：阴寒过盛，浮阳上越，拟附子理中汤合拍，昔丹溪亦有治验，疑似之间，不可不辨。

类中门

类中偏左，于法为逆，犹幸病势尚轻，可以缓图取效。原方补少通多，最为合理。唯是阳脉则缓，阴脉则急，所以指节能屈不能伸，此亦病之关键处，不可忽也。《经》云：肝苦急，宜食甘以缓之。于前方中增进阴药之甘润者一二，更为完备。

人参　茯苓　半夏　白术　炙草　橘红　麦冬　竹沥　姜汁

诒按：此六君加麦冬、竹沥、姜汁也。

邓评：左半属阴血，病机较深，故为逆。

指节屈不能伸，病在厥阴肝经，是阴脉则急之义。若治痿取阳明，即阳脉则缓者矣。

谢评：丹溪谓痿与中风不可同法，临证治之亦不可泥，中风肢痿屈伸不利，舍阳明奚复他求？此案存照。

再诊：加当归。

脉虚而涩，左半手足麻痹，食不知味。此气血不能运行周体，乃类中之渐也。

桂枝　茯苓　归身　半夏　炙草　黄芪　天麻　首乌

诒按：滋养疏化，虚实兼到。

邓评：此从《金匮》血痹例治。

谢评：圣人不治已病治未病，未雨绸缪，最为上乘。

内风本皆阳气之化，然非有余也，乃二气不主交合之故。今形寒跗冷，似宜补阳为是。但景岳云：阳失阴而离者，非补阴无以摄既散之元阳。此证有升无降，舌绛牵掣，喑不出声，足躄不堪行动。当与河间肝肾气厥同例，参用丹溪虎潜法。

熟地　萸肉　牛膝　锁阳　虎骨　龟板

诒按：持论明通，立方简当。

邓评：此少阴不至则为喑厥，下虚上实之候也。堪为妄用附、桂，动辄谓引火归元者告。虎骨易苁蓉，较与舌绛无碍。

孙评：此等句今不得而见之矣。

谢评：强筋壮骨有余，息风开窍不足，似可先与大定风珠之类加天麻、菖蒲、远志等。

再诊：地黄饮子去附子，加鹿鞭子，煎胶打丸。

邓评：方内温润益阳之品足矣，何必再加此味。

谢评：欲图缓功，非地黄饮子不可取效，堪为后世效法。

热风中络。口㖞、舌謇、咽痛。治以清滋。

羚羊角　玄参　钩藤　甘菊　甘草　石菖蒲　生地竹沥

再诊：生地　阿胶　麦冬　知母　贝母　甘菊　甘草

玄参

三诊：咽喉干痛。滋清不愈，宜从降导。

肾气丸，淡盐汤送下。

诒按：先清之，继滋之，终用引火下行之法。步伐井然，凌躐急功者，可取法焉。

邓评：统阅三方，第一方偏于清火，第二方专重滋阴，第三方复参温导。虽似有步伐，究未能认真病源，归于一律。

谢评：首方羚角钩藤汤之义，主以清热息风，二次方加减复脉汤主以滋阴息风，后以肾气丸治咽痛不可与治热风同步。此“寒之而热者取之阳”也，理虚之变法耳。如王太仆云“攻寒日深，而热病更起”是为虚热也，治以引火归元法。

方书每以左瘫属血虚，右痪属气虚。据述频年已来，齿疼舌赤，常有精浊。纳谷如昔，卒然右偏，肢痿舌强，口㖞语謇，脉浮数动。此乃肝肾两虚，水不涵木，肝风暴动，神必昏迷。河间所谓肝肾气厥，舌喑不语，足痱无力之证。但肾属坎水，真阳内藏，宜温以摄纳；而肝脏相火内寄，又宜凉以清之。温肾之方，参入凉肝，是为复方之用。

地黄饮子去桂、附，加天冬、阿胶。

诒按：即古法而化裁之。参详脉证，斟酌尽善。

邓评：以各证推之，虽偏中于右，而精水亦自亏也。此即临证之活泼处。

肝阳旺者，温肾不用桂、附；肾气虚者，凉肝祇以天冬，斯为斟酌尽善之法。

孙评：案语分析爽快。唯叶氏开此一解，振千古之聋聩。

谢评：口痛舌赤，脉浮数动，内有虚热可证，苁蓉、巴戟亦当裒去。

寒热后，邪走手少阴之络，猝然不语，肩背牵引不舒。宜辛以通之。

菖蒲　远志　甘草　木通　当归　丹皮　丹参　茯苓

诒按：方法轻灵，恰合余邪入络治法。

邓评：此症必有痰火窜闭络脉，再加钩钩、姜汁、竹沥，于痰火一层，稍为着力。

孙评：似宜兼用万氏牛黄清心丸。

谢评：猝然不语，拟先施解语丹为宜。

脉濡，按之则弦，右肩及手指麻木，两腿酸痒，难以名状。此脾饮肝风，相合为病，乃类中之渐，不可不慎。

首乌　天麻　刺蒺藜　羚羊角　炙草　茯苓　半夏　白芍　丹皮　广皮　姜汁和竹沥泛丸

诒按：以二陈、姜汁、竹沥除痰饮，以丹、芍、羚、蒺、首乌、天麻治肝风，两层俱到。就见证论，归身、牛膝、橘络，亦可加入。

邓评：脉濡属湿，弦则为风，风与湿合，故麻木酸痒，所谓饮者正由湿化也。羚羊宜与桂枝并用始妥，即木瓜、薏仁亦可参入。

孙评：牛膝、橘络，既可导之下行，又能通络，心思灵通。唯肢麻腿痒，是痰流入络，筋为痰滞，宜加桑枝、丝瓜络，通之为要。

谢评：脉弦肢麻，莫可名状，中风之渐也，宜加入丹参、地龙、桃、红以活血通络，合以怡养情志，方可无虞。

痿痹门

脉虚而数，两膝先软后肿，不能屈伸。此湿热乘阴气之虚而下注，久则成鹤膝风矣。

生地　牛膝　茯苓　木瓜　丹皮　薏仁　山药　萸肉　泽泻　萆薢

诒按：正虚着邪，故补散宜并用；湿而兼热，故滋燥不可偏。此以六味治阴虚，增入牛膝、木瓜、薏仁、萆薢以除湿热，所谓虚实兼顾也。

邓评：此确属阴虚湿热，竟能由痹成痿。

立方殊妥善。再加广皮或生姜，则着痹之邪较克流行。

孙评：柳氏指点分明，可为读书者开一便径，于初学大有补益也。

谢评：先软后肿，肾虚于先，湿盛于后，地黄汤以滋肾之虚，薏仁、木瓜、革薢渗湿之盛，滋阴渗湿，并行不悖。治痹重肾，足资取法。

内风门

肢麻头晕，此肝病也。便溏食减，脾亦病矣。宜节劳养气，毋致风动为佳。

羚羊角　白术　刺蒺藜　茯苓　炙草　天麻　白芍　广皮

诒按：肝脾两治，方法周到。

邓评：方论俱朗朗，无片云纤翳。唯羚羊尚恐碍脾阳，入牡蛎较妥。

孙评：可增木瓜、牡蛎之类，既可平肝息风，又能止溏不滞。

谢评：平肝有余，健脾不足，芍药阴敛,有碍脾运，似当先健脾以六君辈，次息风用蒺藜、天麻、龙、牡辈。

眩晕呕恶胸满，小便短而数，口中干。水亏于下，风动于上，饮积于中，病非一端也。

羚羊角　细生地　钩钩　天麻　茯苓　广皮　半夏　竹茹

诒按：病非一端，方欲打成一片，非熟于制方之义者不能。拟再增生牡蛎。

邓评：即阴虚挟痰饮之候。

治呕恶不用川连，殆忌以水亏饮积故耶，抑肝阳已经化风耶？

孙评：病来三端，打成一片，是最难之事。呕恶胸满，可加川楝子、枳实，或左金丸。

谢评：证属饮动无疑，羚角、生地似可不用，宜加入泽泻、白术。

再诊：前方去生地，加麦冬。

邓评：麦冬较生地为胜。

三诊：人参　茯苓　麦冬　羚羊角　天麻　半夏　炙草　石斛　广皮

谢评：大率初诊即与苓桂术甘，小半夏加茯苓汤合天麻增损即可弭疾，省得许多繁缛思维。

肝阴不足，则火动生风；脾失健运，则液聚成痰。调理肝脾，当渐愈也。

半夏　茯苓　广皮　钩钩　生地　竹沥　麻仁汁

诒按：案属通论。方中宜加用白芍，方能顾到肝经。

邓评：苟非过于阴亏者，宜将生地易首乌，钩钩易木瓜，既能柔息肝阳，却无妨中之害；即方内之竹沥、麻仁，总不利于脾病，想用之者，亦出于不得已耳。

谢评：燥湿有余，滋阴息风不足，从诒按加白芍，增入牡蛎。

再诊：和养中气。

人参　陈皮　生谷芽　石斛　茯苓　木瓜

邓评：想已胃疲食少，故其转方如此。

谢评：肝阴不足，胃阴亦乏，益气养胃，王道之措。

肝阳化风，逆行脾胃之分；胃液成痰，流走肝胆之络。右腿麻痹，胸膈痞闷，所有来也。而风火性皆上行，故又有火升气逆鼻衄等证。此得之饥饱劳郁，积久而成，非一朝一夕之故也。治法清肝之火，健脾之气，亦非旦夕可图也。

羚羊角　广皮　天麻　甘草　枳实　半夏　茯苓　白术　麦冬

诒按：持论明通，立方周匝，看似平淡无奇，实非老手不办。亦当加入白芍。

邓评：尚无痰走肝胆见证。

谢评：风动、肢痹、胸痞、鼻衄，证歧治繁，方虽立而功不可速也，立方框架早于程国彭之半夏白术天麻汤。

此肝风挟痰上逆之证，肢冷自汗，有似阳脱，实非脱也。目与唇口牵引，时复歌笑。治宜先祛邪气，而后养正。

羚羊角　白茯苓　竹茹　郁金　半夏　甘草　钩钩　橘红

诒按：治法得当。时复歌笑，是心脏受邪之象。菖蒲、远志、胆星、清心牛黄丸之类，均可选入。

邓评：想必舌绛脉盛，是以不顾厥汗而直任羚羊。似可参入生脉，兼治其虚。柳师亦在应加之例。

谢评：痰阻于络，迷蒙于心，非温胆之类不可奏功，标本兼顾，息风化痰。

肝属风木，性喜冲逆，其变动为振摇强直，其治法宜柔木息风。

细生地　钩钩　归身　茯苓　阿胶　天麻　羚羊角　山药　柏子仁　刺蒺藜

诒按：此方可加木瓜、白芍。

邓评：至理名言。

谢评：柔肝息风，选药至为精当，足资后世效法。

脾失运而痰生，肝不柔而风动，眩晕食少，所由来也。

白术　天麻　首乌　广皮　半夏　羚羊角　茯苓　钩钩

诒按：案语简练，方亦纯净。

邓评：此等方案，既松灵，又周匝。学到如此，庶几目无难题。

谢评：半夏白术天麻汤之义，钩钩、羚羊角以增息风之力，是知风重痰轻也。

四肢禀气于脾胃，脾胃虚衰，无气以禀，则为振颤。土虚木必摇，故头晕也。

归芎六君子汤加黄芪、天麻。

诒按：案语说理朴实，立方以扶正为主。似宜再加息风之品。其所加之黄芪，恐非肝风升动者所宜。

邓评：此培土以御木法。

柳评尤属精细。

谢评：气血亏乏，四肢失养，黄芪六君以振血气，运中土，归、芎、天麻以养血息风，治病求本之良法也。

木旺乘土，土气不宣，痰涎郁聚，传走经络，故头旋脚弱，有似虚象，实则未可徒补也。

首乌　橘红　茯苓　薏仁　木瓜　钩藤　刺蒺藜　半夏　炙草

诒按：首乌似嫌其涩，不如用生于术为妥。拟再加牛膝、竹沥、姜汁。

邓评：势将延为类中。

原方已平妥，加减更切实。

谢评：木旺乘土，有风萌之象；风痰阻络，见经动之症；当柔肝息风、祛痰通络，持论切中肯綮，所按所评极具功力。

神志门

骤尔触惊，神出于舍，舍空痰入，神不得归，是以有恍惚昏乱等证。治当逐痰以安神脏。

半夏　胆星　钩藤　竹茹　茯神　橘红　黑栀　枳实

诒按：叙病如话如画。此等方案，非有切实功夫者不能。所谓成如容易却艰辛也。

邓评：论正方切。

谢评：悸而神乱痰入，自当逐痰安神，善后须用养血辈以安离宅。

惊悸易泄，腰疼足软，有似虚象，而实因痰火。盖脉不弱数，形不枯瘁，未可遽与补也。

半夏　炙草　秫米　橘红　茯苓　竹茹　远志　石菖蒲

诒按：此秫夏合温胆加味也。认证既确，立方自然入彀。

邓评：易当作遗。牡蛎、白芍尚宜加入。

谢评：揭痰浊遗泄之秘，不治遗而遗自止，正辨证之的也。

抽搦厥逆，合目则发。此肝胆痰热，得之惊恐，病名痫厥。

半夏　橘红　竹茹　胆星　炙草　石菖蒲　枳实　茯苓

诒按：痰火之邪，因惊恐而直犯肝胆，故见证如此。卧则阳气入于阴，合目则发，是阳气扰动阴脏，致痰火猝发而病作也。方中拟加羚羊角、黄连。

邓评：柳评加羚羊、黄连与否，总须以舌苔、脉象为凭。

谢评：得之惊恐，当加重镇之辈，如三甲、磁石、珍珠母类。

骤惊恐惧，手足逆冷，少腹气冲即厥，阳缩汗出。下元素亏，收摄失司。宜乎助阳以镇纳。第消渴心悸，忽然腹中空洞。此风消肝厥见象，非桂、附刚剂所宜。

炒黑杞子　舶茴香　当归　紫石英　细辛　桂枝

诒按：风消肝厥之证，当于温养中佐以滋阴。方中细辛一味，不识何意。愚意再加牛膝、白芍、牡蛎。

邓评：既属风消肝厥，用药仍嫌温燥，与案语不甚和洽。柳注加味极妥。

孙评：细辛，或细生地之误。

谢评：细辛辛通助桂行阳，直入厥阴用量必少，少火以生气，助阳以摄纳。

肝火挟痰上逆，为厥颠疾。

半夏　钩藤　茯苓　枳实　广皮　竹茹　郁金　羚羊角

诒按：方极清稳。

谢评：叙证简略，示人规矩。

痰饮门

肺饮

紫菀　半夏　桑皮　白前　杏仁

诒按：饮邪在肺，不及于胃，故专用肺药。

邓评：以此与后案较量，有轻重浅深之不同。

谢评：饮在于肺，必咳唾无疑，重在止咳去痰。

饮邪射肺为咳

半夏　杏仁　干姜　北五味　白芍　炙草　茯苓　桂枝

诒按：此治饮正法也。

谢评：射肺者，饮停心下，小青龙治内外之饮，麻黄易茯苓以逐饮耳。

秋冬咳嗽，春暖自安，是肾气收纳失司，阳不潜藏，致水液变化痰沫，随气射肺扰喉，喘咳不能卧息，入夜更重，清晨稍安。盖痰饮乃水寒阴浊之邪，夜为阴时，阳不用事，故重也。仲景云：饮病当以温药和之。《金匮》饮门，短气倚息一条，分外饮治脾，内饮治肾，二脏阴阳含蓄，自然潜藏固摄。当以肾气丸方，减牛膝、肉桂，加骨脂以敛精气。若以他药发越阳气，恐有暴厥之虑矣。

肾气丸减牛膝、肉桂，加补骨脂。

诒按：此案推阐病原，极其精凿。

谢评：议病确切，非精研大论者莫能达焉。

往昔壮年，久寓闽粤，南方阳气易泄。中年以来，内聚痰饮，交冬背冷喘嗽，必吐痰沫，胸脘始爽。年逾六旬，恶寒喜暖，阳分之虚，亦所应尔。不宜搜逐攻劫，当养少阴肾脏。仿前辈水液化痰阻气，以致喘嗽之例。

肾气丸减牛膝、肉桂，加北五味、沉香。

诒按：议论明确，立方亦极精当。

邓评：牛膝本能纳降肾气，今反减去者，想为肾气失固，嫌其有滑泄之力耳。

孙评：喘不得卧，徐批叶案，桂、膝二味是最要之药，细按亦是有理。此二案均去之未用，想因痰沫甚多，恐温摄则痰束于内，而喘反甚也。后遗精门有喘而危坐者加桂、膝，可知也。凡读书总须彼此对勘，方有进境，若徒恃高唱遥吟无益也。

谢评：内饮治肾，以沉香纳气，五味敛气，非久服不能奏效。孙评亦得体。

久遗下虚，秋冬咳甚，气冲于夜，上逆不能安卧，形寒足冷，显然水泛而为痰沫。当从内饮门治，若用肺药则谬矣。

桂枝　茯苓　五味　炙草　白芍　干姜

诒按：古人云：内饮治肾。据此证情，似可兼服肾气丸，以摄下元。

邓评：拟加菟丝子、牡蛎、丹皮。

谢评：苓甘五味之余蕴，久不效必加肾气丸。

肝风与痰饮相搏，内壅脏腑，外闭窍隧，以致不寐不饥，肢体麻痹。迄今经年，脉弱色悴，不攻则病不除，攻之则正益虚，最为棘手。

钩藤　菖蒲　刺蒺藜　远志　竹沥　郁金　胆星　天竺黄　另指迷茯苓丸临卧服

诒按：病属难治，而立方却周匝平稳，非学有本原者，不能办此。

邓评：白术、茯苓、牡蛎等味似宜参入用之。

孙评：茯苓、半夏是宜于入汤剂之中。

谢评：拟当先益正气，香砂六君以开胃，或攻补兼施，徒攻则中气不支，化源愈竭耳。

肝阳因劳而化风，脾阴因滞而生痰，风痰相搏，上攻旁溢，是以昏运体痛等证见也。兹口腻不食，右关微滑，当先和养胃气，蠲除痰饮。俟胃健能食，然后培养阴气，未为晚也。

半夏　秫米　麦冬　橘红　茯苓

诒按：审察病机，以为立方步伐，临证者宜取法焉。

邓评：至理名言。

再增姜汁、竹茹、菊花、菖蒲根，似更美备。

谢评：与上按合参，似重胃气以老其师，王道之法，非阅历深邃者莫能效焉。

咳喘门

风热不解，袭入肺中，为咳为喘，日晡发热，食少体倦，渐成虚损，颇难调治。勉拟钱氏阿胶散，冀其肺宁喘平，方可再商他治。

阿胶　茯苓　马兜铃　薏米　杏仁　炙草　糯米　芡实

邓评：用芡实者，想有遗精故也。

孙评：虚中夹实，须看其虚实兼顾之妙。

谢评：日晡发热，咳喘体倦，肺痨之始，然咳不宁，胃不安，故须宁肺为先。

再诊：青蒿　丹皮　鳖甲　茯苓　石斛　甘草　归身

广皮　白芍

诒按：此正虚而兼感外邪之证，乃内伤挟外感病也。

邓评：前方专治咳喘，此方偏理晡热，亦足见其掣肘矣。

谢评：喘咳稍平，而增滋阴之品，治本之法。

久嗽，脉不数，口不干，未必即成损证，此为肺饮郁伏不达故也。

厚朴　煨姜　桑皮　杏仁　广皮　甘草　半夏

诒按：此属饮寒伤肺，乃内因之实证也。

邓评：聚饮之源，因寒因湿，故立方轻灵可喜，非老手不办之作。柳师所谓食古能化者，此之谓也。

谢评：厚朴、杏仁之伍，仲景法也，由此可窥尤氏临证之渊薮也。

体虚邪滞，肺络不清，脉弦而细，幸不数耳。

沙参　桑叶　杏仁　茯苓　马兜铃　贝母　甘草　粳米

诒按：案语得看病之窍，最宜留意。

邓评：养肺不留邪，疏风不碍虚，用补肺阿胶法而剪裁之也。

谢评：宜加橘络、五味子。

肺阴不足，肺热有余，咳则涕出，肌体恶风。此热从窍泄，而气不外护也。他脏虽有病，宜先治肺。

阿胶　贝母　沙参　马兜铃　杏仁　茯苓　炙草　糯米

诒按：此等证，虚实错杂。若粗工为之，或与疏散，或与补涩，均足致损。

邓评：热从窍泄，故咳则涕出；气不外护，故肌体恶风。如此直断无疑，洵有卓识。

谢评：方亦从补肺阿胶汤出，敛疏得当，足资取法。马兜铃须蜜炙，否则易吐。

肺病以中气健旺，能食便坚为佳。兹喘咳已久，而大便易溏，能食难运，殊非所宜。诊得脉象与前无异，但能节饮食，慎寒暖，犹可无虞。

沙参　贝母　炙草　杏仁　苡仁　橘红　枇杷叶

邓评：肺病本宜清润，而脾则恶之。至此脾土已弱，故云殊非所宜。

孙评：开口如开门见山，有一目了然之妙。

谢评：土旺则生金，凭脉辨证，节饮食、慎寒温可实脾土，病不为碍，仍治肺为主。又，方皆清润之辈，吾侪治肺当法之。

又丸方：六味丸加五味子、肉桂。

诒按：不刊之论，读者最宜记好。

邓评：此二方看似平常，却已不易办到。

谢评：便溏中滞，投六味丸似属不合。亦或六味丸为六君子之误？

咳嗽，食后则减。此中气虚馁所致。治宜培中下气法。

人参　半夏　粳米　南枣　麦冬　炙草　枇杷叶

诒按：此证不甚多见，学者须记之。

邓评：此审病之关键处，盖有不易之理也。方即麦门冬汤加枇杷叶。

谢评：培土生金，润肺止咳，仲景之遗绪。

久嗽便溏，脉虚而数。脾肺俱病，培补中气为要。恐后泄不食，则瘦削日增也。

人参　白芍　扁豆　薏仁　广皮　茯苓　炙草　山药　蜜炙炮姜炭

诒按：此亦脾肺两治之法，较前数方为切实。亦以此证中气虚寒，无咽干尿涩等虚热亢炎之证，故用药稍可着力耳。然欲求效难矣。

邓评：柳师评语精确。

谢评：白芍敛阴之药，可易白术，或径投香砂六君子，岂不更妙！

阴虚于下，阳浮于上。咳呛火升，甚于暮夜。治肺无益，法当补肾。

熟地　杞子　天冬　白芍　茯苓　山药　丹皮　龟板

诒按：此方即胡桃、五味，均可加入。

邓评：审病既确，方亦当效。

所加胡桃、五味，恐于火升有碍，似不如沉香、蛤壳。

谢评：阴虚阳浮，咳嗽夜甚，必有五心烦热，宜入麦、味、黛、蛤、沉香，以纳气、润肺、止咳。

干咳无痰，是肝气冲肺，非肺本病。仍宜治肝，兼滋肺气可也。

黄连　白芍　乌梅　甘草　归身　牡蛎　茯苓

诒按：方中少润肺之品。拟加北沙参、桑白皮。再肝之犯肺，必挟木火，栀、丹亦应用之药也。

邓评：原方已属切实，柳师加味尤觉尽善。

孙评：木火刑金。咳而无痰为干咳，须究其因而治之。如郁火有用加味逍遥散者。

谢评：肝气冲肺，必胁痛而咳，方从芍药甘草汤化裁，"肝苦急，急食甘以缓之"也。滋肺气似嫌不足，宜加沙参、麦冬辈，若干咳甚者，可入黛蛤散。

风伤于上，湿伤于下，上为咳嗽痰多，下为跗肿酸痛。宜先治上，而后治下。

薄荷　杏仁　桔梗　旋覆花　甘草　象贝　连翘　前胡

诒按：肺主一身之治节，故以治肺为先。

邓评：此属脾肺同病，何不参用桑白皮、薏仁、苓、橘等味为双关。

谢评：麻杏薏甘汤的证，双管齐下，一举两得，何乐而不为？

咳甚于夜间，肌热于午后，此阴亏也。浊痰咳唾，鼻流清涕，是肺热也。病本如是，奏功不易。拟甘咸润燥法。

阿胶　燕窝　沙参　海浮石　瓜蒌霜　川贝　杏仁　甘草

诒按：此证痰必干黏，故用药如是。

邓评：制剂平稳，惜少清阴之品。

谢评：邓评中肯，宜加生地、玄参、麦冬等清阴之品。

内热与外热相合，肺胃受之，则咳而不能食，头胀肌热心烦。宜清上、中二焦。

竹叶　芦根　花粉　杏仁　贝母　知母　桔梗　橘红

诒按：此外感温燥之咳，故专用清泄。

邓评：病属肺胃风热，方极轻灵中窾。

谢评：方弗如投桑菊、桑杏辈。

脉细数促，是肝肾精血内耗，咳嗽必吐呕清涎浊沫。此冲脉气逆，自下及上，气不收纳，喘而汗出，根本先拔[①]，药难奏功。医若见血为热，见嗽治肺，是速其凶矣。

人参秋石制　熟地　五味子　紫衣胡桃

诒按：此难治之证，在咳嗽门中，亦别是一种也。

邓评：切要之言。此下虚上实之候，斯时喘汗为急，

① 拔：原书作“拨”，据文意改。

急者先治，故立方如是。若待其脱象已定，仍需兼平痰火。

孙评：坎炁[1]、紫石英亦宜增入。唯叶氏开此法门，或可挽回。

谢评：宜入紫河车、冬虫草、沉香以摄纳肺气。

脉虚数，颧红声低，咳甚吐食，晡时热升，多烦躁。此肝肾阴亏，阳浮于上，津液变化痰沫。病已三年，是为内损，非消痰治嗽可愈。固摄下焦，必须绝欲。以饮食如故，经年可望其愈。

都气丸加女贞子、枸杞子、天冬。

诒按：用药颇为切实。

邓评：虚劳重症迭见，胡所恃而不恐也，犹谓经年可望其愈，唯所恃者，在乎饮食如故。盖人以胃气为本也。风消息贲，想亦未见。

谢评：肝肾阴虚，必相火亢旺，易子盗母气，故绝欲为要，是以调肾固本，不尔面色黧黑，几若风消，将成肺痨矣。

脉微小，形寒，久嗽失音。是气馁阳损，议固胃阳，取甘温之属。

蜜炙生姜　炙草　白芍　黄芪　大枣

诒按：此亦虚咳中另一法门。

---

① 坎炁：脐带的别名。

邓评：此必有寒饮内闭，故以蜜炙生姜为主药。

谢评：此仲圣甘草干姜汤遗法，非登堂入室者莫能致焉。

咽痛声哑，有肺损、肺闭之分。所谓“金破不鸣，金实亦不鸣也”。此证从外感风热而来，当作闭治，温补非宜。所虑者，邪不外达而内并耳。

阿胶　杏仁　桔梗　贝母　牛蒡　玄参　甘草　粳米　马兜铃

诒按：此钱氏补肺之类，乃虚实兼治之法。

邓评：此乃暴病，属肺闭，故润肺散邪以清金，金虚则鸣矣，与虚劳见是证者不得混看。

孙评：果以风热内闭，宜麻杏甘石汤以清疏之。

谢评：既言外感风热而来，何不以疏散为先，方证不合，孙评得体。

用复脉甘润法。呛止音出，得益水濡润之力也。无如胃弱便溏，此药不宜再用。仿《金匮》麦门冬汤义，取养土之阴，以生肺金。

麦门冬汤

诒按：此用药转换法也。

邓评：此系虚劳失音，但已胃弱便溏，虽见效亦云难矣。

孙评：叶氏用复脉每去麻仁者因此。

谢评：胃弱便溏，甘润宜止步，养土生金，弗如六君子。

久咳，便溏腹满。脾肺同病，已属难治。况脉数口干潮热，肝肾之阴，亦不足耶。

白芍　薏仁　茯苓　莲肉　炙草　广皮　扁豆

诒按：病重药轻，恐难奏效。且于肝肾，亦未顾到。拟加用水泛六味丸一两，绢包入煎。

邓评：病既危矣，方亦聊尽人事。

煎丸并进，此法极妙。

孙评：心灵活泼。

时邪便溏，邪得下行，即是去路。本病便溏，则中气先伤。人以胃气为本，本不固，治岂易哉。

谢评：便溏腹满，六味丸不可入，拟肺脾同功六君子辈，俾中气一立，五脏得萌矣，不治肝肾而肝肾自实也。

咳而吐沫，食少恶心，动作多喘，中气伤矣。非清肺治咳所能愈也。

人参　半夏　麦冬　炙草　茯苓　粳米　大枣

诒按：此胃虚咳嗽也。方宗《金匮》大半夏、麦门冬两汤之意。

邓评：方法合度。倘能兼纳冲气，似较周匝。纳冲气如沉香、蛤壳、紫石英等。

谢评：方证合拍，宜加入白术、陈皮以实中气。

咳而衄。阴不足，火内动也。恶心不食，宜先治胃。

竹茹　粳米　广皮　石斛　贝母　杏仁

诒按：既有火动而衄见证，宜兼清降。

邓评：拟增桑白皮、地骨皮、芦根，以清降肺胃。

孙评：当增入侧柏叶、茅花之类。

谢评：和胃有余，清降不足，宜入茅花、代赭石。

浮肿咳喘，颈项强大，饮不得下，尿不得出，此肺病也。不下行而反上逆，治节之权废矣。虽有良剂，恐难奏效。

葶苈大枣泻肺汤

诒按：此痰气壅阻之证，故重用泻肺之剂。

邓评：拟参风水治法。

谢评：饮不得下一虚，浮肿不尿二实，危症，必洪肿舌紫而死。

脉寸关大而尺小，口干，上气不下，足冷不温。此阳气不潜。当用阴中阳药治之。

六味丸加牛膝、车前、五味、肉桂。

诒按：此兼肾气、都气两方之意。

邓评：阳既失潜，参以介类潜阳可也。须脉大而豁然者，桂、味始合。

孙评：足冷膝冷，是虚阳上越不潜之象，宜以补中佐引阳归元之法，如此方是也，宜切记之。

谢评：关大尺小，上盛下虚，拟加入沉香、生牡蛎。

肾气丸治痰饮之遗蕴，加减精当。

脉数减，咳亦缓。但浮气不得全归根本。宜补益下焦，以为吸受之地。

六味丸加五味子、菟丝子。

又丸方：六味丸加五味子、杜仲、芡实、莲须、菟丝子、杞子。蜜丸，每服五钱。

诒按：议论稳实，方亦妥帖。

邓评：上病下取，治病必求其本也。

看此方当有腰酸精浊之症。

谢评：治病求本，示人规矩，西洋参、沉香亦可加入。

气喘足冷至膝，唇口干，鼻塞，脉虚小。下气上逆，病在根本。勿以结痰在项，而漫用清克也。

肾气丸三钱，盐花汤送下。

诒按：识见老当。

邓评：口干鼻塞，不免兼有外感。今用肾气丸，直任无疑者，以脉之虚小故也，急则先治耳。

谢评：足冷至膝，气喘脉小是为着眼处，宜加生晒参。

久咳喘不得卧，颧赤足冷，胸满上气，饥不能食。此肺实于上，肾虚于下，脾困于中之候也。然而实不可攻，姑治其虚；中不可燥，姑温其下。且肾为胃关，火为土母，或有小补，未可知也。

金匮肾气丸

诒按：拟再用旋覆代赭汤送下，则上、中两层，亦可关会矣。

邓评：肾气丸内有温中逐饮之义，再合旋赭汤尤能上下同治，虚实兼到。

孙评：议论岂浮乏者能道。

谢评：愚意以为先益中土以四君辈，中气复则缓图以肾气丸，否则饷道一绝，万众立散，补肾弗如补脾也。

两寸浮大，关尺沉小，气上而不下，喘咳多痰。肝肾之气，上冲于肺。宜以肾气丸补而下之。

肾气丸

诒按：此治本之法。

邓评：病象毕露于脉，谁谓脉不足凭乎。

谢评：虚喘多痰，上盛下虚，以补虚为正法。用生脉散为汤送服肾气丸更妥。

下虚上实，当治其下，勿清其上；真气归元，痰热自降。宜以十味肾气丸主之。

十味肾气丸

诒按：识见卓老。

邓评：苟其虚偏于阴分者，此法尚非所宜。

谢评：言清其上，痰热云云，必有热象，然虚热耳，学者自当辨之，其蹟则明。

失血门

络热血溢，时气所触，非阴虚火浮之比。慎勿以滋腻治也。

荆芥　丹皮　茺蔚子　丹参　郁金　藕汁　细生地　小蓟炭

诒按：勘证用药，老眼无花。

邓评：疏邪清热导瘀，方极轻灵中窾。若以滋腻补剂，必致淤热留灼成劳。

谢评：荆芥宜炒炭，似以衄血为主。

吐血得劳与怒即发，脉小数微呛。病在肝心，得之思虑劳心，宜早图之，勿使延及肺家则吉。

阿胶　丹皮　牛膝　丹参　小蓟炭　三七　藕汁　童便

诒按：此治吐血之正法。能止血而无留瘀之弊，最为稳当。

孙评：吐血不咳，尚可除根。若咳虽止，必发，是要言也。

谢评：恼怒即发，血随气升之谓，方中宜加入香附炭、代赭石，以降其气逆。

再诊：前方去丹参、三七、藕汁、童便，加生地、白芍、茺蔚子。

又丸方：六味丸加阿胶、五味子、小蓟炭、莲须，水泛丸。

邓评：导瘀为先着，养阴以善后。统阅三诊，步伐井然。

谢评：导瘀即止血也，养阴即补血也，步步为营，深得治血要法。

失血咳逆，心下痞满，暮则发厥，血色黯，大便黑，肝脉独大。此有瘀血，积留不去。勿治其气，宜和其血。

制大黄　白芍　桃仁　甘草　当归　丹皮　降香

诒按：此专治瘀积之法。

邓评：此瘀积被木火冲动，导瘀随以泻火，选药绝不浮泛。拟再加阿胶以补肺，旋覆以降逆，且能化瘀和络。

孙评：可加苏子、藕汁。

谢评：方从桃仁承气汤出，增损得体。

病后失血，色紫黑不鲜。此系病前所蓄，胸中尚满，知瘀犹未尽也。正气虽虚，未可骤补。宜顺而下之。

小蓟炭　赤芍　生地　犀角　郁金　丹皮　茺蔚子　童便

诒按：此必尚有郁热见证，故方中用犀角。既有留瘀未尽，可加醋炙大黄炭。

邓评：想必有舌绛脉数、心胸烦热之症，故方中可用犀角。

柳师加味，于导瘀亦着力。

谢评：童便一味，用得淋漓尽致，虽云瘀未尽，实乃热迫血行也，故须凉之，犀角地黄汤出入。

凡有瘀血之人，其阴已伤，其气必逆，兹吐血紫黑无多，而胸中满闷，瘀犹未尽也。而舌绛无苔，此阴之亏也。呕吐不已，则气之逆也。且头重足冷，有下虚上脱之虑。恶寒谵语，为阳弱气馁之征。此证补之不投，攻之不可，殊属棘手。

人参　茯苓　三七　吴萸　乌梅　牡蛎　川连　郁金

诒按：论病则层层俱透，用药亦步步着实，此为高手。

孙评：血色紫黑，是瘀之实据。此证得无因怒伤肝乎，或挟风热内动乎，而又阴亏气馁，攻补仍属棘手。斯方之制，已非平庸手笔。

谢评：吴萸恐有动血之虞，黄连有苦燥之弊，宜以犀角、鹿角双易之。大家未明言，证治隐约具厥阴乌梅丸气息。

失血后，气从下逆上，足冷头热，病在下焦，真气不纳。

六味丸加五味、牛膝、牡蛎。

诒按：方亦妥当。若再进一层，可用《金匮》肾气法，以导火下行。

邓评：勿拘拘乎降气之例，非识见深远者不能。

谢评：宜加入沉香、当归、枸杞。

血去过多，气必上逆，肺被其冲，故作咳嗽。此非肺自病也。观其冲气甚则咳甚，冲气缓则咳缓，可以知矣。拟摄降法，先治冲气。

金匮肾气丸去肉桂，加牡蛎。

诒按：认证独的，法亦老当。

邓评：摄降冲气，附不如桂，今反用附去桂者何耶？

孙评：附子似亦可去。唯镇摄之味如磁石、五味、白芍之类，当宜加重。

谢评：宜去附留桂，加沉香、赭石、牡蛎、龙骨。

脉寸静尺动，屡经失血，觉气从下焦上冲则呛，劳动则气促不舒。此病不在肺而在肾。治嗽无益，宜滋肾阴。

熟地　天麻　牡蛎　茯苓　杞子　萸肉　五味子

诒按：病与上条相同。方中用天麻，不知何意？

邓评：上案挟饮邪，此案重阴虚。

方内天麻，疑是天冬之误。

谢评：天麻、牡蛎一义，降冲逆耳。《别录》云天麻“下支满”，殆取此义？

心脉独大，口干易汗，善怒血逆。此心阴不足，心阳独亢。宜犀角地黄汤。

犀角地黄汤加茅根、甘草、山栀。

诒按：方案均精简熨帖。

邓评：此肝阳未尝不亢。盖肝阳过升，脉乃上溢，溢则并火于心脉矣。茅根宜易丹皮。

谢评：宜加丹皮、代赭石为宜。

痰中有血点散漫，此心病也。口干心热，当是伤暑，因暑喜归心故耳。

生地　茯神　扁豆　甘草　丹皮　竹茹　麦冬　藕汁

诒按：方法清灵可喜。

邓评：血点微漫，为心经之血。生地应是鲜生地。

谢评：既为心血当见心悸等症，治咳宜入光杏仁、竹叶、仙鹤草，病在夏至后，似应参入香薷。

葛可久论吐血治法，每于血止瘀消之后，用独参汤以益心定志。兹以阴药参之，虑其上升而助肺热也。

人参　沙参　生地　阿胶　牛膝　茯苓

诒按：此失血后服人参，一定之法。

邓评：参以阴药，较独参汤更胜一筹。

谢评：独参汤益心定志，为葛仙翁丙方，意在益心气以主神志，益气则生血，养阴则充血，救阴不在血，而在津与汗，一理相贯。

劳伤失血，心下痛闷，不当作阴虚证治。但脉数咳嗽潮热，恐其渐入阴损一途耳。

生地　桃仁　楂炭　郁金　赤芍　制大黄　甘草　丹皮

诒按：此证如早服补涩，则留瘀化热，最易致损。须看其虚实兼到，绝不犯手。

邓评：此方以导瘀热为主。是二虚一实，先治其实之旨。

孙评：认定痛闷着笔。

点清血症致损之由，使人豁然开朗。如此评论，有益于人不少。

谢评：脉数咳嗽潮热，易为阴虚见证，而施凉血导瘀之品，是知失血并见热象是主证也。

阴不足而阳有余，肝善逆而肺多郁。脉数气喘咳逆，见血胁痛。治宜滋降，更宜静养；不尔，恐其血逆不已也。

小生地　荆芥炭　白芍　童便　郁金　藕汁　小蓟炭

诒按：此亦气火上逆之证。可加牛膝、丹皮。

邓评：此风热挟木火，郁逆于肺络，故方法务取轻灵。

谢评：润肺止咳之品宜参入，如沙参、杏仁、瓜蒌仁等。

离经之血未净，而郁于内，寒热之邪交煽，而乱其气，是以腹满呕泄，寒热口燥。治当平其乱气，导其积血，元气虽虚，未可骤补也。

丹皮　楂炭　泽兰　赤芍　郁金　丹参　牛膝　小蓟

诒按：此证挟外感之邪，可加荆芥炭、黑穞豆衣。

邓评：此失血中偶有之症，故绝少成法可遵。窃思失血之后，中气必虚，木火必亢。就此见证，不但有寒热交煽之邪，抑且有土木相仇之意，戊己丸法亦可参用。至柳师所加，固未尝不善也，方中牛膝可去之。

孙评：荆芥炒炭既祛外风，又导瘀血，最有巧思。

谢评：证虽扑朔迷离，然持法老成，可资借鉴。

久咳见血，音喑咽痛，乍有寒热。此风寒久伏，伤肺成劳。拟钱氏补肺法，声出则佳。

阿胶　杏仁　马兜铃　牛蒡　薏仁　贝母　糯米

邓评：钱氏补肺法内用甜杏仁。此系风寒久伏，当以苦杏仁为准。若进步求治，可仿葛氏保和汤例。

谢评：此等疾患非一时可效，须久治方愈，保和汤乃仙翁丁方。

又膏方：阿胶　贝母　甘草　橘红　杏仁　苏子　米糖　白蜜　姜汁　紫菀　木通　梨汁　桔梗　牛膝　萝卜汁　茯苓

诒按：此正虚邪实之证，用药能两面兼顾，尚称稳适。

邓评：轻灵合度，殆即保和汤而变通之耶。

谢评：病久膏方缓图之，慎起居，节嗜欲，可保无虞。

虚损门

虚损至食减形瘦，当以后天脾胃为要。异功散五六服，颇得加谷。今春半地气上升，肝木用事，热升心悸，汗出复咳，咳甚见血，肝阳上炽，络血遂沸。昨进和阳养阴之剂，得木火稍平，仍以前方加白芍，制肝安土。

生地　白芍　麦冬　阿胶　女贞子　甘草

诒按：方亦稳合。可加牡蛎、丹皮。

邓评：随机应变，医之能事也。今阳火内动，故须阴静之药以制之，勿汲汲乎培土可也。

孙评：柳氏加味，亦是和阳养阴。

谢评：方从景岳一阴煎出，血动加阿胶、女贞子，终必求诸中土。

罗氏论虚劳之证，多因邪伏血郁而得，不独阴亏一端也。临晚寒热，时减时增，其为阳陷入阴可知。滋肾生肝，最为合法，略加损益，不必更张也。

熟地　白芍　茯苓　丹皮　山药　柴胡　炙草　鳖甲

诒按：于养阴中，加柴胡以达邪，佐鳖甲以搜阴。虚实兼到，极为灵巧。然既云邪伏血郁，似宜加当归。

邓评：凡由寒热成劳者，唯罗氏立法为最善。今观此方，便觉更胜一筹，所谓在于临时权衡耳。所云血郁宜加当归，以其能活血疏邪。

孙评：邪伏血郁，浅学者每蛮补不已，致邪愈伏则阴愈伤，血愈郁则火益炽，虚劳死症成而至不可挽矣。实则仲景大黄䗪虫丸、薯蓣丸、鳖甲煎丸三方，早示法则矣。

邪伏血郁，用当归之辛润者以透之，最切、最妙之法也。柳氏于按语中申明之，省许摹拟矣。

熟地改用生地极佳。

谢评：六味地黄汤加柴胡、牡蛎、白芍、地骨皮、当归亦可。

再诊：热渐减，头中时痛，脉数不退，喉中痰滞不清。

青蒿　丹皮　熟地　鳖甲　炙草　牛膝　茯苓　小麦

诒按：似当兼清痰滞，两方中熟地，不如改用生地为稳。

邓评：此症肝阳已旺，头中时痛，想系柴胡太升，故即改用青蒿，且痰滞不清，有欲咳之状矣。

谢评：径直用青蒿鳖甲汤岂不省事？脉数不退，伏热未清，痰滞不清宜入知母、沙参、天冬辈。

三诊：体虽不热，脉仍细数，宜养阴气。

六味丸去萸肉、泽泻，加白芍、牛膝、青蒿、鳖甲。

邓评：前之阳升，仍由阴虚，既体不发热，宜减去蒿、鳖，即有余邪，丹皮足以清之，或再加当归以疏托。

谢评：首诊清降不足，如是则头痛、脉数可灭，三诊可投麦味丸，首诊若能扭截，复诊省去许多手足。

面黧形瘦。脉虚而数，咳嗽气促，腰膝无力，大便时溏。此先后天俱虚，虑其延成虚损。清润治肺之品，能戕中气，勿更投也。

紫河车　熟地　山药　萸肉　五味子　丹皮　茯苓　杜仲　泽泻　牛膝

加蜜丸，每服五钱。

诒按：案语得治虚要旨，方亦精当。

邓评：审见证，先天受伤为重，故用药以培补先天为要。

孙评：今人凡遇咳嗽，不察虚实，率用清润肃肺，不知能戕中气，反速其死。今指明其弊，有功不少。

谢评：便溏脉虚，中气已损，唯恐滋腻弗受，补肾不如补脾也，孙真人之论毕矣，宜早服缪仲淳资生丸，晚服此丸方妥。

络脉空隙，气必游行作痛，最虑春末夏初，地中阳气上升，血随气溢，趁此绸缪，当填精益髓。盖阴虚咳嗽，是他脏累及于肺，若治以清凉，不独病不去而胃伤食减，立成虚损，难为力矣。

熟地　金樱子膏　鹿角霜　五味子　湘莲子　萸肉　山药　茯苓　海参漂净熬膏

上为细末，即以二膏捣丸。

诒按：此必有遗精、腰酸等症，故用药亦不重在咳嗽也。

邓评：看方药知有遗精之症，然与咳嗽合推，大都挟肝阳化火，上升下降所致；游行作痛，亦由乎此。方内鹿角霜恐有所碍，拟再加丹皮、白芍、牡蛎、旋覆花。

孙评：柳氏如是指明，省学者摹拟。

谢评：方即六味地黄丸合五子衍宗丸轮廓，当加入当归、白术、阿胶、杏仁、桃仁。

汗病门

汗出偏沮，脉来不柔，时自歇止。知肝阳有余，而胃阴不足，于是稠痰浊火，扰动于中，壅滞于外。目前虽尚安和，然古人治未病，不治已病。知者见微知著，须加意调摄为当。

人参　川石斛　麦冬　南枣　制半夏　丹皮　茯苓　炙草　小麦

诒按：此想系左半有汗，右半无汗之证。细绎案语，是防其将患偏痱之意。

邓评：此即《金匮》麦门冬汤法，盖用古能化，加减悉当。

孙评：柳氏如此指点，是真有书本功夫者。

谢评：《素问·生气通天论》云“汗出偏沮，使人偏枯”，柳氏以肝阳有余直指左半有汗，是以肝生于左也，方中拟加入胆南星、生牡蛎。

心阴不足，心阳易动，则汗多善惊；肾阴不足，肾气不固，则无梦而泄。以汗为心液，而精藏于肾故也。

生地　茯神　甘草　麦冬　川连　柏子仁　玄参　小麦　大枣

诒按：案语心肾并重，方药似专重于心。再加五味子、牡蛎、沙苑等摄肾之品，则周匝矣。

邓评：洞达病情，了无疑义。

原方已属平妥，再加敛摄之品，尤为切实。

谢评：方从《金匮》甘麦大枣汤出，柳氏按语贴切，所加亦甚入微，唯牡蛎宜煅，莲须、菟丝子亦可参入。

诸郁门

中年脘闷，多嗳多咳，此气郁不解也。纳谷已减，未可破泄耗气，宜从胸痹例，微通上焦之阳。

薤白　瓜蒌　半夏　桂枝　茯苓　姜汁

诒按：方法轻灵。

邓评：病由痰气交阻，肺胃不主通降，拟加枇杷叶、竹茹、旋覆花。

谢评：瓜蒌薤白半夏汤法，纳谷已减处着眼，应加入炒于术、陈皮、焦三仙，否则从气滞治。

郁气凝聚喉间，吞不下，吐不出，梅核气之渐也。

半夏　厚朴　茯苓　苏梗　旋覆花　橘红　枇杷叶　姜汁

诒按：此于《金匮》成方中，加旋覆、杷叶，最有巧思。

邓评：此系郁气凝痰互阻其间，用四七汤，本千古不易之理。加味却亦灵稳。如用噙化丸，更属相宜。

谢评：半夏厚朴汤治咽中炙脔，千古之法，唯痰气郁久化热，叶案华岫云语之甚详，医者切勿胶柱鼓瑟。

寒热无期，中脘少腹�痛。此肝脏之郁也，郁极则发为寒热；头不痛，非外感也。以加味逍遥散主之。

加味逍遥散

诒按：此木郁达之之法。

邓议：此亦治肝郁祖方。认证既确，投剂必效。

谢评：以方测证，其脉当弦，症见胸胁满闷。

病从少阳，郁入厥阴，复从厥阴，逆攻阳明，寒热往来，色青，巅顶及少腹痛，此其候也。泄厥阴之实，顾阳明之虚，此其治也。

人参　柴胡　川连　陈皮　半夏　黄芩　吴萸　茯苓

甘草

诒按：此从左金、逍遥化裁而出。若再合金铃子散，似更周到。

邓评：推论病源，思路曲直，立方亦有精义。以小柴胡去姜、枣治少阳，左金泄厥阴，二陈和阳明，其用果在斯乎。

孙评：细考案方之意，当有恶心、呕吐之症。

谢评：厥阴浊邪上犯于巅，当暗合吴茱萸汤也，立方至精至巧，学者当临摹之。

又小柴胡汤治少阳寒热，吴茱萸以降厥阴之逆，二陈、半夏泻心以顾阳明之虚，柳师从左金、逍遥化裁之论，似可不宗。

此血郁也，得之情志，其来有渐，其去亦不易也。

旋覆花　薤白　郁金　桃仁　代赭石　红花

诒按：此必因血郁，而络气不通，有胸膈板痛等见证，故立方如此。

邓评：想系胸痹噎膈之类，法取降逆祛痰导瘀。

谢评：邓评切合临床，血郁者，气郁之极也，渐成噎膈之症，不可不知。活血化瘀，降气开郁，用药灵巧至精。

呕哕门

胃虚气热，干呕不便。

橘皮竹茹汤，加芦根、粳米。

邓评：方用参、粳补胃虚，芦、茹清胃热，姜、橘开痰气，既轻灵，复切实。

谢评：呕为主证，不便次之，否则视何部不利，利之则愈，得仲景秘旨，活泼淋漓。

再诊：呕止热退。

石斛　茯苓　半夏　广皮　麦冬　粳米　芦根　枇杷叶

邓评：转方合度。

谢评：参进和胃益阴之品，制二陈之燥，刚柔相宜。

三诊：大便不通。

生首乌　玄明粉　枳壳

邓评：急则治标之法。

谢评：想必呕已偃息，通便当为首务。生首乌通便，滋而不伤，示人一秘。

四诊：大便通，脉和。唯宜滋养。

石斛　归身　秦艽　白芍　丹皮　炙草　茯苓　广皮

诒按：迭用四方，运意灵巧，自能与病机宛转相赴。

邓评：至此大势去矣，故唯和养为宜。而用石斛、秦芄、丹皮者，肠中之燥热殆未尽清耶？

谢评：纵观四诊，秩序井然，先后次第，谨守病机，非高手莫能为之。

下既不通，势必上逆而为呕，所谓幽门之气，上冲吸门是也，治法自当疗下。但脉小目陷，中气大伤，宜先安中止呕。呕定再商。

人参　茯苓　刺蒺藜　竹茹　半夏　广皮　芦根　石斛

诒按：似当兼通幽门，乃能止呕，拟加生枳实。

邓评：凡中虚呕吐者，慎勿因便秘而峻导，导则徒伤胃气也，故谓宜先安中，诚阅历有的之言。

谢评：邓评极是，似可直投大半夏汤，功专力宏。其刺蒺藜之用，平肝而止呕逆也。

痛呕之余，脉当和缓，而反搏大，头晕欲呕，胸满不食，神倦欲卧，虑其土陨木张，渐致痉厥。法当安胃清肝，亦古人先事预防之意。

半夏　茯苓　广皮　白风米　钩藤　竹茹　枇杷叶　鲜佛手

诒按：议论极是，但恐药力不足以济之，然方却清稳。所谓清肝者，只不过钩藤、竹茹而已，拟再加木瓜、白芍，较似有力。

邓评：既恐土陨，而立方不以补中，祇云安胃清肝者，为脉反搏大故也。片语只字，具见斟酌。

谢评：宜加天麻、神曲、泽泻、白术，去枇杷叶。

病从肝起，继乃及胃，兹又及于肺矣，然当以胃气为要。久病之体，必得安谷不呕，始可图功。

石斛　芦根　茯苓　麦冬　广皮　木瓜　枇杷叶　粳米

诒按：叙病简要清澈，非绩学者不能。方亦中窾。

邓评：论病得纲领，立方有权衡。

谢评：固守中土以老其师，以守为攻之法也。

胃有火邪，故呕而不食；胆有热邪，故合目自汗。

橘皮竹茹汤加石斛。

诒按：山栀必不可少，以其专清胆热故也；川连亦在应用之列。

邓评：此肝胆之火并攻于胃也，方药却清泄太少，诚宜如柳师加栀、连之例。

孙评：用药当从黄连温胆汤加味。

谢评：孙评与临床贴切，或以为用橘皮竹茹汤者，中气欠实耳。

再诊：前方去石斛，加木瓜。

嘈杂得食则已。此痰火内动，心胃阴气不足。

生地　山栀　半夏　麦冬　茯苓　丹皮　竹茹　炙草

诒按：阴虚而挟痰者，用药最难恰好。方中可加石斛、广皮。

邓评：病属胃虚痰火，用药切中肯綮。

谢评：丹皮可易沙参，似更宜加入焦三仙也。

痰气阻逆咽嗌，时自呕恶。此证利在清降，失治则成噎膈。

半夏　枇杷叶　旋覆花　竹茹　茯苓　麦冬　橘红　郁金　生姜

诒按：用药灵动。

邓评：病在初起，方亦轻松。

谢评：降气化痰，滋阴解郁，法在方中。

气郁痰凝，阻隔胃脘，食入则噎，脉涩，难治。

旋覆花　代赭石　橘红　半夏　当归　川贝　郁金　枇杷叶

诒按：旋覆代赭为噎膈正方。食入则噎，肺气先郁，故加郁、贝、枇杷叶；唯脉涩者正虚，可加人参。

邓评：病较前案稍深，故用药亦较进步。脉涩不独为正虚，抑且为血痹。

孙评：宜加蒌皮。

谢评：本案从气郁痰阻着眼，然日久必延及气血，及血者当加入桃、红，气馁者非人参莫属。

脉疾徐不常，食格不下。中气大衰，升降失度。

旋覆花　代赭石　麦冬　茯苓　半夏　广皮　人参　枇杷叶

诒按：此因中气大伤，故用参、麦。

邓评：脉疾徐不常，确系中气大衰，制剂精切可法。

谢评：病成噎膈之势，恐难挽狂澜。

朝食暮吐，肝胃克贼，病属反胃。

旋覆花　代赭石　茯苓　半夏　吴萸　生姜　粳米　人参　枇杷叶

诒按：此专治吐，故加姜、萸。

邓评：论病立方，悉中肯綮。盖此病不特胃土虚寒，且有肝邪贼克。

谢评：必有心下痞硬、巅顶作痛之症，方从吴茱萸汤、旋覆代赭汤出，尽至巧之能事。

谷之不入，非胃之不纳，有痰饮以阻之耳。是当以下气降痰为法；代赭之用，先得我心矣。

旋覆代赭汤

诒按：识既老当，笔亦爽健。

邓评：功夫纯熟，自能意到笔随。

谢评：仲景之遗绪，非炉火纯青者焉能达此？

因气生痰，痰凝气滞，而中焦之道路塞矣。由是饮食不得下行，津液不得四布，不饥不食，口燥便坚，心悸头晕，经两月不愈，以法通调中气。庶无噎膈腹满之虑。

旋覆代赭汤加石菖蒲、枳实、陈皮。

诒按：论病则源流俱澈，用药则标本兼到，细腻熨帖，传作何疑。

邓评：此等识见，超出寻常，好在不因以下数证而误用滋补。

谢评：医如老吏断狱，头绪分明，析病切中肯綮，有条不紊。方中似可增入天麻、柏子仁、炒谷芽。

中气迭伤，不能健运，朝食暮吐，完谷不腐。诊得脉虚色黑，腰脚少力，知不独胃病，肾亦病矣，此岂细故哉。

人参　附子　川椒　茯苓　益智仁

再诊：前方去川椒、益智，加川连、肉桂。

诒按：完谷不腐，色黑腰软，肾伤之征也；改方加桂、连，是交济法。

邓评：此釜底增薪法。唯呕吐病究竟难免肝阳不和，今看其转方易入连、桂可知。

孙评：方中可入干姜与茯苓同用，佐人参温胃之力。

谢评：朝食暮吐，完谷不化，脾虚已极；腰脚无力，肾气已惫，色黑乃肾色外现之象，治宜脾肾两顾，温补为主，直可附桂理中汤，重在运中，俟胃气一立，药可受纳，移师补肾，以冀挽回万一，不尔将成膈矣。

评选静香楼医案下卷

长洲　尤怡（在泾）　著

伏气门

肝阴素亏，温邪扰之，发为痉病，神昏骱齿，瘛疭不定。法当滋养肝阴，以荣筋脉，清涤痰热，以安神明者也。若能应手，尚可无虑。

羚羊角　茯神　钩藤　贝母　阿胶　鲜菖蒲　竹沥

诒按：此证若表邪未解，当去阿胶，加小生地或鲜生地。

又按：此系伏气发温之证，与外感风温有内外之别。此证邪由少阴外发，溃入厥阴，故见证如此。羚羊角、钩藤息风清热，皆治标之品也。若图其本，当从阴分托邪，俾得外达三阳，再与随经清泄，乃奏全功。病原治法，详载《温热逢源》中，兹不赘述。

邓评：阿胶不宜，拟换细生地、玄参。

揭明其义，极为确凿。想尤氏于伏气温病，犹未了然耶。

谢评：柳氏论之极详，阿胶当易之细生地也，郁金、天麻、珍珠母、生牡蛎可加入，安宫牛黄丸亦在备选中。

热伤津液，脉细口干，难治。

芦根　知母　川斛　蔗浆　细生地　麦冬　甘草　梨汁

诒按：此存阴泄热之正法，所云难治，想因脉细之故。

邓评：口干仅为津液受伤，脉细则其元气亦弱，故云难治。

谢评：入西洋参以扶元气之竭，俟胃气一立，形体可复。

热不止，头痛不已，紫斑如锦纹，咽痛。表里邪盛，最为重证。

犀角　豆豉　赤芍　玄参　牛蒡　丹皮　黄芩　甘草

诒按：当加鲜生地。

邓评：头痛不已，由肝胆之阳火太升，宜稍重养阴和阳。

谢评：方从犀角地黄汤出，加豆豉、牛蒡者，欲使邪从外解，表里两清也，应加入夏枯草、珍珠母、茺蔚子。

再诊去豆豉、丹皮，加桔梗、鲜生地、射干。

邓评：桔梗恐有碍头痛。

谢评：加桔梗、射干者，必咽痛不解而重也，此时大青叶、连翘亦应大量用之。

热病，十二日不解，舌绛口干，胸满气促，邪火为患，亦已甚矣。宜景岳玉女煎，清热而存阴，否则神志昏冒矣。

鲜生地　石膏　麦冬　知母　竹叶　甘草

诒按：此气血两燔之治法。

邓评：胸满气促，得无有痰浊内阻乎？

谢评：清营汤之类也，惜吴出于尤后。

热病，四日不汗，而舌黄、腹中痛、下利，宜先里而后表；不尔，恐发狂也。

大黄　柴胡　枳实　厚朴　赤芍

诒按：先里后表，因里证已急，于病机固当如是。

邓评：既无寒热往来，何以大黄与柴胡并用，殆恐其邪气因下而陷乎。

谢评：先里以小承气，后表者柴胡，是知里重于表可知，实乃大柴胡的证也。

舌干脉数，汗为热隔，虽发之亦不得，唯宜甘寒养液。虽不发汗，汗当自出，然必足温，而后热退乃吉。

青蒿　知母　芦根　生地　蔗浆　竹叶

诒按：养液以为作汗之源，是治温要旨。

邓评：正虚邪郁，亦是伏温症一种乎。拟加豆豉、玄参、茆根。

孙评：足冷阴已损失，舌干津亦耗伤，不发汗挽回亦不易，故云必足温而后热退乃吉也。

谢评：虽热无汗，津亏不为热蒸，是知作汗无源，必养阴以透热。又足冷为津气不敷，足温乃津复之兆。

外感门

头面肿痛，此风邪上盛，宜辛凉解散。

荆芥　杏仁　桔梗　牛蒡　薄荷　甘草　马勃　苍耳子

邓评：风挟火邪，宜参降火之品，如玄参、银、翘之属。

谢评：热盛则肿，宜入银花、连翘、僵蚕、桑叶之属。

风温挟痰，留滞上焦，辛凉解散，原为合法，时至自解，不足忧也。

牛蒡　连翘　薄荷　川贝　豆豉　杏仁　桔梗　葱白

诒按：此风温初起之方。

邓评：宜增瓜蒌、郁金，兼化痰热。

谢评：邓评极是。

风温郁于肺胃，咳而胸满，痰多胁下痛，脉数口干。

芦根　薏米　瓜蒌　甘草　杏仁　红花　桃仁　贝母

诒按：桃仁、红花因胁痛而用之，以和血络也。若邪郁可加豉、蒡，口干可加翘、芩。

邓评：证情恐成肺痈。再合泻白散增鲜沙参，更觉着力。

谢评：肺痈将成治法，苇茎汤加味，加红花以和血络，瓜蒌、杏仁以化痰热，热盛入银、翘，痰浊入桔梗。

脉右大，舌黄不渴，呕吐黏痰，神躁、语言不清，身热不解。此劳倦内伤，更感湿温之邪，须防变端。

厚朴　茯苓　滑石　陈皮　竹叶　蔻仁　菖蒲根汁

诒按：此温邪而挟湿者，湿热上蒙，故证情如是，此方可以为法。

邓评：脉右大舌黄，知肺胃受热；不渴，知复多痰湿。用药甚轻，而识见甚高。唯姜炒川连，何不加用，此为莫解。

孙评：湿甚于温，湿痹清阳之候。

谢评：湿温的证，方为三仁汤之滥觞也。舌黄神躁，湿热并重，宜加入郁金、栀子。孙评湿甚于温不妥，脉大、舌黄、神躁、身热何解耶？

湿病门

脐中时有湿液腥臭，按脉素大。此少阴有湿热也。六味能除肾间湿热，宜加减用之。

六味丸去山药，加黄柏、萆薢、女贞子、车前子。

诒按：六味治肾间湿热，前人曾有此论，借以治脐中流液，恰合病机。

邓评：较六味原方为得力，诚可法可师之作。

谢评：脉素大，必大而无力，故施六味丸，若大而有力，宜作龙胆泻肝汤治。推而广之，正虚而阴汗臊臭者六味丸加黄柏、车前子、萆薢亦中窾。

疟疾门

暑风成疟，恶心胸满，和解则愈。

半夏　黄芩　茯苓　知母　厚朴　陈皮　竹叶　生姜

诒按：小柴胡法之和解，和其表里两歧之邪也；此之和解，和其湿热两混之邪也。姜、夏、朴、广，去其湿也；芩、知、竹叶，清其热也。两意兼用，故亦云和解也。

又按：此湿热并重者，故清燥兼用。此与下条皆暑湿内伏，发为时疟之病。苦辛宣泄，最为合法。若拘拘于疟疾之成方，概用柴胡、鳖甲，则误矣。

邓评：暑湿风邪乘于脾胃，亦宜和解为法，但与和解少阳用小柴胡者迥乎不同。方中竹叶、生姜二味，极灵极妙。

谢评：达原饮之变方也，非精研斯学者莫能为之，柳按邓评亦极具功力。此等见识，不啻《金匮要略心典》翘楚，治温亦上手也。

暑风相搏，发为时疟，胸满作哕，汗不至足。邪气

尚未清解。当以苦辛温法治之。

藿香　半夏　杏仁　通草　厚朴　广皮　竹叶

诒按：此湿重于热者，故用药稍偏温燥。

邓评：见证系痰湿阻遏胃气所致。观方内杏仁、通草，殆肺气亦失宣降，要之不越和解之法。

孙评：点清时疟，自然小柴胡之不合明矣。

谢评：湿热为患，藿朴夏苓之源也。既云邪尚未解，应参入香薷。以上数案，尤氏不独治伤寒，治温病亦甚精当也。

疟发而上下血溢，责之中虚，而邪又扰之也。血去既多，疟邪尚炽，中原之扰，犹未已也，谁能必其血之不复来耶。谨按古法，中虚血脱之证，从无独任血药之理。而疟病经久，亦必固其中气。兹拟理中一法，止血在是，止疟亦在是，唯高明裁之。

人参　白术　炮姜　炙草

诒按：识见老确，议论精切。所立理中一法，诚属血脱益气、固中止血之要药。唯愚意所欲商者，疟来而上下血溢，必因疟疾之热，扰及血络而然。于理中法内，参用安营清络之意，似乎更为周到。且标本兼顾，于立方正意，亦不相刺谬也。

邓评：柳师所评极是。拟加川连、归身之属，至丹皮炭、荆芥炭亦可权宜辅用。

孙评：邪扰未已，则柳氏亦甚合派。安营清络，如丹皮、白芍类。

谢评：止血止疟，斡旋中气，识见不同凡响，一案两评加清营安络有添足之嫌，既遣人参、炮姜，何来营热？

三疟，是邪伏阴分而发，非和解可愈。久发不止，补剂必兼升阳，引伏邪至阳分乃愈。

人参　归身　鹿角胶　杞子　鹿茸　附子　茯苓　沙苑

诒按：阴疟本有此法，而不能概用此法，须相题为之。

邓评：得无有精滑之症乎？然脉必缓小者为宜，即见数象，亦必无力。

孙评：必须疟发于夜，寒重热轻，且腰软足痿等症，方可用此。

三阴疟多有邪伏不解者，痰凝不化者，邪滞血络者，中、下两伤者，阳气大伤、阴寒内侵者，治法多端，故云须相题为之。

谢评：三阴疟，非阳虚阴寒不得施此。此变法也。

疟病方已，遂得脾约，脾约未已，又增厥疼。心腹时满时减，或得身热汗出，则疼满立止。明系疟邪内陷于太阴阳明之间，是必邪气仍从少阳外达，则不治疼而疼自止，不治胀而胀自消矣。

诒按：论病已得要领，惜方佚未见。

邓评：拟用小柴胡合二陈、枳术，并参金铃子散。

谢评：柴胡桂枝汤伍平胃散亦甚合拍。

疟后，胁下积癖作疼，夜热口干尿赤。阴虚邪伏。宜鳖甲煎。

鳖甲　白芍　青皮　丹皮　首乌　柴胡　知母　炙草

诒按：此邪伏阴分之治法。当归亦可加入。

邓评：此与上一案宜升阳者，不啻霄壤之殊。

谢评：邪伏阴分，虚热尚盛，宜入胡连、牡蛎。

疟后，胁下积痞不消，下连少腹作胀。此肝邪也。当以法疏利之。

人参　柴胡　青皮　桃仁　茯苓　半夏　甘草　牡蛎　黄芩　生姜

诒按：此小柴胡法也。加青皮以疏肝，桃仁以和瘀，牡蛎以软坚，用意可云周到。唯少腹作胀，乃肝邪下陷之证。若再加川楝子、归尾、延胡，似更完密。

邓评：疟母以此法缓消，极称妥善。想其不用仲圣之鳖甲煎丸者，良以中虚作胀故也。再合金铃子散亦未尝不可。

谢评：柳按说论周全，然日久痞积不消，非此可愈，须大黄䗪虫丸、鳖甲煎丸类。

疟止复发，汗多作呕，中气虚逆，宜益阳明。

半夏　茯苓　广皮　人参　石斛　芦根　姜汁

邓评：观其方意，胃中必多痰热。

谢评：以方测证为津亏痰热，与前理中一法，虽同入阳明，而有天渊之别。

再诊：寒热已止，汗呕并减。宜和养营卫。

人参　桂枝　石斛　广皮　归身　炙草　麦冬　白芍

诒按：此膏梁虚体治法，两方俱清稳熨帖。

邓评：痰热已退，营卫益觉其虚，故转方专养营卫。

谢评：邪退，正虚必现，立方精当，尽至巧之能事。

黄疸门

面黑目黄，脉数而微，足寒至膝，皮肤爪甲不仁。其病深入少阴，而其邪则仍自酒湿得之及女劳也。

肾气丸

诒按：此证载在《金匮》，近于《爱庐医案》中，见一方甚佳。此病兼有瘀血，不但湿也。肾气丸能否见效，尚未可定。

邓评：此病肾阳固虚，营卫自乏，而湿热、瘀血亦必相兼。此方似嫌专顾其虚，未能祛邪。

孙评：疸有瘀血黑者，理可相通，又增一解。

谢评：此女劳黑疸也，仲景用硝石矾石散，此用肾气丸是专主少阴之虚也。

面目身体悉黄，而中无痞闷，小便自利。此仲景所谓虚黄也。即以仲景法治之。

桂枝　黄芪　白芍　茯苓　生姜　炙草　大枣

诒按：案明药当。

邓评：如此认证，便觉了无疑义。引用古方，亦自确切不泛。

孙评：仲景法，黄芪建中汤。

谢评：小便自利，何须茯苓之劳？

湿停热聚，上逆则咽嗌不利，外见则身目为黄，下注则尿赤而痛。

茵陈　厚朴　豆豉　木通　猪苓　橘红　茯苓　黑栀

诒按：论病能一线穿成，用药自丝丝入扣。

又按：咽嗌不利，可加桔梗、前胡之类。

邓评：此湿热蒸淫，阳黄也。方却轻灵无弊。

谢评：湿热利其速去，宜茵陈蒿汤下之，殊无枝节。

痹气门

胸背为阳之分，痹着不通，当通其阳，盖阳不外行而郁于中，则内反热而外反寒。通阳必以辛温，而辛温又碍于脏气，拟辛润通肺以代之。

紫菀三两煎汤服。

诒按：此巧法也。特未知效否若何？

邓评：此似《金匮》所论之胸痹证，瓜蒌薤白半夏之属，能通阳而不碍脏气，屏除不用，何以故耶？或者独任此味，曾已试验。

谢评：紫菀用法乖巧，《本经》云疗“胸中寒热结气”，庶几得此秘哉？

湿邪郁遏，阳气不宣，外寒里热，胸满尿赤。宜开达上焦。

紫菀　桔梗　郁金　白蔻　枳壳　杏仁　贝母　甘草

诒按：此治肺痹之正法。

邓评：此热郁于内，肺气不宣，故但宜轻开上焦，未便因外寒而投姜、桂热药。

谢评：轻开上焦，宣而不燥，润而不腻，清而不寒，组方可谓精巧。

气窒不散，便闭喘急，不能偃卧，猝难消散也。

紫菀　葶苈　厚朴　杏仁　橘红　郁金　枳壳

诒按：此证较前更急，兼有便闭，故用药从中焦泄降。

邓评：此必是体实脉实者，故可峻用开导。盖有识自能有胆。

谢评：三用紫菀，可谓善驭者也，如《本草正义》“肺金窒塞，无论为寒为火，皆有非此不开之势”。

再诊：大黄　厚朴　槟榔　枳壳　杏仁

诒按：轻剂不效，故更与通腑以泄肺。

邓评：因邪已化热，故转方改用寒下。

谢评：想喘已不甚，抑或便闭甚急，故转从通下，总属肺与大肠相表里也。

胸中为阳之位，阳气不布，则窒而不通。宜温通，不宜清开，愈开则愈窒矣。

桂枝　茯苓　干姜　炙草　益智仁

诒按：再参入开痹之品，如杏、菀、橘、桔等，似更灵动。

邓评：清阳之所，纯为寒饮闭室，自非温通，不足以开其痹。

孙评：杏、菀、橘、桔，即所云愈开愈室者。

谢评：胸为阳位，阳气不布，自是阴邪过甚，当以温药和之，苓桂甘枣、甘草干姜之法也。

食入，则胸背痞塞作胀，噫气不舒。此阳气不通。宜辛通之法。

草蔻仁　半夏　桂枝　茯苓　干姜　炙草

诒按：此证亦与胸痹相似。

邓评：饮阻气郁，阳络易窒，辛通固所必需，如木香、砂仁疏畅中气之品，还宜参入。

谢评：以痞、塞、胀、噫着眼，久效必运中，则无食入则甚之机矣。

脘腹痛门

蛔厥心痛，痛则呕吐酸水，手足厥冷。宜辛苦酸治之。

川连　桂枝　归身　延胡　乌梅　川椒　茯苓　川楝子　炮姜

诒按：此乌梅丸法也。

邓评：方与证合。唯蛔厥确据，尚有心下苦热，痛则攻触有形见端，或唇舌面色变现不定，盖随蛔之动静故也。

谢评：盖蛔之性，闻酸则定，得辛则伏，遇苦则下也，又增延胡、川楝以止痛，治蛔之法毕矣。

此肾厥也。心疼背胀，引及腰中。议用许学士香茸丸。

鹿茸　杞子　沙苑　大茴香　麝香

诒按：寒袭于肾，而气上逆，故用温养。胀及腰背者，督阳不用也。鹿茸温通督脉，麝香开泄浊阴，故以之为君。

邓评：拟参旋覆花汤以通营络。

孙评：气自脐下上逆而厥，故名肾厥；四肢寒冷，故用温养；背重于胸，故用茸、麝。

谢评：督阳不振，非鹿茸不胜；浊阴心痛，唯麝香可堪大用。二味用法足资终生效法。

脉弦小腹痛，食后胃脘痛，上至咽嗌。肝火乘胃。宜泄厥阴，和阳明。

川楝子　木通　茯苓　甘草　石斛　木瓜

诒按：拟加延胡、山栀仁。

邓评：病因食后而作，是胃气被遏而不畅，与得食则缓者有虚实之异，故此方务取疏泄。

孙评：肝火乘胃，由于痛时上至咽嗌故也，故须加黑栀以清肝火。

谢评：既云肝火，必口苦溲赤，故用木通、石斛，宜参入延胡、香附。

心腹痛，脉弦，色青，是肝病也。

川楝子　归身　茯苓　石斛　延胡　木瓜

诒按：立方稳合。

邓评：认证着实，不烦搜索，唯方内宜佐辛通。

谢评：金铃子散加味，石斛以和阳明，木瓜以泄厥阴，用法同上。

瘕癖门

脐下积块，扪之则热，病者自言，前后二阴，俱觉热痛，其为热结可知。况自来之病，皆出于肝耶。鄙见非泄厥阴，不能获效。

龙荟丸五十粒，酒下。

邓评：苦寒直泄厥阴，恰合病机，且方内有麝香，能搜络散块。

孙评：病情属热，真谛在前后二阴热痛一句。

谢评：积块扪热，二阴热痛，是知厥阴热盛，泻青丸、龙胆泻肝丸亦可。

络病瘀痹，左胁板实，前年用虫蚁，通血升降开发已效，但胸脘似是有形，按之微痛。前药太峻，兹用两调气血，以缓法图之。

醋炒延胡　姜黄　阿魏　桃仁　生香附　麝香　归须

为末蜜丸，每服二钱。

诒按：承前方来，虽曰两调气血，而仍以疏瘀为主。

邓评：此亦采取从前方，凡遇瘀血结块，宜效用之。

孙评：因板实有形，故用虫蚁搜血。此方略退一层，故云缓法也。

谢评：似是有形，较之板实为轻，故以丸缓图，缓中行瘀也。

脉虚数，色白不泽，左胁有块杯大，大便、小便自利。病在肝家，营血不和，此为虚中有实，补必兼通。

白术　归身　炙草　白芍　生地　茯苓　琥珀　广皮　桃仁　红花　沉香　郁金

诒按：方治亲切不肤。

邓评：古人论治块有初、中、末三法，此即中途之治，但似可加用人参。

谢评：脉虚色白，观其方通有余而补不足，宜仲景枳术丸缓图之可也，或可参入参、芪、阿胶珠。

时病食复，至今不知饥饱，大便不爽，右胁之旁，虚里天枢，隐隐有形。此阳明胃络循行之所，多嗳气不化，并不烦渴，岂是攻消急驱实热之证耶。拟用丹溪泄木安土法。

小温中丸　如半月后有效，仍以前法。

诒按：此中焦湿积阻结之证。

邓评：想有痰饮阻于胃络，亦可借用胸痹治法。

谢评：小温中丸，一方四歧，寻绎不易，予四消丸治之亦快捷。

左胁积块，日以益大，按之则痛，食入不安。凡痞结之处，必有阳火郁伏于中，故见烦躁、口干、心热等症。

宜以苦辛寒药，清之开之。然非易事也。

川连　枳实　香附　川芎　神曲　茯苓　青皮　赤芍

诒按：胁块有形益大，则营络必窒，似宜兼通乃效。

邓评：凡积块系时久体虚者，极难奏绩。

方药稳切，再参用金铃子散可也。

孙评：似可参入归须、金铃子散之类。

谢评：方亦从小温中丸增损出。

大腹右有形为聚，脉大，食入即作胀，治在六腑。

白术　茯苓　广皮　生香附汁　三棱　厚朴　草果　山楂

诒按：方以疏通气分为主。

邓评：既云脉大，何不加川连、枳实？

谢评：六腑以通为用，故从通立法。

心下高突，延及左胁有形，渐加腹胀。思正月暴寒，口鼻吸受冷气，入胃络膜原，清阳不用，浊阴凝阻，胃气重伤，有单腹之累，殊非小恙。

厚朴　草果　半夏　干姜　茯苓　荜茇

另苏合香丸一粒化服。

诒按：寒邪闭于营络，故用温通，方中可加桂枝尖。

邓评：高突有形，似宜兼通营络。

谢评：腹胀已见，有形之积，应入鳖甲、生牡蛎、鸡内金，方法虽立，唯恐药力不逮。

肿胀门

脉迟胃冷，腹胀，气攻胸胁，恶心少食，泄泻。宜振脾胃之阳。

干姜　益智仁　半夏　厚朴　神曲　槟榔　川椒　茯苓

诒按：此温中调气法也。

邓评：此缘中寒木郁，于温中方内，宜增白芍、金铃子、木瓜以平调其肝木。再槟榔一味，不识何所取用。

孙评：因恶心、泄泻，故认定中宫着想。

谢评：何不理中加砂仁、良附丸、焦三仙干练耶？

命门阳衰，脾失温养，不克健运，食入辄胀，法当温补下焦。

肾气丸去桂，加沉香、椒目。

诒按：此补火生土之法。

邓评：此单腹之渐也，丸方加减可法。

谢评：命门阳衰，自当见肾阳虚证，不特食入辄胀耳，椒目之用，当有下肢漫肿。

湿热内陷太阴而成胀。

茅术 川柏 厚朴 陈皮 桑皮 木通 泽泻 大腹皮 草果仁

诒按：此专治脾土湿热，古方小温中丸亦可服。

邓评：此症苔必腻浊，尿必短少，系湿热实证，故用斯法。

孙评：湿中生热，故术、柏并用。

谢评：既曰湿热，草果温燥宜弃，槟榔、大黄参入以行谷道之实。

脉微迟，左胁宿痞，腹渐胀大，便溏尿少。此是浊阴上攻，当与通阳。

熟附子 远志 椒目 小茴香 泽泻 茯苓

诒按：此温通治胀之正法。

邓评：此乃中虚湿热，兼有肝气内乘，方内附子易干姜为稳；远志不知从何取义？拟增白术、金铃子、青皮。

谢评：通阳不在温，而在利小便，通利并施，远志取义似有悸与少寐之候。邓云湿热乃寒湿之误。

脾气本弱，而更受木克，克则益弱矣，由是脾健失职，食入不消，遂生胀满；脾愈弱则肝愈强，时时攻逆，上下有声。半载之疾，年逾六旬，非旦夕可图也。

人参 茯苓 川楝子 楂核 甘草 木瓜 白芍 吴

萸　橘核

诒按：此肝脾两治，而偏重于肝者，以其不特胀满，而兼有攻逆之证也。

邓评：按语辨理明晰，方意虚实兼到。

孙评：宜微佐气分之药，如厚朴、广皮之类。

谢评：气不足则己所不胜者侮而乘之，故立法脾肾两调，而重在平肝也。

脉弦中满，病在肝脾。

人参　吴萸　木瓜　厚朴　广皮　半夏

诒按：此肝脾两治之正法。立方精简可法。

邓评：脉弦者，人参不如白术为妥善。

谢评：虽为肝脾两治，意在行肝气，而非平肝逆别于上法，用人参者度有虚症。

右关独大而搏指，知病在中焦，饮食不化，痞闷时痛，积年不愈，喉间自觉热气上冲，口干作苦，舌苔白燥。此脾家积热郁湿。当以泻黄法治之。

茅术　葛根　茯苓　石膏　藿香　木香

诒按：此痞满门中不常见之证，存之以备一格。

邓评：右关独大，是亦有肝木之火乘于中土也，盖不独积热使然。方法背谬，唯石膏究属不及川连为合度。

孙评：舌苔白燥，故用泻黄；若舌苔厚燥、便闭，可用承气。

谢评：独凭关脉大，自指肝乘中土，然脉证合参，中焦湿热无疑，为泻黄又一治法耳，川连、广皮、延胡、川楝子应参入。

脉证合参，乃气结在上，津不运行，蒸变浊痰，由无形渐变有形。徐之才谓轻可去实，非胶固阴药所宜。

白蔻　薏仁　杏仁　厚朴　枇杷叶汁　降香汁

诒按：此方具有轻、清、灵三字之妙。

邓评：此病滋补阴药必已误服多矣，故立论如是。

谢评：以方测证，当有舌苔白腻、口干不欲饮之症，故取三仁邀功，清灵至巧矣。

劳郁交伤，营卫不和，胸中满痛，时有寒热。与六淫外感不同。治宜和养气血。

逍遥散

诒按：再增枳、朴等宽中之品，则更周到矣。

邓评：病虽非外感，而肝经亦有伏邪郁火。方法颇合，再增枳、朴理气，则更善矣。

孙评：因有寒热，故用柴胡。

谢评：方正合拍，宜参入郁金、川楝之属以补逍遥之不逮。

脾以健运为职，心下痞不能食，食则满闷，脾失其职矣。但健运之品，迂缓无功，宜以补泻升降法治之。

人参　干姜　半夏　茯苓　川连　枳实　陈皮　生姜

诒按：此方仿泻心法加味。

邓评：此补泻并用，苦泄辛开之法。升降二字，尚属强搭。

孙评：补泻升降，可佐健运之职，是至理，并是创格。

谢评：辛开苦降可除痞满，欲竟全功，非王道莫属，收功莫舍健运。

胁下素有痞气，时时冲逆；今见中满，气攻作痛，吞酸呕吐，能俯而不能仰。此厥阴郁滞之气，侵入太阴之分，得之多怒且善郁也。病久气弱，不任攻达；而病气久郁，亦难补养，为掣肘耳。姑以平调肝胃之剂和之，痛定食进，方许万全。

半夏　广皮　川楝子　橘核　茯苓　青皮　炙甘草　木瓜

诒按：审察病机，至为精细，立方亦周到熨帖。

邓评：既有吞酸见证，故虽虚而不能补养矣。

不得已而立一平调郁气之方，亦限于时局如此。

孙评：议论透彻。

谢评：方中宜入左金丸。

胃阳衰惫，气阻痰凝，中脘不快，食下则胀。宜辛温之品治之。

草果仁　厚朴　茯苓　半夏　甘草　槟榔

诒按：此湿痰阻遏中宫之证。

邓评：据此方药，想胃阳虽衰犹可。

谢评：宜入广皮、木香、桂枝以助气机之行。

热结气闭，腹胀便难。

厚朴　杏仁　滑石　黄芩　大腹皮　茯苓皮　木通

诒按：此运中兼泄热法也。

邓评：宜加枳壳、蒌皮，兼通大便。

孙评：二症似乎相同，一则阳衰宜温，一则化热宜清。然温不用桂、附，非下焦阳衰也；热不用连、军，非结闭之甚也，同中有异，宜细参之。

谢评：孙评甚善，立方之至巧，无余蕴也。

腹胀，面浮，跗肿，食不下，欲呕。脾虚受湿，健运失常。非轻证也。

茅术　茯苓　广皮　桑皮　木通　厚朴　泽泻　半夏　猪苓

诒按：此运中利湿法也。

邓评：跗肿一症，大都系乎阳虚。方内似少通阳之品。

谢评：证虽属脾虚，而法从渗利立，湿去则呕止食下也。

面黑，目黄，腹满，足肿，囊肿。湿热壅滞，从脾及肾，病深难治。

苍术　制军　厚朴　陈皮　木通　茵陈　猪苓　椒目　泽泻

诒按：邪机壅滞，正气已伤，故云难治。

邓评：此等病明知正气已伤，亦只得以驱导为法，为背城借一之计。

孙评：急泻其壅滞，以存其正，或可挽回。此则正气未致大伤者之法，另是一格。

谢评：黑疸、女劳疸之属，疏导仅医眼下，急则治标。

卧则喘息有音，此肿胀，乃气壅于上。宜用古人开鬼门之法，以治肺通表。

麻黄　杏仁　薏仁　甘草

诒按：此兼喘逆，故专治肺。

邓评：此系仲景成法，为的对之方。即使正气稍伤，仅以麻黄换苏子可也。

谢评：肿胀乃肺胀之讹，宜正之，以方测证，当有一身尽痛，午后加重之象。

风湿相搏，面浮腹满足肿，大小便不利。

杏仁　苏子　厚朴　陈皮　猪苓　大腹皮　姜皮　木通

诒按：此表里两通法也。

邓评：病似风水，立方不拘仲景成法，想因病势稍轻，或以正气受伤，贵乎随机应变者也。

谢评：虽云大便不利，必不甚，五皮饮框架，似以重在行小水耳。

肿胀之病，而二便如常，肢冷气喘。是非行气逐水之法所能愈者矣。当用肾气丸，行阳化水。然亦剧病也。

肾气丸

诒按：此病阳衰气室，不治之证也。

邓评：病为肾虚阳衰无疑，宜投以大剂煎药，或可挽回重病也。

谢评：肿胀而二便如常，是知肿亦不甚；肢冷者，阳气弗达；气喘者，水寒射肺；阳气已虚，是以行气逐水弗之能愈，邓云大剂煎药，亦恐不受，丸以缓图，步步为营，或可延龄。

头痛门

火升，头痛，耳鸣，心下痞满，饭后即发。此阳明、少阳二经痰火交郁，得食气而滋甚，与阴虚火炎不同。先与清理，继以补降。

竹茹　茯苓　橘红　炙草　半夏　羚羊角　石斛　嫩钩藤钩

诒按：案语分析病机，极其圆到。唯立方似未恰合，阳明药少，宜加知母、枳实。

邓评：能指出病之关键处，便为好手。

此病苟痞满而兼阴虚者，良亦棘手难治。

孙评：痰火交郁，故宜清降而不宜补摄，是一定之层次。

谢评：着眼处为饭后即发，宜消、宜清、宜降，清降当用枳实、厚朴。

头痛偏左，耳重听，目不明，脉寸大尺小。风火在上，姑为清解。

羚羊角　生地　甘草　菊花　丹皮　石决明　连翘　薄荷

诒按：此内风而兼外感者，故清散兼施。

邓评：确系风火太升，故用药如此切实。

孙评：宜参入桑叶、蔓荆、钩钩之类。

谢评：以脉言，寸大尺小，上盛下虚，厥后滋阴始为治本之途。

风热上甚，头痛不已。如鸟巢高巅，宜射而去之。

制军　犀角　川芎　细茶

诒按：此虽前人成法，而选药颇精简。据此则大黄当用酒炒，以使之上行。

邓评：此等方具见学博才高。宜射而去之者，因有川芎引而上之也。拟再加天麻、防风佐之为引。

孙评：宜参酒洗蝎尾之类。据此则头上必有高凸之形。

谢评：以方测证，必面赤、衄血，拟入杭菊、夏枯草之类。

肢体诸痛门

风邪中入经络，从肩髆至项强痛，舌干唇紫而肿，痛处如针刺之状。此是内挟肝火，不宜过用温散，唯宜养阴息肝火而已。

羚羊角　细生地　甘菊　黄芩　钩钩　秦艽　丹皮

诒按：因唇紫舌干，故知内挟肝火。方中黄芩，不若山栀为当。

邓评：痛如针刺之状，知是内挟肝火。审病之诀，可谓熟极。所用细生地、钩钩，皆能清络中之热。

孙评：肩项强痛，本是寒入经络之象，宜从温散；唯内挟肝火，舌干唇紫者，里热为重，宜从里治。

谢评：肝火内挟，必口苦、头晕，以与风寒相鉴。当知久痛入络，滋肝养阴又为一途，一贯煎之属，临床亦所常用，不可不知。

项背痛如刀割。治宜养血通络。

桂枝　钩藤　白芍　知母　羚羊角　阿胶　炙草　生地

诒按：拟去知母，加归须、刺蒺藜、丝瓜络。

邓评：此属血虚风邪，方药恰合题旨。

柳师加减，更为贴切。

谢评：养血治风之途，轻车熟路，一变桂芍知母之祛风寒为养血祛风，可谓机圆法活矣。归尾、秦艽、川芎宜酌入之。

身半以上，痛引肩臂，风湿在于太阴之分，行动则气促不舒，胸肤高起，治在经络。

大活络丹

诒按：拟用旋覆新绛汤送下。

邓评：指迷茯苓丸似亦与此证相合。

孙评：肩臂痛，药中须加片姜黄、野桑枝引之。

谢评：动则气促，胸肤高起，知大气不足，唯宜人参汤送之。

脾肾寒湿下注，右膝肿痛，而色不赤，其脉当迟缓而小促，食少辄呕，中气之衰，亦已甚矣。此当以和养中气为要，肿痛姑置勿论。盖未有中气不复，而膝得愈者也。

人参　半夏　木瓜　炒粳米　茯苓　广皮　益智仁

诒按：议论明通。

邓评：此乃水鹤膝风之证状。所谓和养中气，实即所以治肿痛也；但不拘拘乎肿痛常例，吴萸似可加入。

孙评：究宜加引入下部之味，如牛膝、秦艽之类。

谢评：王道之法，立论老成。

背脊为督脉所过之处，风冷乘之，脉不得通，则恶寒而痛。法宜通阳。

鹿角霜　白芍　炙草　桂枝　归身　半夏　生姜　南枣

诒按：方中半夏无所取义。拟再加杜仲、狗脊以通阳。

邓评：分经辨络既明，自能头头是道。

方内用半夏、生姜，疑有痰饮走入故耶。柳师加味极妙。

孙评：可加羌、独活以温散祛风。

谢评：麻黄、白芥子亦可参入，成阳和汤之义。

身痛偏左。血不足，风乘之也。

半夏　秦艽　归身　广皮　茯苓　丹参　川断　炙草

诒按：案只一二句，却有简逸之致。

邓评：观方药不特有风，且多挟痰饮。盖案取简净，言风而痰亦该之矣。

孙评：祛风之剂嫌少。

谢评：左主血，右主气，血失其濡，风邪乘之，痰风相搏耳，宜入地龙、制南星、乌蛇、天麻、酒白芍。

久咳胁痛，不能左侧。病在肝，逆在肺，得之情志，难以骤驱。治法不当求肺，而当求肝。

旋覆花　丹皮　桃仁　郁金　猩绛　甘草　牛膝　白芍

诒按：审证用药，巧力兼到。拟再加青皮、桑皮、紫苏、山栀、瓦楞子壳。

邓评：咳难左眠，本在难治之例，现此方药，想病机未至深竭耳。

柳师所加，亦宜于肝体未伤之时。

孙评：柳氏所加，似太繁复。

谢评：病为肝咳，方宗旋覆花汤之意，精巧备至，咳甚可参入黛蛤散。

胁疼遇春即发，过之即止，此肝病也。春三月肝木司令，肝阳方张，而阴不能从，则其气有不达之处，故痛；夏、秋、冬肝气就衰，与阴适协，故不痛也。

阿胶　白芍　茯苓　丹皮　茜草　炙草

鲍鱼汤代水。

诒按：朴实说理，绝无躲闪。方用胶、芍、鲍鱼，滋肝配阳，亦觉妥帖易施。

邓评：心思曲折，洞达病源，方案均有不易之理。

孙评：细阅方意，有痛则咯血之症。

谢评：滋肝、柔肝、活络熔于一炉，足资师法。似可增入川楝、郁金之属，《经》云“春三月，此谓发陈”，抑或病亦思动耶？

风气乘虚入于肾络，腰中痛引背胁。宜寄生汤补虚通络祛风。

生地　归身　黑大豆　独活　山药　白蒺藜　杜仲　炙草　桑寄生

诒按：立方妥帖，层折俱到。

邓评：其痛引胁，或者兼挟肝气，可参合旋覆花汤以疏通肝络。

谢评：邓评极是，久痛必入络，疏络可入红花、姜黄、乌蛇、川芎、鸡血藤。

脉数、耳鸣、吐痰，天柱与腰膝酸痛，两足常冷。病属阴亏阳升。法当填补实下。

熟地　鹿角霜　菟丝子　山药　萸肉　杞子　龟板胶

邓评：此病属阴虚阳升，盖有不易之理，如杜仲、牛膝、牡蛎之类，均在可用之例。

谢评：天柱与腰膝酸痛，肾虚之征，精血亏损可知，方乃景岳左归丸增损。

诸窍门

风热蓄于脑髓，发为鼻渊，五年不愈，此壅疾也。壅则宜通，不通则不治。

犀角　苍耳子　黄芩　郁金　杏仁　芦根

诒按：既欲其通，则辛夷、白芷，似不可少。

邓评：此病不越清之散之，绝不拘守成法，是亦脱化功夫。

孙评：欲其通，则细辛亦可用。

谢评：五载痼疾，非旦夕可除，辛通必不可废。《千金方》饮犀角汁治瘰疸，此鼻渊而施之，殆此意欤？

肺之络会于耳中，肺受风火，久而不清，窍与络俱为之闭，所以鼻塞不闻香臭，耳聋耳鸣不闻音声也。兹当清通肺气。

苍耳子　薄荷　桔梗　连翘　辛夷　黄芩　山栀　杏仁　甘草　木通

诒按：语云耳聋治肺，观此信然。

邓评：当知耳聋、耳鸣之不关肝肾虚者，绝少见也。

谢评：清窍不清，自当辛通疏散之，亦为治聋之一法耳。

少阳之脉，循耳外，走耳中。是经有风火，则耳脓而鸣。治宜清散。

薄荷　连翘　甘菊　芍药　黄芩　刺蒺藜　甘草　木通

诒按：案既老当，方亦清灵。

邓评：看病如此熟悉，有意到笔随之势。

孙评：风火为患，必有肿痛；如不肿痛，已有虚象。

日久则肝肾阴虚，宜用六味、磁、朱之类以滋养之。

谢评：方证贴切，似可增入引经之柴胡。

肾虚齿痛，入暮则发，非风非火，清散无益。

加减八味丸　每服三钱，盐花汤下。

诒按：立方精到。

邓评：识见高超，直如老吏断狱。

孙评：齿痛属肾虚者，每挟肝阳上升，宜参入清肝之品，如天冬、石斛之类。

谢评：用八味丸者，寒之而热者取之阳也，理虚之变法，非才高识妙，焉能有此论耶？

脚气门

厥阴之邪，逆攻阳明，始为肿痛，继而腹疼，胸满呕吐。此属脚气冲心，非小恙也。拟《外台》法治之。

犀角　槟榔　茯苓　枳实　杏仁　橘红　半夏　木通　木瓜

邓评：能用古而不疑者，诚火候工深，胸有成竹。

孙评：槟榔导湿下行，最有巧思；色赤者可入连、柏之类。

谢评：拟入紫苏、牛膝。

再诊：半夏　木瓜　广皮　芦根　枳实　茯苓　竹茹　枇杷叶

诒按：脚气一证，前人归入类伤寒中，必憎寒壮热，病与伤寒相似，甚则有冲心之患，故谓之重证。《外台》有大犀角汤及风引汤，后人有鸡鸣散等方，均为专治脚气之重剂，乃今时所谓脚气者，则以脚膝酸软而肿者，谓之湿脚气；不肿者，谓之干脚气，专用防己、木瓜、牛膝、薏米等风湿之药治之。与前人所称者，大相径庭。学者不可不辨。

邓评：转方轻松，与前方意同而药异。

孙评：前人之法，及今时所治，如有精义，兼参可也，学者不可偏废。

谢评：柳按似老马识途，不可不知。

遗精门

遗精无梦，小劳即发，饥不能食，食多即胀，面白唇热，小便黄赤。此脾家湿热，流入肾中为遗滑，不当徒用补涩之药；恐积热日增，致滋他族。

萆薢　砂仁　茯苓　牡蛎　白术　黄柏　炙草　山药　生地　猪苓

诒按：此等证，早服补涩，每多愈服愈甚者。先生此案，可谓大声疾呼。

邓评：认题清楚，立方熨帖。非若近世之医，或因遗精无梦而峻用补涩，或以湿热内留而专事通利，凡其弊与此病适相同也。

孙评：此人必身强色苍，今因病而面白耳。

谢评：虽为湿热为患，亦非专事渗利，立方足资效法。

再诊：服药后遗滑已止，唇热不除，脾家尚有余热故也。

前方去砂仁、黄柏，加川连、苦参。

诒按：唇热属脾。

邓评：循理用药，自能应手，加减亦中肯綮。

谢评：辨证入微，丝丝入扣。

少阴为三阴之枢，内司启闭，虚则失其常矣。法宜填补少阴；或通或塞，皆非其治。

六味丸去泻，加菟丝子、沙苑、杞子。

诒按：此补肾之平剂，可以常服无弊。

邓评：重在补而不重在塞，可谓至理至情。

孙评：填补之法，似宜从叶氏有情之品。

谢评：启闭失常，二便失调，似以小溲为主，药虽平淡，而切中其弊。

遗精伤肾，气不收摄，入夜卧著，气冲上膈，腹胀呼吸不通，竟夕危坐，足跗浮肿清冷，小便渐少。此本实先拨，枝将败矣，难治之证也。

都气丸加牛膝、肉桂。

诒按：此阴阳两损，气不摄纳之重证，舍此竟无良法，然亦未能必效也。

邓评：本虚而病重，至此难为力矣。区区丸药，乌能有济，且恐不得下咽耳。

谢评：精伤在先，气脱于后，非都气能任，宜直入沉香、参、蚧之属，以冀挽回万一。

阴亏阳动，内热梦泄。

六味丸加黄柏、砂仁。

诒按：六味合封髓法也，亦妥帖易施。

邓评：肾虚湿热，当用此法为准。

谢评：此等证，知柏为不易之法。

小便门

两尺软弱，根本不固；小便浑浊，病在肾脏；久久不愈，则成下消。

六味丸加天冬、麦冬、杞子、五味子。

诒按：方法稳切。

邓评：小便浑浊，绝不犯分利治法，唯凭之于脉耳。

孙评：此症必小便频而且数。

谢评：此脉症合拍，示人规矩，然下消日久，洵非指日之功，必缓图之。

形伟体丰，脉得小缓。凡阳气发泄之人，外似有余，内实不足，水谷之气，不得阳运，酿湿下注，而为浊病，已三四年矣。气坠宜升阳为法，非比少壮阴火自灼之病。

菟丝子　茴香　车前子　韭子　蒺藜　茯苓　覆盆子　蛇床子　黄鱼骨

捣丸，每服五钱。

诒按：此证当以脾土为主。但与温养下元，尚非洁源清流之道。

又按：此与相火下注者不同，故用药如是。

邓评：老年体丰，温药以通补，尚合题旨。

菟丝子、韭子、茴香为升阳之味。骨字或是胶字之误。蒺藜即是沙苑子。

孙评：因水谷酿湿，故柳云宜以脾土为主。然形丰者必肥白而非花黑也。

相火下注者用封髓法。

谢评：非顾恺之写神者莫能致也。

烦劳四十余天，心阳自亢，肾水暗伤，阳坠入阴，故溲数便血，不觉管窒痛痹，实与淋证不同。其中虽不无湿热，而寝食安然。不必渗泄利湿，宜宁心阳、益肾阴，宣通肾气以和之。

熟地炭　人参　霍石斛　丹皮　泽泻　茯苓　远志　柏子仁　湖莲肉

诒按：此治本之方，由其论病亲切，故立方自稳。

邓评：随其因，就其证，合推其源，自无遁情。方内如细生地、玄武板，尚可参入。

孙评：宁心阳，熟地宜易生地。

谢评：孙评熟地易之生地极是，溲数便血，管窒痛痹，知柏亦可加入。

泄泻门

恼怒伤中，湿热乘之；脾气不运，水谷并趋大肠，而为泄；腹中微疼，脉窒不和，治在中焦。

藿梗　川朴　神曲　泽泻　茯苓　陈皮　扁豆　木瓜

诒按：此方妙在木瓜一味，兼能疏肝。须知此意，乃识立方选药之妙。

又按：案中脉窒句，不甚明了。

邓评：方实轻灵可喜。

脉窒即是涩滞之意。但何不竟云脉涩为直截了当！

谢评：方药妥帖。窒者滞涩之谓，肝郁之变。苏梗、郁金、苍术、蚕砂亦可加入。

痢疾门

暑湿外侵经络则为疟，内动肠脏则为痢，而所恃以攘外安内者，则在胃气。故宜和补之法，勿用攻削之剂，恐邪气乘虚，尽入于里也。

诒按：案语殊妙，惜此方之佚也。

邓评：疟痢并作，宜和养胃气，为至要之言。拟升阳益胃汤以补其缺。

孙评：根本深谭，入理妙论。

喻西昌用人参败毒散，正因此也。

谢评：用方者，白头翁汤合香薷饮与四君子汤出入，大匠风度，不落窠臼也。

大便门

气郁不行，津枯不泽，饮食少，大便难，形瘦脉涩。

未可概与通下。宜以养液顺气之剂治之。

生地　当归　桃仁　红花　枳壳　麻仁　甘草　杏仁

诒按：此气阻液枯之证，拟加鲜首乌。

邓评：仲景虽有脉涩可下之例，究属涩不宜下者罕见也。此方宗通幽汤而变通之，却胜于原方，以其流利不滞也。

孙评：鲜首乌或鲜苁蓉，均是养液润下妙品。

谢评：邓评极具功力，不枉嫡传柳绪者也。

大便闭结，水液旁流，便通则液止矣。

大承气汤加甘草。

诒按：据吴鞠通之论，用调胃承气法为稳。

邓评：加甘草以缓之极妙。

孙评：此证必大腹硬满，按之或痛；若不硬满者，即无燥矢闭结，不可用承气。

谢评：虽旁流，是燥结而非热结，必下不爽黑水，通因通用之法。用大承气者，必具痞、满、燥、实。

再诊：前方加当归、白芍。

邓评：想其营分亦伤，故加归、芍以养之。

三诊：改用制军，加浔桂、厚朴。

邓评：三诊想因旁流挟湿，非温不化。

谢评：机圆法活用承气，生军易制军，想闭结不甚，桂、朴入列，中满证见矣。

下血后，大便燥闭不爽，继而自利，白滑胶黏，日数十行，形衰脉沉。必因久伏水谷之湿。腑病宜通，以温下法。

生茅术　制军　熟附子　厚朴

诒按：自利胶滑，有因燥矢不行，气迫于肠，而脂膏自下者。当专行燥矢，兼养肠液，未可概以湿论也。

邓评：苟系燥矢而利胶黏，其粪仍燥结。据继而自利白滑胶黏，当有湿积。方极周到。

孙评：此又是一格，学者务宜细考虚实，病而腹满痛者，亦可参用此法，以下寒湿之积，利出白滑胶黏为验。

谢评：自利白滑胶黏、形衰脉沉是为着眼处，温化之法也，小温中丸亦可。

脾约者，津液约束不行，不饥，不大便。备尝诸药，中气大困。仿古人以食治之法。

黑芝麻　杜苏子

二味煎浓汁如饴，服三五日，即服人乳一杯，炖温入姜汁二匙。

诒按：此无法之法也。良工心苦矣。

邓评：中气既已大困，似宜醒运中枢以致开阖，如归芍六君与枳术丸之类，二法均可取用。

孙评：华用康先生遇一伏暑后不饥不食，大便燥闭，如是者半年余矣。用鲜苁蓉二两，漂淡，合五仁汤、梨汁等而愈者，想系初起过投苦燥，脾阳愈旺而胃阴益伤，故用叶氏养胃阴之法，与此正同。

谢评：用药如食，怡养之法也，药补不如食补，药治不如食治也。陈直《寿亲养老新书》云“人若能知其食性，调而用之，则倍胜于药也……以食治疾胜于用药”。信哉斯言！

便血，不独责虚，亦当责湿，所以滋补无功，而疏利获益也。兹足酸无力，其湿不但在脾，又及肾矣。当作脾肾湿热成痹治之。

萆薢　薏仁　白术　石斛　牛膝　生姜

诒按：案语明确，方亦简当。

邓评：便血责湿，当亦恒见，诚阅历有得之言。如但在脾，立法犹易，并及于肾，则较难秉笔也。兹就足酸无力，尚未可断定及肾。立方固甚简当，拟去生姜，增炮姜、砂仁、归身；如果已及于肾，黑地黄丸亦可用也。

孙评：便血属虚者，黄土汤、归脾汤是正法也。此因滋补无功而立此方。但《金匮》有远血、近血之分，徐氏又有痔血宜清之说，不可不考。

谢评：湿热浸淫，随处为害，方从痹治出，异病同治也，可参入椿根白皮。

泻痢便血，五年不愈，色黄心悸，肢体无力。此病始于脾阳不振，继而脾阴亦伤。治当阴阳两顾为佳。

人参　白术　附子　炙草　熟地　阿胶　伏龙肝　黄芩

诒按：此理中合黄土汤法也。方案俱切实不肤。

邓评：用古合度，此即黄土汤加人参也。有一种虚黄病，阴阳两伤，而小便时清时黄者，即可借用此法，盖此病亦类虚黄。

谢评：此案深得仲景家法，盖黄者，血不荣也。

鼻痒心辣，大便下血，形瘦，脉小而数，已经数年。

黄芩　阿胶　白芍　炙草

诒按：此阴虚而有伏热之证，方特精简。

邓评：此方系黄芩汤加阿胶。用古能化，有得心应手之趣。

孙评：心辣，是热伏于营见证。

谢评：此案妙在加阿胶一味，出神入化，无余蕴矣。心辣即心中嘈杂而觉热也。

外疡门

肝经液聚气凝，为项间痰核。病虽在外，其本在内。切不可攻，攻之则愈甚矣。

首乌　象贝　白芍　牛膝　甘草　牡蛎粉　归身　生地　丹皮

诒按：议论平和，立方清稳。牡蛎粉一味，可以化痰消坚。

邓评：虚体患此，诚不可攻。斯法极王道精当，学者宜取法焉。

谢评：立法处方以养血为主，消核以象贝牡蛎粉也，呼应于同时代程国彭《医学心悟》之消瘰丸。

疡证以能食为要。兹先和养胃气。

石斛　茯苓　益智仁　谷芽　木瓜　广皮

诒按：案语片言居要，唯用药嫌少力量。

邓评：柳师所评极是。

谢评：疡之为病，忌辛辣发物，所本者，滋胃气以和阴阳，益气血以愈疮疡也。

脉虚细数，阴不足也。鼠漏未愈，热在大肠。

六味丸加杞子、天冬、龟板、黄柏、知母、五味子。

诒按：此肛门漏也，名为鼠漏，未知所本。脉证已属损象，故以滋补肝肾为主。

邓评：方颇切实，专治虚在阴者宜之。

大都因俗名偷粪鼠成漏，故名鼠漏。

孙注：肛门痈俗名偷粪鼠，故云鼠漏也。

谢评：阳分有热，下流大肠，鼠漏益重也，反之鼠漏日久，耗气伤阴亦甚，故治本之法，滋阴清热。知柏地黄予之，其加杞子一味，不特补虚，亦可清热愈漏也，《神农本草经疏》云其“润而滋补，兼能退热”。

妇人门

脾虚生湿，气为之滞，血为之不守。此与血热经多者不同。

白术　泽泻　白芍　广皮　炙草　茯苓　牛角䚡灰　川芎

诒按：认证既的，药亦丝丝入扣。

邓评：此与归脾汤题旨似同而异者。

谢评：肝郁脾虚，逍遥散之复方，归、柴可不弃也。

腹满、足肿、泄泻。此属胎水，得之脾虚有湿。

白术　茯苓　泽泻　广皮　厚朴　川芎　苏叶　姜皮　黄芩

诒按：方案俱老当。

邓评：胎水之正法。

孙评：既云胎水，川芎动血，似属不宜，易白芍觉切。

谢评：白芍阴凝，恐与胎水不宜，芎量宜小，静中有动也。

胎前喘咳肿满，是脾湿不行，上侵于肺，手足太阴病也。治在去湿下气。

茯苓　陈皮　白芍　泽泻　厚朴　当归　苏梗　杏仁

诒按：方颇灵动，再加紫菀、枇杷叶何如？

邓评：方论均的当。

紫菀、枇杷叶兼可入肺之营络散邪。

孙评：喘咳去当归之辛温，易枳实、炒白术之化湿下气何如？

谢评：枳实推墙倒壁，似觉不当，胎孕在即，唯恐有伤也。紫菀散结亦宜避之。

产后恶露不行，小腹作痛，渐见足肿面浮喘咳。此血滞于先，水渍于后。宜兼治血水，如甘遂、大黄之例。

紫菀　茯苓　桃仁　牛膝　青皮　杏仁　山楂肉　小川朴　延胡

诒按：用其例而易其药，因原方太峻也。

孙评：桂枝似乎必用之品，再可增荆芥穗炭、细香附二味。

谢评：产后虚多，虽瘀滞之甚，由血及水，唯其治宜缓，恐伤不足也。用紫菀，又寓散结开破也，独得此秘，后学当志此也。

再诊：瘀血不下，走而上逆。急宜以法引而下之，否则冲逆成厥矣。

归身　滑石　蒲黄　通草　牛膝　瞿麦　五灵脂　赤芍

邓评：心灵手敏，随机应变，迭经四诊，绝不拘泥置之，活泼泼地，非庸工所能及也。

谢评：瘀血不下，想水气停留，失笑散加味水血并行也。

三诊：膈宽而腹满。血瘀胞中。宜以缓法下之。

大黄　青皮　炙草　丹皮　桃仁　赤芍　归身

又丸方：牛膝一两　赤芍　延胡　蒲黄　五灵脂　川芎　桂心　桃仁各五钱　归尾　丹皮各八钱

诒按：迭换四方，一层深一层，次序秩然，恰与病机宛转相赴。

邓评：改用丸药缓导，想其病势已减。

谢评：汤方以大黄牡丹汤增损，丸方有少腹逐瘀汤框架。谨守病机，各司其属，大匠风度，历历在目也。

胎前病子肿，产后四日即大泄，泄已一笑而厥，不省人事，及厥回神清，而左胁前后痛满，至今三月余矣。形瘦，脉虚，食少，少腹满，足肿，小便不利。此脾病传心，心不受邪，即传之于肝，肝受病而更传之于脾也。此为五脏相贼，与六腑食气水血成胀者不同。所以攻补递进，而绝无一效也。宜泄肝和脾法治之。

白术　木瓜　广皮　椒目　茯苓　白芍

诒按：此等证情，非胸中有古书者，不能道只字。

邓评：是病吃紧肝脾两经，而能宛转道达，诚属老手之笔。

孙评：白芍用桂木同炒何如?

谢评：虽形瘦，脉虚、食少，病近五虚，只字不提补字，泻肝和脾，以攻为补，非轮扁斫轮之妙手弗能为之也。

评选继志堂医案两卷

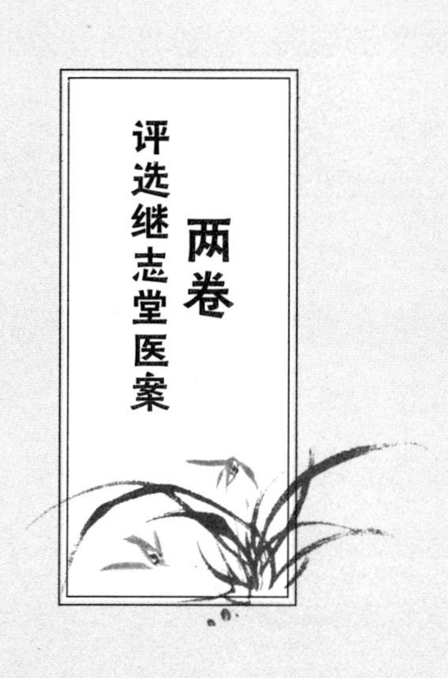

继志堂医案两卷，曹仁伯先生所著也。先生讳存心，字仁伯，别号乐山，系常熟之福山人。幼时读书颖悟，长老咸目为令器。顾以家道不丰，一衿不足裕衣食，遂谋习医。从薛性天先生游。薛故郡中名宿，得先生剧赏之，谓将来光吾道者必曹生也。先生居薛所十年，帏灯焠掌，上自《灵》《素》，下逮薛、喻诸家，无不研求贯串，乃出应病者之求，辄奏奇效。先生尝言：医者存心，须视天下无不可治之病，其不治者，皆我之心未尽耳。故其临病人也，研精覃思，直以一心贯乎病者之食息起居，而曲折无不周至。每有剧病，他人所弃而不治者，先生独能运以精思，而以数剂愈之。古人谓生死肉骨，先生诚有之焉。先生又言：每遇病机丛杂，治此碍彼，他人莫能措手者，必细意研求，或于一方中变化而损益之，或合数方为一方而融贯之，思之思之，鬼神通之，苦心所到，必有一恰合之方，投之而辄效者。以是知医者之于病，稍涉危疑，即目为不治而去之者，其不尽心之过为不少也。嗟乎!先生之言如此，即先生居心之笃厚，与艺事之精能，盖皆即是而可见矣。先生所著，有《琉球百问》《继志堂语录》《过庭录》《延陵弟子纪略》诸书。经先生之孙博泉玉年裒集锓行，杨太常滨石序之。先生之行谊，备详于许君廷诰所撰家传中。先生以医名著，继叶、薛诸公而起，德被吴中，名驰海外，至今人能道之。特其所著医案，于《过庭录》《延陵弟子纪略》外，未有传本。今年夏，偶于友人处，得见其门弟子所录存者。惜中多阙误，因假归抄录，为之次第整理，删其繁乱，撷其精粹，间或赘以评语，以发明其用意之所在，抄成上下两卷，俾后人读之，犹可想见其诊病时危坐构思，旁若无人之概云。

光绪二十六年庚子八月江阴柳宝诒识

评选继志堂医案上卷

常熟　曹存心（仁伯）　著

内伤杂病门

心营与肾水交亏，肝气挟肝阳上逆，胸中气塞，口内常干，手震舌掉，心烦不寐，即有寐时，神魂游荡，自觉身非已有，甚至便溏纳少，脾胃亦衰，脉形细小无神，而有歇止之象。逐证施治，似乎应接不暇。因思精神魂魄，必令各安其所，庶得生机勃勃；否则悠悠忽忽，恐难卜其旋元吉。拟许学士真珠母丸法。

石决明盐水煅，一两　人参一钱　归身钱半　犀角五分　龙齿三钱　茯神三钱　生地四钱　麦冬二钱　枣仁二钱　炙草三分　淮药三钱　沉香磨冲，三分

另，珠粉四分，先服。

诒按：此方于肝气一层，嫌少理会。愚意去山药、甘草，加木香、陈皮，则胸中之气塞亦平矣。

邓评：心烦不寐，心火亢矣，何又脉小便溏？大都火被湿痰所遏也。于清心安神内，务参辛燥开痰，俾湿化痰豁，乃能木达风清也；若滋寒太过，恐多弊而少利耳。

孙评：所述病情，均因痰火上蒙致病，即便溏脉歇，亦为痰滞于中，脾营胃卫不调和之症，若损证而至见此，则正气垂绝，决无生理。

胸中气塞，非气之不通，是痰之上逆也。

谢评：心为五脏六腑之大主，心动则十二官摇，神魂游荡，魂不守舍，故以安神为首要。

又接服方：

生地　白芍　人参　丹皮　橘红　茯神　枣仁　石决明　龙齿　秫米　佛手

邓评：选药较前方为胜，故能稍获效机。

谢评：想必神已渐安，方议理气。

再诊：脉之歇止向和，便之溏泄不作，气塞稍平，手震亦定。但寤多寐少，内藏之魂魄未安；胸痞脘闷，上壅之浊痰未降。容将通阳镇逆法，参入前方，冀相与有成耳。

真珠母丸　真珠母、熟地、当归、人参、枣仁、柏子仁、茯神、犀角、龙齿、沉香　去柏子仁、当归，加旋覆花一钱五分　代赭石三钱　陈皮七分　冬术七钱　炙草五分　白芍二钱　麦

冬三钱　甘澜水煎竹沥一两冲服

诒按：案云通阳镇逆，方中用旋、赭镇逆，而术、芍、麦、草，则未可谓之通阳也。

邓评：脉之歇止，是亦痰之咎欤。

所谓胸痞脘闷，上壅之浊痰未降，此语中的。而方内仍用地、麦，未免议论虽确而用药失当，拟更参温胆之法，如半夏、枳实、菖蒲、竹茹之属。

谢评：阴虚风动，而云通阳，方药未与论合也，宜入桂枝尖、灯心、少许盐附片。

三诊：夜半得寐，心肾已交，肺魄肝魂，自能各安其脏。无如心易烦动，神反疲乏，气犹短促，胸还痞闷，脉仍细小，两足不安。脉虚证虚，是谓重虚，而兼有湿痰从之为患。夫痰即有形之火，火即无形之痰也。法当固本为主，消痰佐之。

人参固本丸加龟板五钱，炙　茯神三钱　枣仁二钱　白芍三钱　淮麦三钱　陈皮一钱　旋覆花一钱五分　柏子仁一钱五分，去油　冬术钱半

另，珠粉二分、竹油二十匙、鸡子黄一枚，和服。

诒按：于痰病重投冬、地，得无嫌其滋腻否？

邓评：柳师破的。

诸般苦况，无非为湿痰阻塞。案云湿痰从之为患，又

谓痰即有形之火，火即无形之痰，何仍重于滋补，盖终被“阴虚”二字横于胸中也。

孙评：痰火二句，近人安能见得如此真切。既如是云云，当以清火化痰为法矣。

谢评：药之始终滋阴镇潜，虽云祛痰，何其少耶？宜入竹沥、半夏、胆南星。

四诊：风、火、痰三者之有余，留滞肝经，以致卧血归肝，魂不能与之俱归，筋惕肉瞤而醒，前次气短等症，莫不因此。而又起于有年病后，气血两亏，何堪磨耐。所治之方，不出许学士法加减。现在脉息细小带弦，虽无止歇之形，尚有不静之意，究属难免风波，未可以能食为足恃也。

石决明盐水煅，三钱　麦冬二钱　犀角五分　柏子仁三钱　龙齿三钱　枣仁盐水炒，三钱　归身七分　大熟地浮石粉拌炒，六钱　羚羊角一钱　冬术一钱五分　白芍三钱　陈皮一钱　人参二钱　茯神三钱　银花一钱　薄荷五分

另，金箔二张、竹沥一两、真珠粉三分、姜汁一匙，冲服。

诒按：方中用银花、薄荷两味，不识其意何居？

邓评：痰火为患，每每能食。

统观四方，虽有祛邪之药，而实多滋痰之品，是以绝

少奏效。

孙评：起于有年病后，必病时误补蛮涩所致，故痰热内恋而起也。

谢评：抑或银花、薄荷清火欤？

五诊：前夜熟睡，昨又变为少寐，寐之时，适在子时以后，肝、胆两经尚有余邪可知。更兼痰火阻气，时逆时平，其气逆时，必面赤心悸，甚则肉瞤筋惕，烦热不安，脉亦随之变异，所谓心火一动，相火随之是也。调治之外，必须静养，俾心火凝然不动，方可渐入坦途。

人参　丹参　麦冬　玄参各二钱　旋覆花　冬术各一钱五分　橘红一钱　小麦五钱　枣仁川连煎汁拌炒　茯神　川贝各三钱　炙草四分　枇杷叶　竹茹各三钱　珠粉冲，三分

诒按：相火属少阳，即胆火也。方中川连、竹茹，恰合病机。

邓评：谓肝胆有余邪，更兼痰火阻气，此语诚然。

此方补而不滞，于清化痰火一面，较能着力，宜其小奏效也。

谢评：柳按川连乃川贝之误也，宜入竹沥、半夏、胆南星、瓜蒌以阻痰火。

六诊：所患小恙，无一不除，盖以清之、化之、补之、养之，无微不至，而得此小效耳。所嫌者，寐非其

时，寤非其时，心阳太旺，神气外驰，是卫气独行于阳，阳跷脉满，满则不入于阴，阴分之虚明矣。将滋阴之品，参入前方，未识能弋获否？

前方加大生地五钱　陈胆星五分

另，真珠母丸、朱砂安神丸各五十粒。

诒按：此证不寐，乃肝胆有痰火所致。案中引《内经》阳跷脉满之文，本属强为牵合；至以经言阴虚，指为阴血之虚，尤非经文本旨。

邓评：生地唯恐碍痰。

孙评：细阅是病，必痰火扰乱肝胆，神志因之不静。所服之药，滋则助痰，补则滞气。前后九方，唯此方最灵，用药心思亦新颖熨帖。所嫌化痰息风之味，脏脏未得贴切，是以病不即除也。如枇杷叶、川贝，与肝胆不宜，是消肺经之痰也；丹参祛瘀，珠粉清心，麦冬养肺，均失确切之旨。易以天麻、胆汁炒半夏、黑栀、钩钩、蒺藜，则得之矣；玄参虽清火，不若生牡蛎为佳，加白芍以摄肝阴，无滋腻之弊，拟方于下：

煨天麻　盐半夏　茯苓　人参　炒白芍　姜汁炒山栀　钩钩　白蒺藜　生牡蛎　川连　炒枣仁　竹茹　枳实

南星燥烈，能祛风痰，以牛胆罩之，去燥烈，就柔和，并引入胆经，与此病最合，巧思岂可多得。

谢评：病千疮百孔，清化补养，莫之能致也，惜胆南星姗姗来迟，恐大生地与痰有碍欤！

七诊：人可以参天地之干者，莫贵于眠食如常。今食能知味，眠则未安，昨夜忽寐忽醒，醒则不爽，寐则不安，以昭卫气不得入于阴，独留行于阳之意。柳按：案语牵合支离，总由误认经文阴字，故说来总不入理。是阳跷脉满，营血不能充足，肌肉不能润泽，苟非阳生阴长，阴足恋阳，何以渐入佳境。然营中之血，既不生之于心，乌能藏之于肝，统之于脾，而欲藉草木之无情，俾血肉之有情者，以生以长，谈何容易。况当此痰火易烦，得食暂安，以及虚风内动，筋惕肉瞤，肢体牵摇，大便难通之候，更难为力矣。急宜加意调理。

前方去玄参、旋覆、珠粉、丹参，加黄芪一钱、远志三分、归身一钱、半夏一钱五分（猪胆汁炒）、木香三分、圆眼肉三枚。

另，真珠母丸四十粒、朱砂安神丸三十粒。

诒按：黄芪与此证不甚合，胆汁炒半夏思路新颖。

邓评：不爽、不安，无非痰火为患。所引阳跷脉满经文一节，自是勉强。

谢评：便结未见药入，既云虚风内动，息风之力尚嫌不足，又惜胆汁炒半夏之迟至矣，尚应加入秫米。

八诊：彻夜好眠，神魂已定，是佳兆也。但脉形细小而兼滑数，数为有火，滑为有痰，细属阴虚，小属气弱，虚弱之中，兼有痰火，有时面红，有时咳嗽，有时气痞而短，有时烦热不安；更兼大便燥而小便短，筋惕肉瞤，肢体动摇，神情困倦，语言无力等症，均未平复。还宜谨慎小心。

前方加柏子仁三钱。

另，朱砂安神丸三十粒、真珠母丸四十粒。

诒按：此好眠，是痰蒙所致，未必定是佳兆。

邓评：偶得好眠，未足凭也。要知虚中挟实，当先治其实。

孙评：论脉确合病机，得其要领。评语真得神髓。

谢评：虚多实少，补虚即所谓祛实也。

九诊：脏之为言，藏也。心之神，肝之魂，肺之魄，脾之意，肾之志，无不各得其藏；五脏和矣，即有不和，因藏真不足，盖有待也。而与脏相表里者为腑，腑以通为补，与脏之以塞为补者有间。因思胃主下行，肠主津液，津液不充，下行失令，故大便燥结而难通。此际不以滋养营阴，俾得施润泽，非计也。目前之治如此，将来或痰、或火、或感、或伤，偶有违和，事难逆料，断无预定之理，随时斟酌为嘱。

麻仁　郁李仁　柏子仁　松子仁各三钱　桃仁七分　陈皮　人参　苏子各二钱

另朝服膏滋药，晚服丸药。

诒按：此王江泾病案也。是人素有肝火上升之病。想热病之后，必有余邪余火留于肝胆，乘虚窃发，气塞而不能卧起者，中有实痰，加于短气不足以息之体，神魂摇荡，身非己有，虚之甚矣。用真珠母丸法，先以犀角治实火，参、地补气血，俾相火得清而奠安。第二方即参入陈皮、竹油、赭石、旋覆花，挟补挟化。第三方人参固本，入龟板、芪、芍、鸡黄。第四方加入羚羊、银花，清药与补药，俱加倍用之。第五、六方，竟是十味温胆，吃重痰火一层。用药心细手和，既沉着，亦灵敏，洵可法可师之作。

邓评：腑以通为补，是至理名言。及观其立法，究属背谬。盖大便之燥结，并非阴虚液涸，仍由痰火煅炼，肠液不生，岂徒滋养营阴所能通耶？

谢评：诊之凡九，刻下纷纭，治遵许学士，曲尽心机，见仁见智，眼界由此大开，然证情繁复，扑朔迷离，非老吏断狱之智慧莫能致之也！

阳络重伤，咳无虚日，而于五更为甚，口干盗汗，尿赤便溏，脉数而身热，欲成损证也；咽中已痛，虑其加喘生变，权以清热存阴。

黄芩汤合猪肤汤加牡蛎。

邓评：咳于五更为重，是木火旺于寅卯也；尿赤便溏，大都挟湿热内蕴。此方尚称平善。

孙评：失血之后而得是证，非损之难治者乎？

谢评：阴虚内热，知柏地黄汤加麦冬、五味子、白果似乎合拍。

再诊：所见病情，与前无异，喜食藕汁，咽中干痛稍轻，大便溏泄更甚。虽属肺热下移于大肠，而实则中气已虚，失其所守也。

六味丸加牡蛎、川贝、玄参、淡苓。

诒按：大便溏泄，虚证中所最忌者。此证始终大便不坚，故再三反复，终不复元也。

邓评：藕汁虽能清热，亦不免助湿，湿胜故大便溏泄更甚，方内萸、地等味，恐有所碍。

孙评：大便不坚，是中无砥柱，损怯未传已露，安能望愈。且玄参虽清阴分之热，便不坚者，究宜避之，滑润故也。

谢评：先进六味、知柏，安有溏泄不止之理，黄芩汤主乎实热，虚以实治，是以效微也。

三诊：溏泄已止，咳嗽未除，咽痛盗汗，脉数。肺经尚有热邪。

补肺阿胶散加白芍、生地、淡芩、玄参、山药。

邓评：阿胶、生地究非有邪者所宜进。

谢评：方证贴切，古之人治嗽、补肺，阿胶恒遣之也。

四诊：便泄稀，身热轻，咽喉干痛，亦渐向愈。而咳嗽腹鸣，神疲纳少，脉小带数。想是风热递减，气阴两亏，而脾中之湿，又从而和之为患。补三阴、通三阳之外，更以崇土化湿佐之。

六味丸加牡蛎、淡芩、于术、防风、陈皮、炙草。

诒按：阴虚而挟脾湿，阳虚而挟肺火，邪实正虚，彼此相碍。凡治此等证，总须权其轻重缓急，又须心灵手敏，方能奏效。若稍涉呆滞，则效未见而弊先滋。如此证屡用六味，虽于证情亦合，究嫌落笔太重，少灵动之机括也。

邓评：既知有脾中之湿，而六味丸之萸、地，岂不相碍?

孙评：脾湿是误认，乃脾阴伤而中气无权也。清润治肺则碍脾，固气温养则伤肺，故虚证遇此，大为棘手。然脾土为万物之母，中气为诸气之主，但得方法灵动，究以先立中气为要。叶氏每以小建中汤加减治之，良有以也。

柳氏云虚证便溏为最忌，真是治虚者历练有得之言。学者记之。

谢评：六味虽有呆滞之弊，然配伍牡蛎、于术、炒薏仁、陈皮，何滞之有耶？

五诊：气阴得补渐和。不意又有燥风外感，袭入湿痰之中。微有寒热，咽痛咳嗽不止。权以清养法。

六味丸去萸，加桑叶、杏仁、陈皮、川贝、炙草。

邓评：缘湿热之邪，本属留郁于内，郁极必发，故不免寒热再至。

谢评：先治卒病，直疏外邪即可，六味岂可并进？若进，宜入鲜沙参，成桑杏之制，方义先于吴氏鞠通矣。

六诊：发热恶风汗多，是属伤风之象。但伤于壮者，气行则已；伤于怯者，难免不着而为患也。大为棘手。

六味丸合玉屏风散，加桑叶、玄参、川贝、橘红、甘草。

邓评：热蒸故多汗，湿遏则恶风，亦未必伤风乃然。且既已伤风，何堪再用熟地。

谢评：立方老练，用药彰显规矩法象，桑叶之用绝妙，既疏新风，又敛汗多。

七诊：多汗恶风之象渐轻，新风解矣。而咳嗽咽痛，大便溏，饮食少，仍是脾、肺、肾三脏皆虚之候。幸未气喘。

玉竹饮子　玉竹、茯苓、甘草、桔梗、陈皮、川贝、紫菀、姜。

合猪肤汤、玉屏风散，加麦冬、山药。

邓评：似乎有效，实则未必效也。

谢评：六味之腻，已不适病变矣，宣肺清润，便溏何止耶？

八诊：脾虚则便溏，肺虚则咳嗽，肾虚则虚火上炎，咽喉干痛，脉弱无力，元气伤矣。急宜补气育阴。

人参　二冬　二地　黄芪　陈皮　阿胶　杏仁　百合　甘草

诒按：此方究非便溏所宜。

邓评：湿不化脾何以健，热不解阴亦难复。一味滋补，徒截其湿热去路。况二冬、二地，岂便溏所宜服耶？

孙评：叶氏于此等证，总以后天脾胃、先天肾主治，用异功、建中以培中，温养摄纳以治下，从根本设法，而力辟清寒肃肺之非，学者宜宗之。

谢评：立方虽益肺肾，然于脾之便溏不利，宜六君子之属。

九诊：精生于谷，肾之精气皆赖谷食以生之，而谷食之化，又赖脾土以运之。今便溏纳少，脾失运矣。急宜补脾为要。

都气丸合四君子汤、百花膏。

另八仙长寿丸，参汤下。

诒按：此方亦嫌少灵活之致。

又按：此证前后方案九则，议论颇有精当处。唯用药未能面面照顾，总缘阴虚而兼便溏，彼此相碍，难于安置妥帖也。

邓评：此病因属重症，而始终鲜效者，为过虑其阴虚也。至此而云，急宜补脾用四君，而仍以都气牵合，总由阴虚二字横亘胸中故尔。

孙评：此等证唯于叶案细加参究，或有把握，还须将阴虚便溏打成一气贯穿，乃有生机。

谢评：柳按极是，阴虚便溏，甚为棘手，宜饭前服健脾运中剂，如资生丸；饭后服滋阴润肺剂，如麦味丸；盖阴虚有湿，殊难处置，纵高手亦觉两难矣！

先生之病，素禀湿热，又挟阴虚之病也。湿者何？地之气也。热者何？天之气也。天地郁蒸，湿热生焉。湿热禀于先天者，与元气混为一家，较之内伤、外感之湿热，属在后天者，岂可同日语哉。设使薄滋味，远房帏，不过生疡出血而已。乃从事膏粱，更多嗜欲，斯湿热外增，阴精内耗，脏腑营卫，但有春夏之发，而无秋冬之藏，无怪乎风火相煽，而耳为之苦鸣也。当斯时也，静以养之，犹可相安无事，何又喜功生事，火上添油，致陡然头晕面赤，其一派炎炎之势，盖无非肝经之火、督脉之阳，上冒而为患。近闻用引火归元之法，以为甘温能除大热，嗟乎！未闻道也。夫甘温除大热者，良以下极阴寒，真阳上越，引其火，归其元，则坎离交媾，太极自安；若阴虚湿热蒸动于上者，投以清滋，尚难对待，况敢以火济火，明犯一误再误之戒乎！逮后，清已有法，滋亦频投，饮食能增，身体能胖，而坐立独不能久者，明是外盛中空，下虚上实，用药殊难。尝见东垣之清燥汤、丹溪之虎潜丸，润燥兼施，刚柔并进，张氏每赞此两方，谓必互用，始克有济，何故而不宗此耶？然犹有进于此者，治病必资药力，而所以载行药力者，胃气也。胃中湿热熏蒸，致吐血痰嗽，鼻塞噫气，二便失调，所谓九窍不和，都属胃病也。然则欲安内脏，先清外腑，又为第一要着矣。至秋末冬初病甚者，十月坤卦纯阴，天已静矣；而湿热反动，肾欲藏矣，而湿热仍露，能勿令病之加剧乎，附方谨复。

青盐四两　甘草八两　荸荠一斤　海蜇二斤　萆薢一两　饴糖八两　刺猬皮一两五钱　霞天曲一两五钱　十大功劳叶一斤　橘叶五两

共为末，竹沥和水泛丸。每朝四钱，服完后，合虎潜丸全料，同合常服。柳按：方中海蛰、荸荠、饴糖不能作丸，此必有误。愚意用东垣清燥汤方，合青盐以下数味为末，用荸荠、海蛰煮汁，和饴糖、竹沥泛丸乃合。

原注：起手提清湿热之病，阴虚之体，发明先天素禀湿热之故。第二段一折，折出嗜欲膏粱，因此更加阴虚。第三段再折，折出动火伤阴。第四段直辟用热之谬，下乃归

到治病先治胃。通篇说理既精，笔力遒老，饶有古文笔意。

诒按：推论病原，指陈治法，言言切实，绝无模糊影响之谈。最后推出先清胃腑一层，尤为洞中窾要，深合机宜。凡治阴虚湿热者，于此可悟出法门矣。

邓评：分明先后天湿热，自属高见。

将甘温除大热之旨，解得了然明白。世医动辄用引火归元者，当以此三复焉。

体胖而不耐坐立，明是外盛中空，亦知生痰湿必多，两方如清燥汤与虎潜丸互用，润燥兼施，殊称灵妙。但何以以后竟舍清燥而独取虎潜，不知何所据而如此？

欲安内脏，先清外腑，亦是要言。

此案竟是一篇大议论，非平日有功夫者不能道只字。

方药轻清鲜弊；唯饴糖一味，不免与湿热有碍。

谢评：论病精湛，阴虚而湿热，辨治可法可师也，诚杏林之耆宿，若时下新手，开口动手便错矣！

身热，手心热，少力神倦，澼利脉濡。此脾阳下陷，阴火上乘。甘温能除大热，正为此等证设也。

补中益气汤加鳖甲。

诒按：此脾虚内热证也，用东垣法最合。

邓评：苟其阴阳并损，进此方不效者，可与景岳理阴煎。

此与前案互参，则甘温能除大热之旨，自了然于心胸矣。

谢评：宜入山药、茅术，以除澼利也。

劳倦而招风湿，右脉濡小，左脉浮弦，舌苔薄白，尿赤便溏，肢体酸楚，神倦嗜卧，少纳口干。

升阳益胃汤　参、术、芪、草、夏、陈、苓、泽、羌、独、防、柴、连、芍、姜、枣。

加川朴、青皮。

诒按：此与前证略同，故用药亦相似。

邓评：芪、柴、黄连宜去之。

谢评：深得东垣心法。

胃虚则纳食无味，脾虚则运化无常。

六君子汤合治中汤加熟地、益智仁、粳米。

诒按：脾喜温升，宜香燥；胃喜清降，宜柔润。脾阳健则能运，胃阴充则能纳。凡脾胃同治者，用药须识此意。愚意去熟地，加石斛，似与胃虚者更宜。

邓评：熟地最能窒滞脾胃。即使肾虚，似宜加杞子、沙苑等类。

孙评：柳氏言之亲切有味，药亦确切不移。

谢评：熟地少用则腻，多用则不腻，唯张景岳独得其秘，如理阴煎，此加熟地同理。

五脏六腑，皆有营卫，营卫不调，则寒热分争。此病分争之后，肌肉暗消，因思脾主肌肉，肌肉暗消，正所以昭脾之营卫虚也。无怪乎脘痞纳少，力乏嗜卧，脉形软弱，有种种脾虚见象。于法当健脾为主，而八八已过之年，阳气必衰，又宜兼壮元阳，使火土合德，尤为要务。

乌龙丸合香砂六君丸，加首乌、当归。

邓评：凡寒热之后，肌肉暗消者，必有伏热耗阴也。

谢评：年老肾衰，补脾不如补肾也。乌龙丸有九香虫、杜仲益肾，不若香砂六君丸直兑鹿茸粉，效大力宏。

心脉宜大者反小，肾脉宜沉者反浮；浮则为伤，小则为虚。想是读书攻苦，心肾不交，失其封藏之职。夫心肾即婴儿姹女，欲其交者，须得黄婆为之媒合。黄属中央，脾土所主，舍补中宫之外，皆属徒然。

归脾汤

诒按：借丹诀以谈医理，原一贯也。此案说理颇精，惜未能指列病状。

邓评：肾脉浮者宜补真阴；须得黄婆为之媒合者，不果于交心肾之中，参以疏补中宫，为黄婆媒合之意也。

孙评：此是中虚不寐之症。

谢评：心肾不交而求之中，后天中求先天之立也。

昼为阳，阳旺应不恶寒；夜为阴，阴旺应不发热。兹乃日间恶寒，夜间发热，何以阴阳相反若是耶？此无他，阳虚则恶寒于日，阴虚则发热于夜。阴阳之正气既虚，所有疟后余邪，无处不可为患，足为之浮，腹为之满，尿为之短。一饮一食，脾为之不运；生饮生痰，肺为之咳嗽。脉从内变，而为细弦。夫形瘦色黄舌白，阳分比阴分更亏，极易致喘。

桂枝加厚朴杏仁汤加附子、干姜、冬术、半夏、橘红。

原注：案则一线穿成，药则理中去参，以理其本，桂枝以和其标，二陈、朴、杏以化其邪，乃丝丝入扣之方。

邓按：似乎阴阳两虚之证，实是湿遏热伏之候。盖阳被湿困而莫振，阴为热迫而不胜也。今立方仍以祛邪为先，使湿开而热达之意。

谢评：邓云湿遏热伏，非也，果是，安得以姜、附耶？仲景云“喘家作桂枝汤，加厚朴、杏子佳”。合二陈以化痰、理中以固本，论病遣方用药尽显经典灵巧矣。

脾为阴土，胃为阳土，阳土病则见呕恶，阴土病则见泄泻。二者互相为患，此平则彼发，令人应接不暇。现在呕止而泄，似脾病而胃不病。不知脾胃属土，木必乘之，不乘胃土而呕，必乘脾土而泄。治病必求其本，本在木，当先平木。必使阳土、阴土，皆不受所乘，方为正治。

理中汤、乌梅汤、吴仙散（吴萸、茯苓），加白芍。

诒按：推究病机，既能融会贯彻；斟酌治法，自然入彀。

邓评：凡诊杂病，皆当如此深一层想。此病当腹痛。

孙评：宜用木瓜。

谢评：呕泄并作，理中、乌梅堪敌，方证贴切。

舌乃心之苗。舌上之苔剥落不生者久矣，是心阴不足、心阳有余也。

黄连阿胶汤去芩，加大生地。

诒按：胃阴枯涸者，每有此病。心阴不足之说，亦可备一法也。

邓评：苔之剥落，不归咎胃阴，而独责心阴，想其舌必绛色。

谢评：脾阴不足，运化不良，每见苔剥，既云剥，当见剥痕，非镜舌之同，小儿每多见之，不独心阴不足也，若心阴不足，其舌色必如邓评也。

中风门

类中之余，足不任身，手难举物，尺脉无力。阴阳并弱。拟用河间地黄饮子法。

熟地　苁蓉　川附　牛膝　石斛　远志　巴戟　甘菊

邓评：尺脉无力，阴阳并弱，为地黄饮子的对题旨。

但类中之症，于本虚之中，更必有风痰湿热错杂其间。观其膏方加萆薢，三诊加蝎尾，亦从可知矣。

谢评：风痱之候，阴阳并亏，地黄饮子合拍，然非旬日可功也。

再诊：手之举动稍和，足之步履如旧。盖缘阳气难于充足耳。

六君子汤加熟地、巴戟、白芍、川附、虎骨。

又膏方：归芍六君子丸加虎骨、巴戟、菟丝、苁蓉、首乌、杜仲、萆薢。

谢评：调阴阳短期未见效，易辙以六君子补脾以实四末，虎骨、杜仲强筋以正痱风。

三诊：足部有力，步履不艰，补方得力可知。仍以前法。

地黄饮子　地、巴、苁、萸、麦、斛 、菖、苓、远、薄、味、附、桂。

去麦、味、菖，合异功散，加当归、芍药、蝎尾、竹油。

诒按：此病之由乎虚者，故用药专以补养收功。从前并未用疏风化痰之药，案中亦无见证；至末方诸恙就痊，而忽加蝎尾、竹油二味，想必另有风痰见证也。

邓评：既以补方得力，而忽又插入蝎尾、竹油，自属可怪。

谢评：风痱大症，地黄饮子有殊功，非精于临床者不能明之也。

怒则气上，痰即随之，陡然语言謇涩，口角流涎，月余不愈，所谓中痰、中气也。然痰气为标，阳虚为本，所以脉息迟弦，小水甚多，肢麻无力，法宜扶阳为主，运中化痰佐之。

六君子汤加川附、白芍、麦冬、竹油、蝎梢。

诒按：立方虚实兼到，所谓看似寻常，最奇特也，勿以平易忽之。

邓评：病因怒起，究属肝阳内盛；其小水多者，阳火主乎疏泄也。今反以扶阳为主，恐非善法，倘将附子易沉香似较妥。

谢评：立方玄妙，运中以除痰，实脾以抑肝，安内而攘外，阳虚复而痰气平矣，诚临证之老手。

左肢痿而不用，口㖞流涎，舌苔起腻，便溏尿少，脉形弦迟，以中虚湿胜之体，易于生痰动风，内风既动，未有不招外风者也。

牵正散白附、蝎梢。合二陈汤，加川附、桂枝、白芍、制蚕。

邓评：因便溏脉迟，故立方以温化湿痰作主，兼疏外风。议论病源，具见卓识。

谢评：邓评入木三分，不愧为柳门翘楚。

再诊：肢体稍和，流涎略减，仍以前方增减。

前方去芎，加首乌、川断、竹油。

诒按：方案均切实不浮。

谢评：顽难之疾非旬日可愈，痰湿一去，仍须起痿而求诸阳明也。

痿痹门

膝骨日大，上下渐形细小，是鹤膝风证。乃风、寒、湿三气合而为病，痹之最重者也。三气既痹，又挟肺金之痰以痹肘，所谓肺有邪，其气留于两肘。肘之痹，偏于左，属血属阴。阴血久亏，无怪乎腰脊突出，接踵而来。至于咳嗽、鼻流清涕、小水色黄、肌肉暗削、行步无力、脉形细小、左关独见弦数，是日久正虚，风、寒、湿三气渐见化热之象。拟用痹门羚羊角散加减。

羚羊角　归身　白芍　杏仁　羌活　知母　桂枝　薏米　秦艽　制蚕　茯苓　竹沥　桑枝

诒按：由膝而肘而脊，病情渐引渐深，方中于膝、肘之邪，已能兼治，于脊突一层，似未能兼顾及之。拟再加鹿角霜、川怀牛膝等味。

邓评：膝、肘、腰脊等患，皆风痰所注，用痹门羚羊角散加减合法。或加虎胫骨、牛膝亦可。

孙评：咳嗽、鼻涕、尿黄，并非正虚，因日久化热，或由新感外风所致；脊突肌削，是肝、肾二阴大伤，诚如柳氏加法为要。至于新感宜另治，若非新感，则不必兼治，盖正气充足，稍有微邪，不治自去也。知、杏可不用。

谢评：孙评极是。未可以新感缠于痼疾也。

素患鼻衄，入夏又发，下体酸软无力，咳嗽口干，尿黄肤热。想是鼻衄屡发，上焦阴液久耗，而胃中湿热之邪熏蒸于肺，肺热叶焦，则生痿躄也。

清燥汤　参、芪、草、术、归、橘、柴、麻、羌、地、连、猪、茯、麦、味、苍、柏、泻。

去术、升、柴，加白芍、茅花、枇杷叶。

诒按：此证自当滋清营液为主。东垣清燥汤，立法未纯，前人颇有议之者，用者当审之。案语阐发病情，极其熨帖。

邓评：如此加减，便能中窾。

孙评：咳嗽、口干、尿黄、肤热由于肺热叶焦，则阴液久耗，宜去麻、苍、连、猪。伤阴耗液之品，细考自知。

谢评：清燥似嫌繁杂，养阴清热可也，不若径投养阴清肺汤加白茅根、乌犀角、羚角尖。

人到四十，阴气自半，从古自今如是。唯尊体独异者，

盖以湿热素多，阳事早痿耳。近又患臂痛之证，此非医书所载之夜卧臂在被外，招风而痛。乃因久卧竹榻，寒凉之气渐入筋骨，较之被外感寒，偶伤经络者更进一层。所以阳气不宣，屈伸不利，痛无虚日，喜热恶寒。仲景云：一臂不举为痹，载在中风门中；实非真中，而为类中之机，岂容忽视。现在治法，首重补阳，兼养阴血，寓之以祛寒，加之以化痰，再通其经络，而一方中之制度，自有君臣佐使焉。

熟地八两　当归四两　白芍二两　虎掌一对　阿胶三两　半夏四两　橘红二两　枳壳二两　沉香五钱　党参四两　于术四两　茯苓八两　熟附一两　炙草一两　风化硝一两　桂枝一两　羌活一两　绵芪二两　姜黄一两　海桐皮一两

共为末，用竹沥、姜汁，和蜜水泛丸。

诒按：立方清切周到，可法可师。

邓评：立方从黄芪五物面扩充之。

孙评：两层对勘，最启心思。

谢评：人年四十，阴气自半，半者衰也。五十而筋不能动，筋骨解坠也，其根在肾可知，虽治重补阳养血祛风，终必滋肾收功，不可不知。丸中宜直入鹿茸一支，其效始宏也。

神志门

神志不清，自言自语，起坐无常，寤寐失度，脉形小滑，舌苔白腻。此痰热内郁心包，无路可出，而作心风也。久久归入癫痫，毋忽。

导痰汤　苓、夏、枳、星、梅、橘、姜、草。加菖蒲、远志。

另，白金丸。

诒按：病情已属癫证。再加犀角、龙、牡等清镇之品，似更得力。

邓评：见证属痰，痰中有火，理固然也。立方宜从柳师加味，更参竹油、姜汁。所用乌梅去之为是。

孙评：导痰古方无梅、姜二味；想是后人误加。导痰之品加乌梅收摄，大相背谬，万无此理；即姜亦嫌温燥。

谢评：柳按极具功力，唯犀角不如羚角。其脉滑而舌苔白腻，并非痰火、痰热，乃痰浊蒙闭心窍也。

阳明之脉环于唇。唇起红筋，即发牵动而厥，厥醒吐沫，咳血鼻衄，二便失调，脉弦滑数。显系胃有积热，动血生痰，又被肝火所冲激，乃痫证之根，毋忽。

六味丸加川贝、石决明。

另，虎睛丸　虎睛一对、制军一两、远志五钱、犀角一两、黑栀一两，蜜丸，每服二十一粒。

诒按：既曰胃有积热，似非六味所能胜任。且方中如萸肉之酸温，亦宜避去。

又按：积热者，蓄积之热也，与积滞之积不同。虎睛丸中大黄、黑栀，即为泄热而设。

邓评：此两丸方并用甚妙，一以滋养肝肾阴气，一以清泄阳明营热。

孙评：吐沫是胃中湿热蒸痰，咳血是胃中热瘀不化，用方不合，唯虎睛丸足以当之。

谢评：方证似未合拍，实则更深一层，胃热为标，阴虚为本，邓评极是。孙评咳血是胃中热瘀不化欠妥，咳血鼻衄当是肺中瘀热，盖肺胃相连也。

痫症之因，未有不由乎龙雷之火上升；此则更有湿热之痰，从而和之为患。

六味丸加龙齿、石决明、橘红、黑栀、川贝、川连、竹茹。

诒按：连读病证数案，皆以六味丸为主。查六味为通补三阴之方。先生习于《内经》重阴者癫一语，谓痫证必挟龙雷之火，而以滋水柔木为主，故用药如此。其实痫证有因于胎惊者，有因于先天阴虚者，亦有因于惊痰内扰者，当随所因而治之，初非可执一端以论也。

邓评：阴分虚者，六味丸固为主方，若由乎郁痰、惊痰，痰火内盛者，地、萸究非所宜。

孙评：川贝治肺经燥痰，既云湿热蒸痰，宜用半夏，燥湿二字适相反，用药何不分析如此。

谢评：邓评极是，痫病根深，非短时可奏效也。

惊则气乱，神出舍空，痰涎袭入，此心悸形呆，善忘不语所由来也。至月事不至，血从内并，用药亦须兼及。

茯苓　香附　沉香　半夏　橘红　远志　胆星　牛膝

另，惊气丸　白花蛇、蝎、蚕、脑、麝、辰砂、白附、麻黄、天麻、橘红、南星、苏子。

诒按：拟加丹参、琥珀、归须等，兼顾血分，乃与案语相合。

邓评：心火亦宜兼清，清其火调其气，即所以行其血而通其经也。柳师所加亦妥。

孙评：细察案意，由血瘀于内，夹痰热上冲致病。柳加甚合法，宜宗之。

谢评：痰涎袭入，祛痰为主，香附、牛膝兼及之谓也，直须加入桃仁、红花。

心悸，初从惊恐得之，后来习以为常，经年不愈，手振舌糙，脉芤带滑，不耐烦劳。此系心血本虚，痰涎袭入也。

人参　玄参　丹参　枣仁　天冬　麦冬　菖蒲　茯苓

茯神　当归　远志　五味　桔梗　半夏　生地　橘红　枳壳　柏仁　炙草　竹茹

原注：此天王补心丹，合十味温胆法也。心血本亏，补心丹主之；痰涎袭入，十味温胆汤主之。

邓评：手振、心悸，每多风痰错杂，钩钩、天麻、防风等均宜加入。

孙评：肢振有风动之象，宜加息风之品，如天麻之类。

谢评：补心血之虚，血充则风息，何需风药也。

湿热生痰，留于手、足少阳之府，累及心包。心惊胆怯，性急善忘，多虑多思，舌苔浊腻带黄，胸脘内热。清化为宜。

黄连温胆汤加洋参、枇杷叶。

原注：舌苔浊腻带黄，加入黄连一味，苦燥化湿。再加洋参补阴，枇杷叶清肺，想是火旺之体，肺液必亏，且以救二陈之过燥也。

邓评：证见苔浊脘闷，方用清化极是。若拘乎壮水养血，滋补频投，其病必难脱体。

谢评：洋参似有画蛇添足之嫌，应加入焦三仙以化浊腻。

神蒙善忘，包络之病为多。然左寸脉息上浮，关部独带弦数，右寸与关小而带弦，白苔满布，大便久溏，肢体无力，倦怠嗜卧。脾经之湿痰，被肝火所冲激，累及心包也。

藿梗　党参　于术　半夏　陈皮　香附　砂仁　木香　沉香　远志　枳壳　葛根　菖蒲　竹油

诒按：此必兼有胀满之候，故方中多香燥和脾之品。用葛根、藿梗，乃兼清暑湿之意。

邓评：推论病情殊透彻。唯此方与病源不甚中窾，宜以导痰汤加远志、姜、连、白术。竹油宜易竹茹。

孙评：便溏体倦嗜卧，想腹中必痛，故用诸多香燥和脾之品，兼入藿梗、葛根者，清暑而并升清气之意也。

谢评：苔白、便溏，葛根与之不合，若用之，必煨之方可。

再诊：痰因湿酿，湿自脾生，脾若健运，则无湿以生痰，所患善忘等证，自可化为乌有。然则健脾一法，在所必需矣。

香砂六君子汤加沙苑、远志、谷芽。

原注：苔白便溏，乏力嗜卧，皆脾倦见证，故用健脾化湿法。

邓评：案语倜傥。所加沙苑不如益智子为切当。

谢评：湿祛而虚现，健脾是所首务，王道之法也。

痰火门

胃为贮痰之器，上逆心包，轻则胸闷，重则神蒙。

导痰汤合温胆汤。

另，白金丸。

诒按：此治痰蒙之正法也。在此证尚属轻剂。

邓评：此必痰重火轻之候。

孙评：神蒙宜参入芳香宣窍之味，如菖蒲、远志之类。

谢评：方证贴切稳妥，旋覆花、礞石、皂角亦可入伍。

曾经失血，现在内热吐痰，夜来大魇，脉象滑数。阴虚挟痰所致。

十味温胆汤加麦冬、归身。

诒按：阴虚挟痰之证，用药最难恰好。十味温胆汤，即温胆汤去竹茹，加参、地、枣仁、远志、五味，治寒涎沃胆，胆寒肝热，心悸不寐。

邓评：脉象既已滑数，当必痰火内盛。所用参、地、五味，恐有碍于痰火。

孙评：十味温胆之用，前人未尝如此清晰。足见柳氏读书曾皆细玩。

谢评：柳师按如抽丝剥茧，深得医门三昧者。

痰饮门

积饮成囊。

平陈汤

另丸方：茅术一斤、芝麻半斤，枣肉丸，如便血，山栀汤下。

诒按：此病不易除根。煎、丸两方，极为熨帖，特未识能奏肤功否？

邓评：用茅术佐以芝麻者，想因便血肠燥故耳。

谢评：芝麻之用，制茅术之燥乎？囊之为物，脱囊乎？囊痈乎？何所指耶！

鼻血、遗精，肺肾俱病；寒热盗汗，营卫并伤。必须大补为是。无如脉息细弦，舌苔满布，二便失调，饮食不舒，脾家又有湿痰为患，先宜化湿健脾，再商补剂。

枳砂二陈汤加乌梅、生姜。

诒按：方中乌梅一味，似不入格。查《医通》载二陈汤古方，本有乌梅，取敛护胃阴之意；先生用此，其意或在是乎？

邓评：精血与汗之不摄，亦痰火湿热内扰之故。

孙评：用乌梅想因盗汗之故，敛阴和阳较五味次一层。

谢评：用姜恐与鼻血不利，痰湿遗泄，砂仁甚妙。

动则气喘，言则亦然，是下虚也，宜其俯仰不适矣。至于脘中拒按，隐隐作疼，筑筑而跳，脉息中部太弦，必有湿热痰浊交阻于胃，失下行为顺之常，未便独以虚治。

川贝　陈皮　茯苓　白芍　牛膝　海蛇　荸荠

另，水泛资生丸。

诒按：此必挟有痰饮，阻于中脘，宜从饮门用意。

邓评：病既下虚上实，用药须两不相碍。此方固称平妥，拟再加蒌、连、桑皮可也。盖脉息中部太弦，必挟木火为患耳。

谢评：议病虽云湿热，药中未予体现。方中宜入胆南星、半夏、香附、川楝子。

再诊：俯仰自如，渐通之兆。所见言动之气喘，脘腹之拒按。已日轻一日，大妙事也。动气攻筑，独不能除，且兼气坠少腹，卧则可安，此则非胃气之能降，而实脾气之不升也。

香砂六君丸合雪羹，加神曲。

另，资生丸。

诒按：立论精当明了，唯用药尚不甚得力。

邓评：不特脾气之不升，抑且木气之郁陷矣。

谢评：渐及病根，动气攻筑，非旬日可愈，求之中气，宜缓图之也，方中宜入肉桂、沉香。

咳喘门

年逾古稀，肾气下虚，生痰犯肺，咳喘脉微，当与峻补。

金水六君煎　归、地、橘、夏、苓、草。合生脉散，加桃肉。

另，八仙长寿丸、肾气丸。

原注：补命门之火以生土，清其生痰之原，则肺之咳喘自宁。煎方金水六君煎以治脾肾，生脉以养肺，桃肉以补命门。其奠安下焦之剂，另用丸药常服，斟酌可谓尽善矣。

邓评：此阴阳两虚之法。

谢评：此法此方，足见功力，可师可法。

气喘痰升，胸痞足冷，是中、下阳虚，气不纳而水泛也。已进肾气汤，可以通镇之法继之。

旋覆代赭汤去姜、枣，合苏子降气汤去桂、前、草、姜，加薤白、车前、茯苓、枳壳。

诒按：于肾气后续进此方，更加旋、赭以镇逆，薤白以通阳，用意极为周到。

邓评：纳肾气如沉香、蛤壳等，当可加入。

薤白为胸中之痞，车、苓，其小水必少。

谢评：通镇虽可效一时，然治本必温肾也，真武汤亦可施也。

交冬咳嗽，素惯者也。今春未罢，延及夏间。当春已见跗肿，入夏更增腹满，口燥舌剥，火升气逆，右脉濡数，左脉浮弦。风邪湿热由上而及下，由下而及中，即经所云：久咳不已，三焦受之，三焦咳状，咳而腹满是也。际此天之热气下行，小便更短，足部尚冷，其中宫本有痞象，亦从而和之为患，用药大为棘手。姑拟质重开下法，佐以和胃泄肝之品。

猪苓　鸡金　白术　石膏　寒水石　雪羹　肉桂　枇杷叶

原注：风邪归并于肺，肺气素虚者，由肺而陷入于脾，尚是一线；加以口燥舌剥，阴虚有火之体，更属难治。用河间甘露之意，质重开下，方则极妙，未识效否？

诒按：病情纷错，实难著手，以桂苓法增减出之，已属苦心经营。特于痞满一层，尚恐与两石有碍；方中茯苓、滑石，似不可少。

邓评：交冬必咳，肾气自亏。况以跗肿起见，其脾肾之虚尤必相关。今用二石治痰火之标，恐适以妨脾肾之本，特此本为不治之症。

孙评：阴虚火旺，宜用咸寒，若二石直清实火，反伤其阴矣。

谢评：病机虽杂，然以阴虚为本，舍此恐难取效也，麦味地黄汤亦可施也。方中二石与肉桂似牴牾，实乃寒热并用，前贤谓胃若分金之炉，寒热各奔病所也。

寒热后咳嗽痰浓，头疼口渴，舌红脉数，大便溏泄。冬温之邪郁于肺分，而从燥化，当泄之清之。

葳蕤汤　葳蕤、石膏、青木香、薇、麻、芎、葛、羌、草、杏。

原注：此冬温咳嗽也。麻杏开泄外罩之凉风，羌活、葛根佐之；石膏清内伏之温热，白薇、玉竹佐之。冬温必头痛、便泄，青木香治便泄之药也。病比伤寒多一温字，方比麻黄去桂枝一味，加入石膏以治热，有因方成珪遇圆为璧之妙。

诒按：此病既见痰浓口渴，则已有邪郁化热之征，方中羌、防、葛根，似宜酌用。

邓评：咳嗽起于寒热之后，当是余邪留恋，殆不必方剂如此之重。

葛根一味，怕其性升助咳，原注辨寒温二字，殊属界限清楚。

孙评：冬温已经化热，较化燥略减一层，何以用诸多燥品？古人于温病未能分清界限，治法均是如此。今则大不然矣。且便泄为热之去路，何得用木香止之；青木香与木香，二种用法不同。

谢评：清之泄之，治法熨帖，唯用药有枘凿之嫌，孙评切中其弊。

寒必伤营，亦必化热，咳嗽不止，呕吐紫血，咽中干痛，苔白边青，脉紧而数，近更咳甚则呕，气息短促。肺、胃两经皆失其清降也。郁咳成劳，最为可怕。

荆芥　杏仁　紫菀　桑皮　地骨皮　苏子　麦冬　玉竹　金沸草

邓评：旋覆花汤加芦根、枇杷叶，名瘀热汤，系先生所著。此病当有瘀热内阻，今反舍而不用何哉？

孙评：舌青脉紧，病情甚恶。用药平淡，大不可法。

谢评：热已迫血，血分药何以不用？

再诊：白苔已薄，舌边仍青，痰出虽稀，咳逆未止。观其喘急呕逆，多见于咳甚之时。正所谓肺咳之状，咳而喘；胃咳之状，咳而呕也。

桑皮　骨皮　知母　川贝　淡芩　浮石　桔梗　甘草　紫菀　麦冬　芦根　莱菔汁

原注：风寒之邪，郁于肺胃，久而化火，遂至见血，先用金沸草散、泻白散，以搜剔其邪。第二案即加入芦根、知母，清营中之热。用法转换，层次碧清。

诒按：此证先曾吐瘀，加以舌边色青，似有瘀血郁阻。方案中何以并不理会及此！

邓评：舌边之青为寒伤血瘀起见，虽则经久化热，而其本气究属寒邪，故其苔色亦白。前方有疏邪之力，故白苔已薄；无导瘀之功，故舌边仍青。

孙评：舌苔青紫，都系寒证，从无热郁之说。此而瘀血内阻，而见青苔，另是一格，唯瘀阻者紫舌最多。

谢评：邓、孙论舌甚详，方中应加入桃仁、苏木。

伤风不醒，咳嗽呕恶，所见之痰，或薄或浓，或带血色，左关脉独见浮弦且数，小有寒热，此损证之根也。千金法治之。

苏叶　党参　川连　乌梅　橘红　川贝　柴胡　杏仁　桑皮　地骨皮

原注：此用柴前连梅煎意，千金法也。咳嗽由来十八般，只因邪气入于肝，即是此方之歌诀。此方效，转方加竹茹一味。

诒按：弦数独见于左关，故知其病专在肝。

邓评：苟无寒热见证，柴胡便难轻用，恐其肝阳太旺也。

孙评：邪未清者，不可用收敛之品，虽与疏散并用，病愈必有留邪为害生变矣。

谢评：外感咳嗽，唯宜疏散为主也。

咳嗽吐出青黄之痰，项强恶风音烁，寒热分争，是名劳风。服秦艽鳖甲而更甚者，当进一层治之。

柴前连梅煎柴胡、前胡、黄连、乌梅、薤白、猪胆汁、童便、猪脊髓。

附　秦艽鳖甲煎秦艽、鳖甲、地骨皮、柴胡、青蒿、归身、知母、乌梅。

邓评：进秦艽鳖甲而更甚，易是方而见效，同有柴、梅二味，其效验必在前胡能疏风痰，黄连能泄木火也。

谢评：不对症则病甚，方证不合，故无效也。

再诊：进前方咳嗽大减，所出之痰，仍见青黄之色，身热虽轻，咽中苦痛，脉形弦细数。风邪未尽，中、下两虚，制小前方之外，参入猪肤法，一治身热，一治咽痛。

柴前连梅煎合猪肤汤，加党参、花粉。

原注：此方治伤风不醒成劳，比秦艽鳖甲又进一层。其见证每以咳吐黄绿青痰为据。

邓按：一治身热，指柴胡、连、梅说，足见治此方之要旨，不仅在咳吐青黄痰也。今身热虽轻，反加咽中苦痛，大都阴气内竭，恐归不治。

孙评：热虽轻而咽痛，邪因敛而入肺，变证起矣。先生用此方想曾有损症，近者曾效过，遂一概用之，误事不小。

谢评：方法迷离难师，唯痰色青黄印象最深。

咳嗽，时盛时衰，粉红痰后变为青黄，劳风之根也。

柴胡　前胡　乌梅　川连　薤白　童便　猪胆汁　猪脊筋

诒按：童便易秋石甚妙。

谢评：宜入百部、紫菀、杏仁、橘红之属以宣肺止嗽也。

再诊：进劳风法，咳嗽大减，红痰亦无。但痰色尚带青黄，左关脉息弦硬不和，肝胆留邪容易犯肺胃俞也。毋忽。

麦冬　沙参　淡芩　炙草　白芍　川贝　青黛　广皮

原注：此方极玲珑，先生用之每灵。大约风喜伤肝，风郁于肝，久而不出，必有青黄之痰，所谓劳风是也。

诒按：先生案中治劳风一证，必用柴前连梅煎，自云法本千金，用之神效。查《千金方》所载劳风治法，及所叙病原，与此不同，即所用之柴前连梅煎，仅见于吴鹤皋《医方考》，《千金方》中并无此方，先生偶误记耳。

邓评：前方敛阴疏邪，此方清金制木，自属两途，想必有肝阳不和之意，怕难任柴胡之升也。

谢评：童便用之神妙，柳师幽奇窔奥，启人疑窦，治学严谨。

右脉弦滑而数，滑为痰。弦为风，风郁为热，热郁为痰，阻之于肺，清肃不行，咳嗽自作。

金沸草　前胡　半夏　荆芥　甘草　赤苓　川芎　枳壳　紫菀　杏仁　桑白皮　蒌皮　竹沥

原注：方中芎、枳二味，是升降法也。必有一团寒风化热，郁闭于肺，用芎之升、枳之降，以挑松其火；若火

重者不可用，有阴火者更不可用，恐火升则血易动耳。

诒按：此金沸草散去麻、芍，加芎、枳，以挑动之，菀、杏以宣泄之，桑、蒌以清降之。细玩其加减，可识其心思之细密，用意之周到矣。案语亦简练老洁。

邓评：川芎辛窜升散，非有风寒者不宜，盖此病由于寒郁化热，故用之耳。

孙评：风、热、痰三者，一线串成，见解独具。

川芎之宜用与慎用，明白晓畅矣。

谢评：以风生热，以热生痰，以痰成嗽，方证极熨帖。

晨起咳嗽，劳倦伤脾，积湿生痰所致。久而不已，气喘畏风，金水因此而虚，补中寓化，一定章程。现在身热、口干、苔白，脉息细弦而紧；紧则为寒，寒风新感。必须先治新邪，权以疏化法。

香苏饮合二陈，加枳壳、桔梗、杏仁、通草。

又接服方：麦门冬汤合二陈，加旋覆、冬术、牛膝。

诒按：此即六君加麦冬、旋覆、牛膝也，恰合脾虚有湿痰，而伤及金水者之治。

邓评：久咳气喘，金水自虚。方用香苏饮、桔梗，究恐太升散。

孙评：先后层次，亦是一定章程。新邪清，然后补虚。

谢评：径直以香砂六君加三子养亲、紫菀、冬花，省得兜许多圈子。

《内经》云：秋伤于湿，冬生咳嗽。喻氏改作秋伤于燥，冬生咳嗽。岂知初秋之湿，本从夏令而来，原为正气，若论其燥，则在中秋以后，其气亦为正令，二者相因，理所固然，势所必至。仲景早已立方，独被飞畴看破，今人之用功不如古人远矣。

麦冬　半夏　甘草　玉竹　紫菀　泻白散

原注：此麦门冬汤也。先生以肺燥胃湿四字提之，故此案以燥湿二字为言。

邓评：此方治秋燥咳嗽，较喻氏清燥救肺汤为平善。

孙评：读书不用格致功夫者，必非善读书者也。

谢评：麦门冬汤与清燥救肺汤各有千秋，不可同日而语耶！

去冬咳嗽，今春寒热，至秋令而咳嗽或轻或重。唯喉痒则一，所谓火逆上气，咽喉不利，此等证是也。最易成劳，未可以脉未促，气未喘为足恃。

麦门冬汤合泻白散，加橘红、茯苓、甘草、玉竹。

邓评：寒热喉痒，当有风邪郁于肺络，郁热伤阴，阴虚成劳，于方中尚可参疏邪之品。

谢评：言谈中经方功力极深。

再诊：内热已除，咳嗽亦减。气火之逆上者，渐有下降之意。静养为佳。

前方加枇杷叶。

原注：此病必有舌苔，而不夜咳，所以与四阴煎证有异。

邓评：加入枇杷叶，亦为清彻肺邪之用乎！

谢评：加味甚妙，此证此方，与柴前连梅迥异，然成劳则一，各具千秋。

肺经咳嗽，咳则喘息有音，甚则吐血；血已止，咳未除，右寸脉息浮弦，弦者痰饮也。良以饮食入胃，游溢精气，上输于脾，脾气散精，上归于肺；而肺气虚者，不能通调水道，下输膀胱，聚液为痰，积湿为饮，一俟诵读烦劳，咳而且嗽，自然作矣。补肺健脾，以绝生痰之源，以清贮痰之器。

麦门冬汤合异功散，加薏仁、百合。

原注：此曲曲写出痰饮之所由来。用二陈以化痰，佐以薏米；用麦冬以养肺，佐以百合；用白术以健脾，佐以党参。味味切当熨帖，看似寻常，实是功夫纯熟之候。

诒按：以上数案，均是麦门冬汤证，乃燥湿互用之法。

邓评：此病必有木火乘于肺络，故一经诵读劳顿，则火自升动，痰随火逆，宜乎其咳而且嗽也。方内尚须参桑皮、蛤、黛之类，并降痰火。

孙评：聚液为痰二句，见透之言。

谢评：功夫炉火纯青，无可挑剔，足资效法，一通宏论，岂止十年之书哉！

附录：咳嗽证治括要

咳者，和谐声也，其音开口而出，仿佛亥字之音，故有声无痰为咳。嗽则如水之灌漱，然有物在喉，漾漾欲出，故从口从欶，后人遂以有痰为嗽。然则咳嗽之病，胡从生也？曰：病有万变，要不出内伤、外感两端，请先明外感。外感者，风、寒、暑、湿、燥、火六者尽之。论其常，则各主一时为病；论其变，则四时皆可以受六淫之邪。今则即风寒论。感风者，鼻塞身重，恶风清涕，此证也，左脉浮弦，此脉也。感寒者，恶寒体痛，发热脉紧，此寒之证与脉也。而风之中，又有辨。春则为温风，肝木用事；受风者，必伤肝，而又有中血、中气之别；风伤卫，则参苏饮；风伤营，则芎苏饮。夏则为热风，伤心包，而亦有凉热之别；凉风香薷饮，热风鸡苏散。秋为凉风，伤肺，败毒散、金沸草散。冬为寒风，伤膀胱，桂枝厚朴杏仁汤、麻黄汤。倘冬时天热而感寒风，则当用葳蕤汤、阳旦汤，此冬温之邪也。唯秋分以后少暑湿，春夏无燥气。他如先伤风而后伤热，为热包寒，葳蕤汤；肺素热而感寒风，为寒包热，金沸草散。一嗽而痰出稠黏者，脾湿胜，二陈之类。连嗽无痰者，肺燥甚，清燥救肺汤。此皆外感咳也。言风一端，而六气可类推矣。若夫内伤，大法唯痰饮、津伤两种。痰饮多阳虚，津伤多阴虚。其阳虚痰饮尚浅者，六安、二陈之类；有火者，温胆汤；夹阴虚者，金水六君煎；阳虚甚，兼夹痰火不可攻者，玉竹饮子咸降法；喘者，降气汤、贞元饮，此阳虚痰饮一端也。他如阴虚者，阴火易于上升，胃气不清者，麦门冬汤；曾见血者，四阴煎；痰多而浓，无胃气者，六君子汤；痰少而嗌干，胃气未绝者，六味丸、都气丸、八仙长寿丸。此粗举内伤之一端也。此外又有劳风一门，咳吐浊涕青黄之痰，由劳碌伤风，恋而不化，最为难治。浅者，秦艽鳖甲，表虚汗多者，黄芪鳖甲；深则柴前连梅煎，千金法也。此皆劳风之治也。至于芎、枳二味，以治寒郁化火之咳；合二母以泻肺之母；泻白散，以清泄肺脏；四物桔梗汤，以引清血分，皆在所常用也。似此某证某方，条分缕析，须平日有格致功夫。试观先生临证之方，似乎夹杂，合之病人之证，则无一味可以增减。先生尝曰：吾门之病，如时文，割截隔章、隔节之题，他人无处下手，左支右绌。余能以心思灵空，贯串合凑一方，令病安稳。此无他，外感多与内伤同，病内伤，每因外感而发，更遇杂药乱投之医，治丝而棼，愈难就绪。治此者，不能不兼采众方，就中另出一方，其立方之意，在案中宣露明白。噫!执此意以寻先生之门径，思过半矣。

邓评：若叶氏论风温由口鼻入而肺胃受邪者，则又宜银翘、桑菊之类矣。

寒郁火邪，亦能令人干咳，便宜辛散带润，如甘、桔、蜜炙姜、橘之类。秦艽鳖甲与黄芪鳖甲总须有骨蒸寒热者乃合。治寒郁化火之类而将成肺痿者，莫若葛氏保和汤为最妙。

孙评：治杂症根本透彻。

谢评：论内伤、外感之咳，瑕而无疵，唯热温之咳如邓评宜清宣也，仙翁保和汤为丁字方。

失血门

饮食入胃，游溢精气，上输于脾，脾气散精，上归于肺，通调水道，下输膀胱，水精四布，五经并行，合于四时五脏阴阳，揆度以为常也。此乃饮归于肺，失其通调之用，饮食之饮，变而为痰饮之饮。痰饮之贮于肺也，已非一日。今当火令，又值天符相火加临，两火相烁，金病更甚于前。然则痰之或带血，或兼臭，鼻之或干无涕，口之或苦且燥，小水之不多，大便之血沫，何一非痰火为患乎?

旋覆花　桑皮　川贝　橘红　浮石　炙草　沙参　茯苓　麦冬　竹叶　丝瓜络

诒按：此证乃素有浊痰郁热，壅结熏蒸于内，再受时令火邪，熏灼肺胃所致。如此立论，似亦直捷了当。何必用饮食入胃，及天符相火，如许大议论耶。可参用苇茎汤。

邓评：是病看题尚清，而用药未有把握，故不能如劈竹而下矣。

谢评：想旧有痰饮，复加时邪，内外相贼，宜宣宜清。

再诊：接阅手书，知咳血、梦遗、畏火三者，更甚于前。因思天符之火行于夏时，可谓火之淫矣。即使肺金无病者，亦必暗受其伤，而况痰火久踞，肺金久伤，再受此外来之火，而欲其清肃下降也，难矣。肺不下降，则不能生肾水，肾水不生，则相火上炎，此咳逆、梦遗之所由来也。至于畏火一条，《内经》载在阳明脉解篇中，是肝火乘胃之故。法宜泻肝清火，不但咳血、梦遗、畏火等证之急者，可以速平，而且所患二便不通，亦可从此而愈。悬而拟之，未识效否。

鲜生地　蛤壳　青黛　桑皮　龙胆草　川贝　地骨皮　黑栀　竹叶　大黄盐水炒

邓评：咳逆、梦遗，由相火之上淫下迫，非连、柏、知母等不足以泻之，岂是生地之甘寒、大黄之攻导所宜。

谢评：泻肝清火恐与病不符，宜麦味、知柏地黄之类。

三诊：阳明中土，万物所归，现在肝经湿热之邪，大半归于阳明，以著顺乘之意，而逆克于肺者，犹未尽平。所以睡醒之余，每吐青黄绿痰，或带血点，其色非紫即红，右胁隐隐作痛，脉形滑数，独见肺、胃两部。宜从此立方。

小生地　桑皮　羚羊角　阿胶　冬瓜子　薏米　蛤壳　川贝　杏仁　忍冬藤　青黛　功劳露　芦根　丝瓜络

原注：肝经久病，克于土者为顺乘，犯于肺者为逆克。

诒按：前方实做，不若此方之空灵活泼也。

邓评：病由相火内亢，更多痰湿夹杂，用生地以助痰，则火反受遏，窜于络脉故胁痛。

谢评：隐约有劳风之嫌。

四诊：痰即有形之火，火即无形之痰。痰色渐和。血点渐少，知痰火暗消，大可望其病愈。不料悲伤于内，暑加于外，内外交迫，肺金又伤，伤则未尽之痰火，攻逆经络，右偏隐隐作疼，旁及左胁，上及于肩，似乎病势有加无已。细思此病，暑从外来，悲自内生，七情外感，萃于一身，不得不用分头而治之法，庶一举而两得焉。

桑皮　骨皮　知母　川贝　阿胶　枳壳　金针菜　姜黄　绿豆衣　藕汁　佛手

原注：痰带血点，鼻干口燥，小水不多，大便血沫，

总属痰火为患。第一方用清金化痰不效。第二方案加咳血、梦遗、畏火三证，归于肝火，一派清肝，略加养胃。第三方从肺胃立方，略佐清肝之意。第四方全以轻淡之笔，消暑化痰。

诒按：统观前后四案，议病用药，均能层层熨帖，面面周到，于此道中自属老手。唯所长者，在乎周到稳实；而所短者，在乎空灵活泼，此则囿乎天分，非人力所能勉强矣。第一方就病敷衍，毫无思路。第二方清泄肝火，力量颇大。第三、四方则用药空灵不滞，是深得香岩师心法者。

邓评：至此须责重开痰通络，方内拟去阿胶，加旋覆花、橘络，则庶乎近矣。

孙评：统阅四案，肝火夹痰，横逆于络，肺受火刑，木郁不达，是其病根。所拟四方，柳氏谓其得叶氏心传者，适相背谬，姑从叶案备录一方，待政博雅：

金石斛　粉丹皮　杜苏子　黛蛤散　钩钩　生薏仁　苦杏仁　生白芍　枇杷叶　旋覆花　藕汁　冬瓜子

谢评：拟以一贯煎立法，入黛蛤散、百部、紫菀、杏仁、旋覆花、茜草，庶几妥帖。

咳嗽而见臭痰络血，或夜不得眠，或卧难着枕，大便干结，白苔满布，时轻时重，已病半年有余。所谓热在上焦者，因咳为肺痿是也。左寸脉数而小，正合脉数虚者为肺痿之训。而右关一部不唯数疾，而且独大、独弦、独滑，阳明胃经必有湿生痰，痰生热，熏蒸于肺，母病及子，不独肺金自病，此所进之药，所以始效而总不效也。夫肺病属虚，胃病属实。一身而兼此虚实两途之病，苟非按部就班，循循调治，必无向愈之期。

紫菀一钱　麦冬二钱　桑皮钱半　地骨皮钱半　阿胶一钱　薏仁五钱　忍冬藤一两　川贝钱半　蛤壳一两　橘红一钱　茯苓三钱　炙草三分

诒按：论病选药，俱极精到。此方亦从苇茎汤套出，可加芦根。

邓评：凡咳嗽，脉之弦滑见于右关者，必多痰湿浊邪壅聚于胃，热被湿遏，湿为热蒸。阅案中议论，亦极清正。唯方内胶、麦、地骨，似太遏邪；欲清胃热，不如易芦根、知母为善。

孙评：右关大弦数之胃脉，热遏于中，不得肃化。阿胶、生地滋阴补血，热得补而愈壅，宜去。当从柳氏用苇茎汤加肃清之味。

谢评：病虽棘手，方亦机巧妥帖，唯觉甘寒味多，虑其白苔益厚也。

再诊：诸恙向安，右脉亦缓。药能应手，何其速也。再守之，观其动静。

前方加水飞青黛三分。

邓评：因寒遏而息其熏蒸之势，故药之应手甚速，然而病终不愈。

谢评：诸恙虽安，是药病相投，此全黛蛤搭配，想必咳血未减，似证白苔砂干，未必水湿也。

三诊：右关之大脉已除，弦滑未化，数之一字，与寸相同，湿热痰三者，尚有熏蒸之意，肺必难于自振。

前方加大生地（蛤粉炒）三钱、沙参三钱、蜜陈皮一钱。

邓评：右关仍见弦滑，是郁热又复熏蒸矣。再加生地，愈觉背谬。

谢评：想必阳明湿从热化，大脉去则热已偃伏矣。

四诊：迭进张氏法，肺金熏蒸，日轻一日，金性渐刚，颇为佳兆。然须振作，以著本来之清肃乃可。

前方去薏米，加麻仁。

谢评：郁热灼津成燥，大肠乏津矣，此时桃仁、杏仁、柏子仁亦可参入。

五诊：夜来之咳嗽，尚未了了。必得肺胃渐通乃愈。

前方去蛤壳、茯苓，加川斛、百合。

邓评：夜来之咳，每由于厥阴肝火内动，是其肺胃之火有以乘之乎。蛤壳正宜参用，今何反去之？

谢评：想必咳之日轻，津伤益甚，故有去有加。

六诊：肺虚则易招风，偶然咳嗽加剧，而今愈矣。脉数右寸空大，阴气必虚。自当养阴为主，然阳明胃经，湿热熏蒸之气，不能不兼理之。

前方去百合，加知母。

谢评：去加似无大碍，宜合生脉饮、芦根。

七诊：右脉小中带数，肺阴不足，肺热有余；其所以致此者，仍由胃中之湿热熏蒸也。

前方加丝瓜络、冬瓜仁、苇茎。

谢评：黄芩、地骨皮、桑皮、瓜蒌之属，何以不遣？

八诊：肺属金，金之母土也；胃土湿热未清，上焦肺部焉得不受其熏蒸，所谓母病及子也。肺用在右，右胸当咳作疼。未便徒补，必使其清肃乃可。

前方加薏仁、杏仁。

谢评：薏仁不及前胡、桔梗，此时旋覆花、橘红、竹沥、半夏亦可入列。

九诊：来示已悉。因思动则生火，火刑于金则咳逆，火入于营则吐血。此十七日以后之病，失于清化，以致毛窍又开，风邪又感，咳嗽大作，欲呕清痰，血络重伤也。事难逆料，信然，悬拟以复。

桑皮　地骨皮　杏仁　甘草　淡芩　茅根　知母　川贝　苇茎　忍冬藤

两剂后去淡芩，加麦冬、沙参、生地。

又丸方：大生地　白芍　丹皮　泽泻　沙参　茯苓　山药　麦冬　阿胶　用忍冬藤十斤煮膏蜜丸。

原注：此病道理，尽具于第一案中。先生平日所言，起手立定根脚，以下遂如破竹。大约此病，拈定胃火熏蒸四字，方中得力尤在忍冬藤一味。

邓评：不待咳止而遂立丸方，想缘诊次太多，聊以应酬世故耳。

谢评：劳嗽咳血，肺络已伤，惜桑皮、地骨皮、黄芩入方过晚，此诊犀角、茅花、丹皮何不加入？想必病久调理功倍效半，虽斫轮老手难以燮理也。

宿积黑血，从吐而出。胸之痞塞少和，肺之咳嗽略减，是瘀血也。从上出者为逆，究非善状。

瘀热汤　旋、降、葱、苇、枇叶。参三七磨冲。

诒按：可加酒炙大黄炭数分，研末冲服，以导血下行。

邓评：立方简洁老当，盖病归一路，用药亦宜精专耳。

谢评：有肝着之象，施旋覆花汤以行其络瘀，揭出胸胁痛耳。

再诊：所瘀之血，从下而行，尚属顺证。因势导之，原是一定章程。

当归　丹参　桃仁　灵脂　蒲黄　茯神　远志

诒按：仍宜加牛膝、三七等导下之品。

邓评：因何前方一味不用？是复诊时未带原方乎？

谢评：改弦易辙，通络转为化瘀，茯神、远志，神之未安也，瘀血作祟耳。

昨日所溢之血，盈盆成块而来，无怪乎其厥矣。幸得厥而即醒，夜半得寐，其气稍平。今日仍然上吐，脉来芤数，火升颧红，咳逆时作，大便不爽而黑。阳明胃腑必有伏热。防其再冒再厥。

犀角地黄汤加三七、牡蛎、龟板、枇杷露。

诒按：此与下条皆木火亢盛、阴血沸腾之证。

邓评：此为阳明有蓄血伏热，盈盆成块而吐者立法。

谢评：如此之吐血，三黄泻心汤直捣病所，何以弃用？

久嗽失血，鲜而且多，脉数左弦，苔黄心嘈，金受火刑，木寡于畏，以致阳络被伤也，防冒。

犀角地黄汤加二母、侧柏叶。

另，归脾丸。

原注：吴鹤皋曰：心，火也；肺，金也。火为金之畏，心移热于肺乃咳嗽，甚则吐血、面赤，名曰贼邪。是方也，犀角能解心热，生地能凉心血，丹皮、芍药性寒而酸，寒则胜热，酸则入肝。用之者，以木能生火，故使二物入肝而泻肝，此拔本塞源之治。

邓评：此必阴虚成劳，为难治之症，或可以琼玉膏继之。至于另用归脾丸，则失之远矣。

孙评：凡血症之急者，总宜导之下达乃顺。古所云天下无倒行之水，人身无倒上之血，由乎气导之使下者，即是顺气也。

谢评：邓评极是，脉数苔黄未去，归脾丸似嫌早也。

阳络频伤，胸前窒塞，咳逆不爽，舌红苔黄，脉形弦数。此系瘀血内阻，郁而为热，肺胃受伤，极易成损，慎之。

旋覆　猩降　葱管　芦根　枇杷叶　忍冬藤　苏子　桑皮　川贝　知母　广郁金　参三七　竹油　地骨皮

原注：前五味名瘀热汤，是先生自制之方。治瘀血内阻，化火刑金而咳，不去其瘀，病终不愈，此为先生独得之秘。

诒按：合二母泻白以清肺，佐苏、郁、三七以通瘀，立方周到之至。

邓评：脉弦数而苔黄，当有风热郁恋。所用方药，亦非背谬。

谢评：肺胃郁热，瘀血内阻，开宣清泻，此方略显不力，前案吐血之效未远，何复投之耶？直须泻白、苇茎、犀角地黄汤出入之。

脘胁痞结作痛，形寒如疟，苔浊不纳，渴欲热饮，

神情惫乏。此血络凝泣，湿邪附之欲化热，而未能透出也。

瘀热汤加香附、川连、归须、青皮、白芍、橘络。

邓评：病偏于痰湿闭遏，何不加薤白、芥子以辛通阳气。或曾患吐血，故知其血络凝泣；但既已形寒如疟，芦根似非所宜。

谢评：此案用瘀热汤妥帖，曹氏瘀热汤脱胎于《金匮要略》旋覆花汤，更能活学活用，足资效法也。

瘀血先阻于中，一经补味，胸中遂痞，紫黑之血从此而来。

瘀热汤加郁金汁。

原注：此方大效。

诒按：再加三七磨冲更妙。

邓评：确系瘀血，并无别邪夹杂，宜其效若桴鼓也。

孙评：所云不去其瘀，病终不愈。若误补之，变生不测矣。

此段柳批，用药切实可法，学者宜熟玩而记之。

谢评：药病相投，故大效，足证前两案之效果也。医如老吏，竟走熟路，用方太显经验之嫌，心效而药弗效也，间或有欤？

虚损门

痧子之后，咳嗽四月，颈旁疬串，咳甚则呕，纳少形瘦，肤热脉细。想是余邪内恋，阴分大虚，欲成损证也。

四物汤加香附、川贝、玄参、牡蛎、麦冬、苏子一本作苏叶。

诒按：方中玄参、牡蛎，为项疬而设，无此证者可减也。

邓评：咳甚则呕，内必多痰。方中之地，似宜酌用。

孙评：咳而肤热脉细，余邪内恋，热未清也，芎、归不宜。况痧后久咳，明明是余热留恋，入肺伤阴所致。

谢评：咳久，百部、紫菀宜入，川贝不及浙贝对症，芎、归伍入清热剂中亦予清热，非不宜也。

温邪发痧之后，咳嗽失血，血止而咳嗽不减，所吐之痰，或黄或白，或稠或稀，舌质深红，其苔满白，喉痒嗌干，脉弦带数，渐作痧劳之象。

四物汤加紫苏、桑皮、骨皮、川贝、知母、前胡、淡芩。

原注：此痧后余邪，留恋营分，而成咳也。先生尝云：余自制两方，一为瘀热汤，一为此汤，尚未立名，以治痧后咳嗽极效。盖四物是血分引经之药，将温散化痰之品，纳入其中，引入营血中散邪清热，每用必灵。此可悟用四物之法。

邓评：据此苔脉，邪郁尚重，还当着意疏邪。

孙评：热恋于营，已见咳血，则阴被劫而热内郁，当清热安营为治。若以芎、桂辛温上升，热愈甚而血益溢。今原注云每用必灵者，恐无是理。抑系夹冒寒邪，或得见效，是必先生之误认也。方中苏叶亦太温散，细考叶氏《温热论》自知。

必嗽轻不失血者宜之。若嗽重失血有火，内服芎、桂，辛温不宜。

谢评：咳嗽失血，肺络已伤，是四物所指，清肺之品伍，是制芎、归之辛也。孙评桂为归之误也。

咳嗽五月有余，黄昏为甚，肌肉暗削，肢体无力，容易伤风，或头胀，或尿黄。总由阴分下虚，浮火夹痰上扰所致。

四物桔梗汤 四物加桔、柏 加桑皮、地骨皮、川贝、知母、甘草、青黛、蛤壳、枇杷叶。

原注：此方之眼，在咳嗽黄昏为甚。毕竟风邪陷入阴分为剧，余目睹效者甚多。

诒按：此四物合泻白，加二母、蛤、黛法也。

邓评：头胀一症，亦由风阳上浮所致，石决明或可参用。

孙评：伤风头胀，夹冒风寒，此方颇妙。

谢评：想脉必细数，口干苦，微黄。先生三案治嗽参入四物，积有心得，独得其秘，联想金水六君亦入地、归，其理抑或相类耶？《本经》曾云当归“主咳逆上气”，真善读古书者也。

金能克木，木火太旺，反侮肺金，金脏尚受木克，则其吸取肾水，疏泄肾精，更属易易。此梦遗咳嗽之所由作也。

天冬　生地　党参　黄柏　甘草　砂仁　白芍　龙胆草

原注：此三才封髓丹加白芍、龙胆也。其人面必黑瘦，有一团阴火炽甚，克肺伤肾，用之极效。

诒按：此方以清泄肝火为主，竟不兼用肺药，所谓治病必求其本也。

邓评：论病透彻，用药切当。

孙评：病分上下，而以肝火联络之。心思尖巧，又属至情至理。

古人于清阴火一门，每云知、柏苦寒伤脾败胃，多去而不用，况可加以胆草乎？

谢评：虽云治病求本，但治嗽之药不可不入，如百部、紫菀、杏仁、前胡之类，急则治标也。

子后咳嗽，天明而缓，脉形弦数，声音不扬，肝胆之火未清，金受其刑，水必暗亏也。

补肺阿胶汤合四阴煎、泻白散，加川贝、青黛、海浮石、橘红、竹茹。

诒按：此与前案，均属木火刑金之证。前方治肝而绝不及肺，想因咳势不甚，而下注遗泄之证却急，故用药如彼。此证则咳甚音低，肺金受损已深，故于清火之中，偏重补肺。观乎此，而临证用药之权衡可识矣。

邓评：子后咳嗽，的系肝胆之火，亦诊脉之关键处。

此症似可偏治其肝，舍去补肺汤，增入蛤壳。盖欲保肺金，莫若沙参、玉竹、紫菀、旋覆之类。

谢评：柳按揭出真谛，习者不可不思，轻重缓急，一览无余矣。

咳嗽失血，音烁咽干，近来小有寒热，头痛喉疼，脉浮促而数。肺阴久伤，又兼燥气加临。补肺之中，当参以辛散。

补肺阿胶汤加桑叶、枇杷叶。

邓评：知其兼受燥气外邪，全在头痛得之。

孙评：燥邪当用辛凉清之，辛散不宜。且补肺阿胶是补中兼疏，甘寒带辛，非辛散之法。

谢评：阴虚肺燥，决非辛散所宜，孙评极是。先表后里，抑或辛散为寒热、头痛、脉浮而投耶？

再诊：头痛、咽疼已止，寒热亦轻，新受之燥邪渐得清散。无如金水两虚，失血久嗽、音烁嗌干等症，仍如损象。即使静养，犹恐不及。

四阴煎合泻白散，加川贝、杏仁、阿胶、茯苓、石决明。

原注：此病肺脏已损，再受燥邪，小有寒热，头痛、咽疼，是其的据。先用补肺阿胶汤，以其中有牛蒡、杏仁，加桑叶、枇杷叶，去其燥邪外证，后用四阴煎加味，以图其本。

邓评：此久嗽音烁，亦得无客邪留于肺络否。

谢评：麦味地黄之类亦可参用，不独四阴煎也。

阳络频伤之后，咳嗽痰浓，内热嗌干，脉芤数，左关独弦。此肝火刑金，金气不清之候，容易成损。慎之。

四阴煎加二母、羚羊。

另，琼玉膏地、冬、参、蜜、沉香、珀。

原注：肝火刑金，于左关独弦见之，所以四阴更加羚羊。

邓评：唯形体未瘦者，尚可投此法而愈。

孙评：清肝火究不宜羚羊，当用决明、牡蛎之类。所云选药如选将，非量敌而行不克也。

谢评：前案木火刑金及肾，用三才清肺之品，今未及肾，故用四阴、二母。清肝火宜入栀子、龙胆草、白蒺藜。

失血后，咳嗽、梦遗，脉数左关弦急。必有肝火在里，既犯肺金，又泄肾气也。久延势必成劳。

四阴煎加陈皮、川贝、海浮石、青黛、龙胆草。

六味汤

原注：肝火上下交征，故加龙胆以泄之。

诒按：六味汤，想系转方增入者。但其中有萸肉之酸温，专补肝阳，尚宜酌用。

邓评：欲保肺肾，须清肝火，所谓源清则流自洁也。

谢评：同为咳嗽、梦遗，与前案治有侧重，前者专以清肝为治，此则合治肺也，学至至精，故有轻重权衡也，亦擅用四阴煎者。海浮石不及海蛤壳，用六味汤以止肾气之泄也。

失血久咳，阴分必虚，虚则不耐热蒸，食西瓜而稍退，脉数左弦，唇干苔白色滞，尿黄，加以咽痛，久而不愈，想是水不涵木，阴火上冲，胃气不清也。势欲成劳，早为静养，以冀气不加喘，脉不加促，庶几可图。

生地　白芍　茯苓　泽泻　丹皮　花粉　玄参　甘草　猪肤　青蒿露　枇杷叶露

邓评：苔白色滞，而断其为阴虚者，良以脉数左弦故也。盖一病须有一病之着眼处。

参以青蒿、枇杷露，不免有暑气内侵也。

谢评：此连梅合黛蛤亦未必不可也，阴虚而苔白，有劳风之虞。

再诊：浊痰虽少，咳逆仍然，阴分之火上冲于肺。肺属金，金受火刑，水之生源绝矣。能不虑其脉促气喘乎？知命者自能静以养之。

八仙长寿丸加玄参、阿胶、陈皮、甘草。

枇杷叶露

邓评：所叙病证，已犯正虚邪实之戒。虽有良剂，恐亦难矣。

谢评：拟入生脉饮饮之，益胃汤佐之，焦三仙伍之，冀胃气之培，饷道之复欤？

三诊：咳嗽夜来，有或重或轻之象，想是阴火，静躁不同耳。

前方加洋参、龟板、杏仁。

邓评：夜来咳嗽，总为阴火升动之确据。

谢评：拟以生脉饮合黛蛤散加杏仁、龟板、玳瑁、橘红可否？

四诊：所进饮食，不化为津液而变为痰涎。一俟水中火发，咳嗽作焉，权以化法。

玉竹饮子　玉竹、苓、草、桔、橘、菀、贝、姜。合麦门冬汤，加阿胶、百合、款冬。

原注：前两方，六味加减法也。脉数左弦，咽痛，水不涵木，阴火上冲。唯苔白二字，为胃气不清之证。此病头绪甚繁，方中一一还他的对之药。

诒按：此等证，本无必效之方，似此斟酌妥帖，即使难期必效，亦觉心苦为分明矣。

邓评：论理透彻。

此方则兼治其实矣。然尚须参蛤、黛、桑皮、知母等以降阴火。

孙评：苔白非胃气之不清，若红乃胃阴之已涸。

谢评：以愚陋见，首诊弃之连、梅，一失也；二诊改弦八仙长寿，必滞将呆之胃气，二失也；三诊方悟气虚，有亡羊补牢之嫌，本以气阴两虚，何不初诊即单刀直入，扶正抑邪，如老吏断案，虽深于鞫谳，却难免有按部就班之嫌。

脉形细数，细属阴亏，数为有火；火上刑金，水即绝其生源，未可以咳嗽小恙目之。幸而气息未喘，脉象未促，如能静养，犹可以作完人。

生地　麦冬　沙参　石决明　地骨皮　桑皮　阿胶　枇杷叶露

诒按：此清滋金、水两脏之平剂。但患阴虚而不挟别项邪机者，可仿此调之。

邓评：未见潮热、失血，亦尚幸事。苟至气喘、脉促，更且临危矣。

谢评：方为四阴煎合泻白散增损，夫脉形细，方中宜兑入西洋参粉。紫菀、杏仁、百合、瓜蒌皮亦可酌入。

评选继志堂医案下卷

常熟　曹存心（仁伯）　著

呕哕门

上焦吐者从乎气。气属阳，是阳气病也；胸为阳位，阳位之阳既病，则其阴分之阳更属大虚，不言而喻。恐增喘汗。

吴萸　干姜　人参　川附　茯苓　半夏　木香　丁香　炙草　饴糟　食盐　陈皮

邓评：此病必脉小、色白，小便清利，故可进以温热重剂，即启峻汤方法也。饴糟或饴糖之误。

谢评：阳微阴弦，痰浊上壅之征，吴茱萸合二陈、参、附之属，川附、半夏虽反，遥承仲景附子粳米汤法也，度有胸胁逆满、呕吐、腹痛诸症焉。

再诊：进温养法，四日不吐，今晨又作。想是阳气大虚，浊阴上泛。究属膈证之根，不能不虑其喘汗。

前方去干姜，加当归、生姜。

原注：阳气大虚，浊阴上泛，此病之枢纽也。吴茱萸汤补胃阳，佐以熟附、丁香，温之至矣；辅以二陈燥其痰，饴糟去其垢，更加炙草以和中，食盐以润下，用意极其周密。

邓评：袪浊止呕，生姜比干姜为胜。谓其属膈证之根者，想必营阴下亏，故转方更加当归以和营润燥耳，然究不足以监姜、附之燥也。

谢评：呕哕发自下焦，阴乘阳位，杜病根则施之金匮肾气之属，则所虑之喘汗亦可治于机先。当归之加甚巧，《别录》云其"温中止痛"。《本经》云其"主咳逆上气"。《药性论》云其"止呕逆"。盖三兼其功矣。

食则右胁下痛，痰自上升，升则得吐而安，右脉弦滑，左关坚急，寸部独小。此心气下郁于肝经，脾弱生痰为膈。放开怀抱，第一要义。

旋覆代赭汤去姜，加生于术、白芥子、炙草、广皮、竹油。

另丸方：六君子汤加当归、白芍、生地、苁蓉、沉香、白芥子、竹油，姜汁泛丸。

原注：心气下郁，脾弱生痰。方中于术、干姜、二陈、竹油，补脾化痰之药也；更有白芥子消膜外之痰，旋

覆花开心气之结，赭石镇肝气之逆，用意层层都到。

邓评：食则右胁下痛，是气被痰阻，郁窜于络。赭石重镇，恐非所宜。

孙评：痰不在膜外，何得用芥子，反耗气而伤液。凡药病不的切者，必反有害，古人所以分脏腑、经络、上下、内外也。

谢评：此肝胃气逆之膈证，旋覆代赭合二陈、启膈散即可。

食则噎痛，吐去浊痰而止，胸前常闷，脉象弦滑，舌苔满白，肌肉瘦削之人，阴血本亏，今阳气又结，阴液与痰浊交阻上焦，是以胃脘狭窄也。久则防膈。

干姜　薤白　炙草　杵头糠　神曲　丁香　木香　熟地　白蔻仁　归身　白芍　沉香　牛黄　竹油

邓评：食下咽痛，痰瘀交阻所致，法当兼导痰瘀，非滋燥之剂所能建功。杵头糠专治噎膈，亦辛热之品。

孙评：阴血本亏，阳气又结，胃脘狭窄，何得再用诸多燥热耗阴损气乎？

谢评：二阳结，胃之膈，此之渐也，觞滥于此，不宜不警惕也。用药妥帖，唯觉行气得位，益气未逮也。

再诊：胸前所结之邪，原有化意。无如阴之亏，阳之结，尚与前日相等，非一两剂所能奏效。

干姜　薤白　炙草　茯苓　丁香　木香　陈皮　麻仁　旋覆花　代赭石　归身　白芍　杞子　牛黄　竹油

诒按：此气结痰阻之证，用药极周到。

邓评：加减一二，自较前方为胜也。

谢评：参、术、芪之属，再诊必须加入，临床老手，不可思议，何以弃用？血亏肉瘦，何以御痰耶？

嗜酒中虚，湿热生痰，痰阻膈间，食下不舒，时欲上泛。年已甲外，营血内枯，气火交结，与痰相并，欲其不成膈也，难矣。

七圣散加归身、白芍、薤白、代赭石、藕汁、红花。

原注：嗜酒者必多湿热，须用竹茹、连、蔻；又易挟瘀，参入藕汁、红花；薤白辛而兼滑，又是一格。绝去温热刚燥之品。先生曰：唯善用温药者，不轻用温药，信然。

邓评：膈证之源，无不由于营血内枯，痰火交结所致，故宜于温燥者绝少。

谢评：盖滋阴、祛痰两难，利湿热，化痰浊，养营血，益虚气，慎思之。自忖通幽汤、生脉饮、二陈汤、旋覆代赭汤出入亦可。

向患偏枯于左，左属血，血主濡之。此偏枯者，既无血以濡经络，且无气以调营卫，营卫就枯，久病成膈。然一饮一食，所吐之中，更有浊痰、紫血；此所谓病偏枯

者，原从血痹而来，初非实在枯槁也。勉拟方：

每日服人乳两三次，间日鹅血一二次。

诒按：偏枯已属难治，更加以膈，愈难措手矣。方祇寥寥两味，而润液化瘀，通痹开结，面面都到。此非见理真切，而又达于通变者，不能有此切实灵动之方。愚意再增韭汁一味，似乎更觉亲切。

邓评：此二味均润导血液之品，人乳偏于润，鹅血偏于导，以治血液枯耗之膈，实良剂也。柳师加味，固无不可；倘参入竹油、姜汁，兼导痰浊，亦属相宜。

孙评：此等联络法，岂时下所能。非精于书卷，历练广阔者，万不能办。

谢评：人乳，色白者益气；鹅血，色红者和营。想必诸药弗受，出此食养之方，然溃堤决口势再难免，岂医之力者可济欤？

脉形细涩，得食则噎，胸前隐隐作痛。瘀血内阻，胃络不通，此膈证之根。

归须　白芍　白蜜　芦根　瓦楞子醋煅　韭汁　人参　桃仁

诒按：此瘀血膈也，脉证均合，用药亦专注在此。

邓评：认病既真，立方亦切。拟再参牛乳、姜汁。

谢评：启膈散与通幽汤亦无不可也。

瘀血挟痰，阻于胸膈，食则作痛，痛则呕吐，右脉涩数，唯左关独大且弦。是痰瘀之外，更有肝经之气火，从而和之为患，乃膈证重候。慎之。

归身　白芍　芦根　瓦楞子　红花　丝瓜络　橘络　竹油　白蜜

原注：以上三病，皆瘀膈也。第一证，从偏枯中想出血痹，用人乳以润其枯燥，鹅血以动其瘀血，此证非特刚剂不受，并柔补之药亦不可投，万不得已，而为此法，仍是润液化瘀之意，柔和得体。第二证，从胸前隐痛，而知其瘀阻胃络，用桃仁、醋煅瓦楞子以化其瘀。此证血瘀液涸，无论干姜不可用，即薤白辛温通气，亦与此隔膜。然非辛不能通，计唯用濡润之韭汁以通之，蜜、芦、归、芍奠安营分，以其液涸也。此病不见痰，所以纯从濡润去瘀之法。第三证见痰，所以瓦楞子、红花外，又加竹油一味。

邓评：噎膈之症，其肝经之气火理必相兼，特有微甚不同耳。方却轻清可喜。

以上三案，同属瘀膈，唯其中稍有异者，第一证偏于血液枯耗，第二证为瘀血而兼气弱者，此第三证则瘀血而更兼肝火亢盛矣。学者苟能一隅三反，则自可变化无穷耳。

孙评：分析精细，所谓如分水犀牛者，此也。

谢评：论病之法精妥，曲尽准绳机变，示人规矩格式。然病入膏肓，华、扁又奈之若何？唯心存灵犀而已！

湿热生痰，阻于胃脘，得食则噎，噎甚则吐，此膈之根也。

半夏　陈皮　川连　竹茹　白蔻　生姜　枳椇子　枇杷叶　楂炭

原注：指为湿热，想因苔带黄色也。用七圣散者，中有橘皮竹茹汤，又有温胆汤，两方在内，更加枇杷叶泄肺、楂炭消瘀、枳椇子消酒积。总不外湿热二字，此犹是膈之浅者。

邓评：此病必系酒客，苔质浊腻，故用药如是。

谢评：夷考七圣散方甚多，大率治风湿骨痛，而《证治汇补》七圣汤治噎膈，此七圣散当为七圣汤之误，前四案同此。

食已即吐，脉弦苔白，便溏尿清。湿痰内胜，被肝经淫气所冲。

旋覆花　代赭石　陈皮　半夏　莱菔子　生姜　茯苓　雪羹汤

邓评：食已即吐，尚非朝食暮吐，终有火也，仍可姜、连并用，参入方内，虽则湿痰内胜，但须姜重于连，即为合法。

谢评：痰浊中阻，化痰降逆为大法，旋覆代赭降上逆之痰气，二陈燥已盛之湿浊，小半夏加茯苓汤祛吐逆之饮邪，雪羹汤和失衡之胃气，可谓选方精要。

再诊：吐逆大减，胸前尚痞，嗳气不舒。

旋覆代赭汤、雪羹汤。

诒按：此证阴液未曾大亏，通阳开结，专理其痰，痰降而呕逆自减，尚非证之重者。

邓评：前方已合病机，故其吐逆大减；唯仍胸痞、嗳气不舒，究属痰气内结，务须宣痹，非赭石重镇所宜。

谢评：噫气不除，胸脘痞塞，用旋覆代赭汤，深得大论心法。

咽中介介，如有炙脔。痰气交阻为患。

苏叶　半夏　川朴　茯苓　竹茹　陈皮　石决明　牛膝

原注：此咽膈也。痰结于肺，用四七汤，以理其气；合温胆汤，以化其痰；去枳实换牛膝者，欲其达下焦也。

邓评：《金匮》四七汤，专能主治此症，唯气必挟火而逆，今加味最为中窾。

谢评：邓评点出石决明、牛膝之用原由，苏叶易苏梗更合拍。

得食多哕，许氏法主之。

丁香　陈皮　川朴　半夏　茯苓　甘草　枇杷叶　茅根

原注：此枇杷叶散去香薷一味也。此另是一种暑邪，

挟寒饮内停，或食瓜果，致中气不调，而呕哕者，不当深求之里也；去香薷者，无表证也。

邓评：此痰气阻遏于胃，故方以温胃祛痰理气。用枇杷叶、茅根者，恐内有郁热也，更借以宣达肺气。

谢评：病必夏至之先也，过恣生冷所得，和胃之另一法也，陈平、对金饮子、不换金正气散、藿朴夏苓诸方，皆可选用之。

食已即吐，本属胃病，宜用温通。然口虽干，苔反白，将吐之时，其味先酸。此必有肝火郁于胃腑，似与胃家本病有间。

左金丸合温胆汤、雪羹汤。

诒按：辨证精细，用药妥切。

邓评：将吐而先有酸味，是有肝火之着眼处；苦降辛通，正合此病。

谢评：脉证精要，选方地道。火之初起其苔色白，选苦辛通降，而非直折苦寒也，参入草果更妥，若苔现黄色，则非《金匮要略》黄草汤莫属也。

湿病门

脾阳不足，湿浊有余，少纳多胀，舌白脉迟。

茅术理中汤合四七汤。

诒按：此湿滞而兼气郁之证。

邓评：此症纯乎痰湿伤阳之象，故用药亦唯温通，毫无顾忌。

谢评：脾阳不足之湿系内湿，非温运弗效，附子、桂木、草果、砂仁直入之可也。

痹气门

胸痛彻背，是名胸痹。痹者，胸阳不旷，痰浊有余也。此病不唯痰浊，且有瘀血交阻膈间，所以得食梗痛，口燥不欲饮，便坚且黑，脉形细涩；昨日紫血从上吐出，究非顺境，必得下行为妥。

全瓜蒌　薤白　旋覆花　桃仁　红花　瓦楞子　玄明粉合二陈汤

诒按：方法周到，不蔓不支，拟加参三七磨冲。胸痹证，前人无有指为瘀血者。如此证，纳食梗痛，乃瘀血阻于胃口，当归入噎膈证内论治矣。

邓评：得食梗痛，便坚脉涩，却已能归入膈门。唯如此等方法，自有胆识。

谢评：胸痹膈证，两相交诊，证虽迭至，病因相关，盖痰瘀互阻也，逐瘀而行痰，病虽无下文，但立出一治法矣。胸痹证前代多指为阳微阴弦，责为瘀血痰浊交阻，曹氏始矣，不可不膺服也。

心痛彻背，是名胸痹，久而不化，适值燥气加临，更增咳嗽咽干，痰中带红，脉形细小，治之不易。

瓜蒌　薤白　枳壳　橘红　杏仁　桑叶　枇杷叶

诒按：既因燥气加临，痰红、嗌干，似当参用清润，如喻氏法。拟加旋覆花、南沙参、麦冬、桑皮。

邓评：咽干、痰红，或以胸痹之证，本有肝火郁窜于其间，未必新感燥气。拟加丹皮。

谢评：叙证明快，立方灵巧。唯痰中带血，宜入蛤黛之属。云燥气加临，必秋之季也，清燥凉润自不在言外也，如百合、沙参、细生地、芦根、瓜蒌仁之属。

脘腹痛门

心痛有九，痰、食、气居其三。三者交阻于胃，时痛时止，或重或轻，中脘拒按，饮食失常，痞闷难开，大便不通，病之常也。即有厥证，总不离乎痛极之时。兹乃反是，其厥也，不发于痛极之时，而每于小便之余，陡然而作，作则手足牵动，头项强直，口目㖞斜，似有厥而不返之形；及其返也，时有短长，如是者三矣，此名痫厥。良以精夺于前，痛伤于后，龙雷之火，挟痰涎乘势上升，一身而兼痛、厥两病。右脉不畅，左脉太弦，盖弦则木乘土位而痛，又挟阴火上冲而厥。必当平木为主，兼理中下次之。盖恐厥之愈发愈勤，痛之不肯全平耳。

川椒七粒　乌梅三分　青盐一分　龙齿三钱　楂炭三钱　神曲三钱　莱菔子三钱　延胡钱半　川楝子钱半　青皮七分　橘叶一钱　竹油一两

诒按：厥发于小解之时，其厥之关于肾气可知矣。用药似宜兼顾。立方选药，熨帖周到。

邓评：中脘拒按，痞闷便秘，究属不通之实象。唯肝气久郁，则阳内亢而化火生风，风阳升动则厥且痛矣。今转发于尿余者，以肝脉络阴器，尿则肝阴虚而风阳乘机陡动耳。始而郁极故痛厥，继则动甚故痫厥，横乘于中则痛，直升于上则厥。法当用酸苦辛药以制肝之旺气、疏肝之郁气，清火化痰，并具于内，故此方合病焉。唯连、柏、姜、萸，尚可参用也。

孙评：此等清灵贴切之方，岂能易得。唯神曲宜易姜、夏。柳氏云肾宜兼顾，一定之理，如代赭石、蒺藜之类。

谢评：论病精辟，非上手不足论此，邓评极具功力，所虑者，痫恐愈发愈勤也。乌梅丸抑或对症？

再诊：据述厥已全平，痛犹未止，便黑尿黄，右脉反弦，想诸邪都合于胃也，胃为腑，以通为补。悬拟方：

芍药　青皮　陈皮　黑栀　川贝　丹皮　楂肉　竹油　莱菔子　青盐　延胡

诒按：诸邪都合于胃，从右脉之弦看出，是病机紧要处。

邓评：便黑者，挟瘀故也，或为肝火所煅烁，理亦有之，然其粪必坚燥也。进酸敛而右脉反弦，是肝之旺气已减，故胃脉得较畅也，当属佳象。此方更觉松灵活泼。

谢评：药后厥平，其效甚速，药病相得也。厥去则除去治厥之药，右脉弦是肝旺之加，并非邓评肝旺已减，故入化肝煎也。

三诊：痛厥已平，尚有背部隐疼之候，腰部亦疼，气逆咳呛，脉形细数。想肝肾阴虚，气滞火升，肺俞、络脉因之俱受其伤也。

四物汤、旋覆花汤、二母、雪羹汤。

邓评：见证是肝家之气火留窜于络脉，宜加山栀、钩钩、丝瓜络，以清经络之郁火，更宜姜汁以反佐之。

谢评：此等余证，宜一贯煎加丹皮、陈皮、杏仁、栀子。

四诊：腰脊尚疼，咳嗽不止，苔白底红，脉形弦细。是阴虚而挟湿热也。

豆卷　蒺藜　黑栀　川芎　归身　麦冬　沙参　甘草

雪羹汤　半夏

原注：此素有痰积，又肾虚而相火上冲于胃，胃中痰饮阻滞窍隧，痫厥见焉。第一方用泄肝和胃法，以化其阻滞，合金铃子散以清肝火，加楂、曲以消食，菔子、竹油以化痰。厥平而痛未愈，故第二方用景岳化肝煎，以代金铃子散，兼以化痰。第三方通其络。第四方仿白蒺藜丸，专于治痰。

诒按：此证得力，全在前两方，疏肝化痰，丝丝入扣。

邓评：苔白痰也，底红火也，是火被痰遏之象，山栀须用姜汁炒乃妙。

麦冬、沙参，尚属勉强。

谢评：此证、此治、此效，非橘井高手焉得为之？

脾气素虚，湿郁难化，而木之郁于内者，更不能伸。所以，酸水、酸味，虽有减时，而灰白之苔，终无化日，无怪乎脉小左弦，脘胁胀痛也。此臌胀之根，毋忽。

附子理中汤合二陈汤，加川朴、香附、川芎、神曲。

诒按：似可参用柴、芍辈，于土中泄木。

邓评：脉既左弦，附子终怕碍肝，参用柴、芍自合，金铃子散亦所需要。

谢评：虽云脾虚木郁于内，尚不能除外肝郁之脾虚也，二者皆可为之膨胀，不可不慎也。

病分气、血，不病于气，即病于血，然气、血亦有同病者。即如此病，胃脘当心而痛，起于受饥，得食则缓，岂非气分病乎？如独气分为病，理其气即可向安，而此痛虽得食而缓，午后则剧，黄昏则甚，属在阳中之阴，阴中之阴之候，其为血病无疑。况但头汗出，便下紫色，脉形弦细而数，更属血病见证。但此血又非气虚不能摄血之血，乃痛后所瘀者，瘀则宜消，虚则宜补，消补兼施，庶几各得其所。

治中汤合失笑散。

另红花、玄明粉为末和匀，每痛时服二钱。

原注：分明两病，一是脾虚，气分不能畅达而痛，得食则缓，宜补可知。然人每疑痛无补法者，以痛必有痰气凝滞也。先生用理中以补脾，即加青皮、陈皮以通气；至便紫脉弦数，肝家之血必有瘀于胃脘者，此时不去其有形之瘀滞，痛必不除，病根不拔也。此种病，世医不能治，往往以为痼疾，不知不去瘀，则补无力，徒去瘀则脾胃更伤。先生则双管齐下，立案清沏，度尽金针，非名家恶能如是。

邓评：其痛起于受饥，得食则缓，是中虚无疑，非甘温补中以缓肝不可。唯便下紫黑，则为血瘀所致，自宜兼导。方案朗若眉列，洵非老手不办。至于但头汗出者，必有肝阳郁冒，金铃、白芍、蒺藜等，尚可加入。

末药须用参汤过下，方不戕伐中气。

孙评：理中加青、陈皮，名治中汤。用法颇巧。

谢评：病起于气分，止于血分，由气入血，故气血两调，理中以补脾，二皮调气，失笑治血也，遣方用药，周密细致，面面俱到。

胃脘当心而痛，少腹气升，呕吐酸苦痰涎，脉形弦数。显系寒热错杂之邪，郁于中焦，肝属木，木乘土位，所有积饮，从此冲逆而上，病已年余，当以和法。

附子理中汤加川连姜汁炒、川椒、黄柏、归身、细辛、半夏、桂枝、乌梅肉。

原注：此连理汤合乌梅丸。吐涎酸苦，是胃中错杂之邪，用姜连、半夏以化之，逆冲而上之肝气，用乌梅法以和之。

诒按：半夏反附子，在古方多有同用者，然可避则避之，亦不必故犯也。

邓评：据其呕吐酸苦，脉形弦数，则肝胆郁火必盛，虽属寒热错杂，附子究恐有碍郁火，若竟服乌梅丸则有碍。

孙评：少腹气升，当用旋、赭以镇之，恐其肝气上逆而散也。

谢评：言病已年余，知其已入厥阴，方证相合，妄评则生枝蔓也。

胃脘当心而痛，脉形弦数，舌绛苔黄，口干苦，小便赤。一派火热之象，气从少腹上冲于心，岂非上升之气自肝而出，中挟相火乎？

化肝煎　芍、青、栀、泽、丹、陈、贝。

邓评：确系热厥心痛，宜与金铃子散合用，或可参清肝蠲痛饮，则较能着力也。

孙评：景岳法之所以不善者，其立方多夹杂之故也。如名为化肝，何得用贝清肺，若用连，则名实相符矣。

谢评：论病处方，淋漓尽致，毫无形迹之嫌，邓云合金铃子散效更佳。

脘痛下及于脐，旁及于胁，口干心悸，便栗尿黄，脉弦而数，此郁气化火也。

化肝煎合雪羹。

原注：此景岳化肝煎也。必肝有实火者可用，口干、脉数、尿黄是其的证也。

邓评：郁火脘痛，每多挟痰，故参雪羹于化肝煎内。

谢评：此证若施之金铃子散加丹栀似觉更合拍，或合四逆散亦可。

中焦失治为痛，以治中汤为法，是正治也。不知中焦属土，土既虚不能升木，木即郁于土中，亦能作痛，以逍遥散佐之，更属相宜。

治中汤、逍遥散、雪羹。

诒按：此木郁土中之病，立方妥帖易施。

邓评：为木郁而佐以逍遥散者，其脉必兼弦象可知。雪羹参入方内，似属不妥。

谢评：治中汤不能全功，则次投逍遥以疏木之郁可也，主次宜别焉。

瘀血腹痛，法宜消化。然为日已久，脾营暗伤，又当兼补脾阴为妥。

归脾汤去芪、术，加丹参、延胡。

诒按：此病用补，是专在痛久上着眼。

邓评：立方如是，当必有怔忡、不寐之症。

谢评：芪、术未必去，气行则血行，金铃、失笑之属皆可入也。

当脐胀痛，按之则轻，得食则减，脉形细小而数，舌上之苔左黄右剥，其质深红，中虚伏热使然。

治中汤加川连、雪羹。

诒按：此等证不多见，立方亦甚难，须看其用药的当处。

邓评：此必连重于姜，方不有碍伏热。

孙评：苔剥是阴已受劫，当参白芍合戊己意。

谢评：既云中虚伏热，入川连而为连理汤意，而胃属分金之炉，寒者自温，热者自清，滞者自化矣，寒热并用之秘法也。

少腹久痛未痊，手足挛急而疼，舌苔灰浊，面色不华，脉象弦急。此寒湿与痰，内壅于肝经，而外攻于经络也。现在四肢厥冷，宜以当归四逆汤加减。

当归小茴香炒　白芍肉桂炒　木通　半夏　薏仁　防风　茯苓　橘红

诒按：寒湿入于肝经，病与疝气相似，治法亦同。

邓评：此营虚挟寒邪，立方殊平妥。

谢评：用当归四逆，重在治厥冷也。导气汤合理中汤似觉可投。

再诊：少腹之痛已止，唯手冷挛急未愈。专理上焦。

蠲痹汤　防、羌、姜黄、归、芪、草、赤药。去防，合指迷茯苓丸。

邓评：营气未复，上焦之寒痰未解，方法转换得当。

谢评：何以去防？抑或防之耗营欤！

少腹作痛，甚则呕吐，脉右弦左紧俱兼数，舌苔浊腻，口中干苦，头胀尿赤。此湿热之邪内犯肝经，挟痰浊上升所致。泄之化之，得无厥逆之虞为幸。

旋覆花汤　三子养亲汤苏子、白芥子、莱菔子　金铃子散

另，乌梅丸。

诒按：旋覆、金铃以止痛，三子以除痰，更用乌梅丸以泄肝，所以面面都到也。

邓评：此肝经气火与湿热交阻，似不如金铃子散合清肝蠲痛饮为善治。

谢评：金铃子散合乌梅丸可也，三子、旋覆花汤不参亦效。

再诊：呕吐已减，白苔稍化，头胀身热亦缓。唯腹之作痛、便之下痢、脉之紧数，以及口中之干苦、小水之短赤，尚不肯平。肝经寒热错杂之邪，又挟食滞痰浊为患也。仍宜小心。

葛根黄芩黄连汤加延胡、楂炭、赤苓、陈皮、莱菔子。

另乌梅丸。

诒按：想因下利较甚，故用药如此转换。

邓评：此病内挟湿热，乌梅丸似可不必。

谢评：邪从厥阴转出少阳，有是证，用是药，缓急轻重，条理分明。

三诊：余邪流入下焦，少腹气坠于肛门，大便泄，小便短，舌苔未净，更兼痔痛。

四苓散合四逆散，加黄芩、黄柏、木香。

诒按：至此而内伏之湿热，从两便而外泄矣。

邓评：前两方敛降太过，故有此余邪下陷之象。是方堪称熨帖。倘再参入防风、白芍以疏泄厥阴，似较周到。

谢评：黄芩汤合四逆散似更合拍，合调少阳厥阴，导邪外出，庶可平复。

肝脉布于两胁，抵于少腹，同时作痛，肝病无疑。肝旺必乘脾土，土中之痰浊湿热，从而和之为患，势所必然。

逍遥散 柴、荷、苓、术、归、芍、草加栀、丹。合化肝煎。

诒按：此治肝气胁痛，诚然合剂，案所云湿热痰浊，虽能兼顾，嫌未着力。

邓评：香附、旋覆等尚宜增入。

化肝煎内有栀、丹，不必再加于逍遥散下。

谢评：不若四逆散单刀直入，参入半夏、苍术、橘红、浙贝。

气结于左，自下而盘之于上，胀而且疼，发则有形，解则无迹，甚则脉形弦数，口舌干燥，更属气有余便是火之见证，急须化肝。

化肝煎

诒按：凡肝气上逆者，多挟木火为病，故化肝煎为要方。

谢评：盖肝生于左，气火共治，化肝煎为上。

中脘属胃，两胁属肝，痛在于此，忽来忽去。肝胃之气滞显然，已历二十余年，愈发愈虚，愈虚愈痛。气分固滞，血亦因之干涩也。推气为主，逍遥散佐之。

肉桂　枳壳　片姜黄　延胡　炙草　逍遥散

邓评：拟再加通络之品。

谢评：肉桂不及桂枝，香附、郁金、川楝子之属可入。《济生方》推气散仅桂心、枳壳、姜黄、炙草，主又胁痛。

再诊：病势不增不减，诊得左脉细涩，右部小弱。气血久虚，致使营卫失流行之象，非大建其中不可。

肉桂　归身　白芍　川椒　饴糖　干姜　陈皮　炙草　砂仁

原注：前方严氏推气散也。先生谓左胁作痛，是肝火，用抑青即左金以泻心平木。右胁作痛，是痰气，用推气法以理气化痰。按姜黄入脾，能治血中之气；蓬术入肝，能治气中之血；郁金入心，专治心胞之血；三物形状相近，而功用各有所宜。

诒按：久病中虚，故转方用大建中法。

邓评：想必痛时喜按，故可大建其中。

总嫌少通络之品。

抑青者，用吴萸炒川连，仍去萸是也。

谢评：大建中治寒冲皮起，有头足，病在大腹，今病在肝胃，似以当归小建中和营止痛更合拍。又，邓评抑青者，用吴茱萸炒川连，非也，《丹溪心法》抑青丸乃单味黄连为丸。

腹左气攻胀痛，上至于脘，下及少腹，久而不愈，疝瘕之累也。痛极之时，手足厥冷、呕逆，当从肝治。

当归四逆汤　归、桂、芍、草、辛、通、姜、枣。合二陈汤。

吴仙散吴萸、茯苓。

诒按：病偏于左，更加肢厥，此肝病确据也。

邓评：此寒入厥阴之候，其脉当见迟细弦象。

谢评：此证当归四逆合《医方集解》导气汤效捷，吴仙散出《朱氏集验方》，治头痛、背寒、呕酸、腹胀、不食皆效。

再诊：痛势已缓，尚有时上时下之形，邪未尽也。

吴仙散合良附散、二陈汤，去甘草，加当归（小茴香炒）、白芍（肉桂炒）。

邓评：积寒渐解，尚有时上时下之形者，肝之厥气未和也。

谢评：所论疝瘕，甚合古义，唯今之疝，义狭至卵股，不可不知。

疝气门

狐疝，卧则入腹，立即出也。

补中益气汤

另，金匮肾气丸合小安肾丸香附、川乌、茴香、椒目、川楝、熟地。

原注：疝气一症，论其本末，有不由气虚而湿浊随之下陷者，故以补中益气汤为主方，俾脾之清气得以上升，则小肠膀胱之浊气自然下降。又有挟劳倦外感而发者，方中柴胡借用亦妙，寒加温药，湿火甚加知、柏。

诒按：此因下坠过甚，故用补中以升清气，其实亦非治疝正法也。

邓评：《金匮》治狐疝，出一蜘蛛散，以攻阴毒之邪，取以毒攻毒之义。今挟脾肾气虚，故备方如此。可见良工治病，应变无穷矣。

孙评：柳氏指点确切，可见治病不宜拘执。

谢评：此狭义之疝，学者当留意焉，非上案之疝也。

脾宜升主健，胃宜降主和。此病气升而呕，胃不降也；疝气下坠，脾不升也。而所以升降不调者，由脾虚下陷，湿痰中结，而冲逆于胃脘也。理其中阳，则上下自调。

六君子汤加干姜、青皮、小茴香、萆薢、九香虫。

诒按：此因呕吐有上逆之势，故不用补中，而变法治之。

又按：此证若用乌梅丸，则上下均在治中，缘痛呕、疝气，均由肝病故也。

邓评：脾胃之升降不调者，不独由于湿痰中结，抑且因乎肝邪内扰也。

谢评：柳按眼目甚明，乌梅丸的证。

再诊：治中胃痛已和，疝气仍然下坠。拟于补脾之外，佐以补肾，使其火土合德，则阳旺于中，而生气勃然，不升自升矣。

香砂六君丸合金匮肾气丸。

诒按：此证从肝经着意，似较灵动，专补脾肾，犹恐涉于呆实。

邓评：胃痛已平，温中之效。疝气仍然下坠，则失于治肝故也。虽佐补肾，犹未尽然。

谢评：治病求本，此之谓也，览大医临证处方用药，如啖佳肴也。

狐疝，原属肝经之湿，随气下陷，脾阳必衰。而今夏多食冷物，阳气又被所遏，苔白不干，指冷脉小，右睾丸胀大，当以温散。

大顺散干姜、肉桂、杏仁、甘草。加当归、木香、荔枝核。

诒按：此因生冷伤中，故用大顺，亦非治疝正法。

邓评：纯属阴寒见象，当以温散无疑。如肾气、理中，以及补中益气丸类，亦可随宜辅用。

谢评：先治标，后固本，金匮肾气丸、补中益气丸为善后之选。

瘕癖门

寒气客于肠外，与血沫相搏，脐下结瘕，胀大下坠，不时作痛，痛则气升自汗，脉形弦涩。此为臌胀之根。毋忽。

吴萸　茯苓　当归　川楝子　橘红　乌药　香附　楂肉

诒按：既因于寒，似可再加温通之品。既与血沫相搏，似宜兼和营血。

邓评：似尚可加桂、芍、延胡、牡蛎之属。

谢评：大建中汤、导气汤、失笑散合方亦可图之。

瘕聚脘中，久而不化，变为攻痛升逆，妨食便坚，理之不易。

川楝子　延胡　当归　白芍　陈皮　鳖甲　红花　血余　茯苓　牛膝　丹皮

诒按：此病之偏于血分者，故方中兼用疏瘀之品。特所叙病情，尚无瘀血的据。

邓评：妨食便坚，将有成噎膈之虑矣。如瘕聚中脘，必当兼理痰气，专于导血，尚未尽然。

谢评：一个“久”字，标出病已深入，行之，攻之，破之，唯恐久而耗气，宜入益气之品，一则气行则血行，二则防攻耗之气馁。

最虚之处，便是容邪之处，肝络本虚，隐癖久踞，中宫又弱，隐癖潜入其间。欲治此病，培补肝脾为主，和化次之。

归芍六君子汤加鸡内金。

另小温中丸。

诒按：此亦虚实兼治之法，然而收效甚难。

邓评：凡隐癖僭于中宫，其脾土必弱，故宜培补兼和化之法，今更参用小温中丸，想有成臌之患。

谢评：扶正即所以祛邪，内金磨癖而不伤正。枳术、鳖甲煎丸亦可酌参间服。此小温中丸为《丹溪心法》方，非《鸡峰》方也。

脉来细而附骨者，积也。已经半载，不过气行作响而已。而其偏于胁下者，牢不可破，是寒食挟痰，阻结于气分也。此等见证，每为胀病之根。

理中汤加神曲、茯苓、半夏、陈皮、麦芽、旋覆花、枳壳、归身。

邓评：积于胁下，邪在肝络。拟加金铃、延胡、肉桂，以平肝散结。

谢评：病在气分，宜入香附、郁金、三棱、莪术，以行结气也。或以推气散合理中汤加牡蛎、鸡内金、鳖甲、香附、郁金如何?

再诊：胁下隐癖，牢不可破，其气或逆或攻。必温化以绝胀病之根。

理中汤合二陈汤，加川朴、枳壳、神曲、竹油、旋覆花、白芥子。

诒按：议论则见微知著，用药则思患豫防，此为高识。

邓评：此症更必有痰饮留积，白芥子亦为要品。唯竹油阴寒，似属不妥；苟其正气未衰，控涎丹当用也。

谢评：积瘕日久，病已入络，非旬日可下，温中化痰虽不失一法，但行气破积之品亦未尝不可早入也。

食入而痛，是有积也。积非一端，就脉弦数、二便黄热、干咳不爽、面黄苔白言之，必有湿热、痰食互相阻滞，经年累月，无路可出，无力以消。

茅术　川芎　楂炭　神曲　川贝　山栀　赤苓　杏仁　枇杷叶露

诒按：此越鞠丸加味也。愚意再加白芍、枳实。

邓评：据此症脉，是火被寒郁，为郁火腹痛之候。

然食入而痛，或有蛔动于中也，以并无食积见端耳。拟加椒、萸、梅、连之属。

孙评：食入而痛，痛在胃也。纵使有痰，亦当从脾胃着想，如二陈之类。何得用贝、杏治肺。

谢评：干咳不爽则用杏、贝、杷，越鞠丸为正治法。亦可兑服枳术丸。

寒热后，脘左隐癖作疼，脉形弦细，舌苔浊厚。湿热痰食，交相为患。

二陈汤去甘草，合鸡金散砂、沉、陈、鸡、香橼。

加苏梗、楂肉、青皮。

诒按：此尚是初起实证，故用攻消法取效，立方亦极平稳。

邓评：起于寒热之后，内有留邪可知。唯癖疼偏左，脉细兼弦，此湿热痰食之中，更必挟肝气为患也。宜参金铃子散兼平其肝。

谢评：丹、栀、金铃、香附、焦三仙、郁金宜入也。盖肝以弦为主，痰湿以滑为主。

再诊：脘左之隐癖渐消，舌上之浊苔渐化。仍宗前法，参入补脾之品。

前方去苏梗，加于术、炙草。

另服水泛资生丸。

邓评：参入健脾之品，以消余留之积，是为合法。

谢评：想食积痰湿已消，肝气亦趋和缓也。

隐癖踞于胁下，肝经病也。

化肝煎

诒按：此亦初起之病，想由肝郁而起，故专从泄肝立法。但恐药轻不能奏效耳。

原注：前证湿热居多，此证肝火为重，相机而治，各有条理。

邓评：如此分经辨络，确无移易。化肝煎未始不合，尚恐不足以消其隐癖，再合金铃子散可也。

谢评：如是化肝煎可先入为主，合二陈、生牡蛎、鸡内金、曲、楂可也。

疟久，邪深入络，结为疟母。疟母在左，自下攻逆。加以右胁结癖，上下升降俱窒，无怪乎中宫渐满，理之不易。

鸡金散加枳壳、姜黄、白芥子、竹油。

另，鳖甲煎丸。

原注：左，属血属肝，疟邪滞于血中，主以鳖甲煎丸。右，属气属胃，或痰或食，主以鸡金推气，加竹油、白芥子。

诒按：此两层兼治之法。

邓评：左右结痞，最易延成中满。而迎头施治，理路肃清。

谢评：此症鳖甲煎丸为正治，然癖结久踞，洵非易事也，间服枳术丸。

肿胀门

营血本亏，肝火本旺，责在先天。乃后天脾气不健，肝木乘之。所进饮食，生痰生湿，贮之于胃，尚可从呕而出，相安无事；迟之又久，渗入膜外，气道不清，胀乃作焉。脾为生痰之源，胃为贮痰之器。若非运化中宫，兼透膜外，则病势有加无已，成为臌病，亦属易易。夫脾统血，肝藏血，病久血更衰少，不得不佐以和养。古人之燥湿互用，正为此等证设也。

归芍六君子汤去参、草，加白芥子、莱菔子、车前子、川朴、苏子、腹皮、竹油、雪羹。

诒按：用药虚实兼到，亲切不浮。

邓评：久呕之后，痰饮渗透膜外，致成臌胀者甚众。此案论病透彻，立法精当。

陈、朴、芥、菔、大腹等，即景岳廓清饮，能治湿热痰饮之胀。

谢评：理清质朴，无复他言。唯“肺为贮痰之器”出自《证治汇补》，胃为贮痰之器何从出也？

诸腹胀大，皆属于热；诸湿肿满，皆属于脾。脾经湿热交阻于中，先满后见肿胀，肤热微汗，口渴面红，理之不易。

防已　茯苓　石膏　腹皮　陈皮

邓评：此《金匮》之木防己汤加减，其所以去桂枝之温者，为热多故也。然观其转方，仍诸恙不减，或者须藉桂枝以温通气化，始能效耶。若谓病重药轻，再加鲜地、知、麦等味，恐究非胀病所宜，既云湿满三焦，何不竟用子和桂苓甘露饮治之？

孙评：解书确合。

谢评：必肿满甚，故以木防已汤，以方测证，当有心下坚满。

再诊：湿热满三焦，每多肿胀之患，如邪势偏于下焦，小便必少，前人之质重开下者，原为此等证而设。然此病已久，尚盛于中、上二焦，胡以中、上两焦法施之？诸恙不减，或者病重药轻之故。将前方制大其剂。

竹叶　石膏　鲜生地　麦冬　知母　半夏　五皮饮

原注：此十二岁女子，腹暴胀大，面跗俱肿，面红口渴，小便黄。此证属热，所见甚少。

诒按：此等方治胀病，非有卓见者不能存之，为临证者增一见解。

谢评：既云诸恙不减，则方证不合，况此等顽症，先投廓清饮或越鞠丸等亦胜过木防己汤。方非前方，乃竹叶石膏汤变通清热和胃，五皮以祛其水湿，所期满消肿除耶？

脘腹膨胀，二便失调，经络酸痛，四肢无力，脉形弦细，舌苔白腻而厚。此湿邪内郁。当用苦辛宣泄。

茅术　川芎　香附　黑栀　神曲　腹皮　川朴　赤苓　泽泻　蒌皮

诒按：此亦湿郁而化热者，故兼用栀、蒌清泄之品。

邓评：纯乎湿胜见端，何以知其湿中有热，兼参栀、蒌，不用姜、桂。读案语二便失调，其眼在小便黄少可知。盖此等证最易误作寒湿医，而用热药。

脉细而弦，是脾弱而兼木郁；苔白而腻，知湿胜且有热蒸，俾湿热化解，脾健木达，则诸恙向安矣。

谢评：湿郁而达四肢，当入蚕砂、桑枝、薏仁、防己。

再诊：诸恙向安，肢体无力，健脾为主。

香砂六君子汤

原注：此越鞠改方，而加胃苓之半。本方治湿郁，其眼在舌苔白腻而厚，在所必效，余每借以治黄疸亦效，挟痰头项痛亦效。

孙评：越鞠治疸，想系气、湿、热三者交阻而成之症。若头项痛挟痰者必兼郁乃效，且须加涤痰之味方妥。

谢评：宜入黄芪，《理虚元鉴》谓之墙垣也，颇赞其功。

脾主湿，湿因脾虚而郁，郁蒸为热，所以隐癖僭逆中宫；大腹胀满，纳少便溏，面黄尿赤，咳嗽，身热时作，脉息弦细，极易成臌。

越鞠丸附、苍、芎、曲、栀。鸡金散，加赤苓、青蒿、黄芩、川朴。

原注：此越鞠证，而兼隐癖。湿化热者，故合鸡金消癖，苓、蒿化热。

原注：以上越鞠丸证。大约越鞠治无形湿热之痞，从泻心化出；鸡金治有形食积之癖，从陷胸化出。且如脘痛门中，郁痰作痛，脉数多渴者，用清中蠲痛汤。山栀（姜汁炒）、干姜、川芎（童便炒）、黄连（姜汁炒）、苍术（童便浸切麻油炒）、香附（醋炒）、神曲（姜汁炒）、橘红、姜、枣。治中脘火郁作痛，发即寒热。中以寒热为主，即越鞠加姜、连、橘、枣。可知此方治气、火、湿、食、血五者之郁，信极妙矣。说者以栀主火，术主湿，香附主气，芎主血，曲主食，分为五郁，似可不必，正如五音必合奏而始和也。

邓评：大腹胀满，臌之候也；咳嗽、身热，劳之象也。乃营卫阴阳并伤，用药则宁偏于燥，未可偏滋，如归、芍以养营制木，亦正不妨添入耳。

孙注：鸡金散、砂、陈、沉、鸡、香橼。

谢评：臌候、劳象，湿热气血使然，究非易治，宜循序缓图之，所法示人规矩。

大腹胀满，已经四十余日，近来气更急促，足跗浮肿，尿黄口干，脉形弦数。湿热之邪，因气而阻，因食而剧，理之不易。

廓清饮　廓清饮用芥陈朴，枳泽茯苓同大腹，菔子生研壅滞通，气逆胀满均堪服。去芥、枳，加黑栀、猪苓、苏梗、川连、香附。

原注：温药留手处，在“口干尿黄”四字。

邓评：大腹胀满是病也，尿黄口干是证也，脉形弦数是脉也，凭证脉以推求，则是病之系乎何邪，自无遁情矣。

谢评：湿热之邪为患，肝肾之阴已亏，气郁从中作梗，理之自然非易事也。

脾虚则湿热内郁，为臌。从去郁陈莝例治之。

廓清饮去芥，加苏叶、香附、冬术。

另小温中丸朝暮各钱半。

诒按：腹满由于脾之不运，其所以不能运者，痰也、湿也、浊也、气也、瘀也。故方中多用疏气化痰、清利湿热之品。

邓评：此方亦仅疏化湿热，胡必拘拘于芫花、戟、遂等峻以攻导欤。用廓清饮法去芥子者，想病不重于痰饮故也。

谢评：百病皆生于气，肝为万病之贼，臌不离气、肝，余为枝叶。

大腹主脾，腹大而至脐突，属脾无疑。然胀无虚日，痛又间作，舌苔薄白，脉息沉弦，见于经期落后之体，显系血虚不能敛气，气郁于中，寒加于外，而脾经之湿，因而不消。

逍遥散合鸡金散，加香附。

诒按：沉弦与沉细不同，沉细色萎则理中证。此证拈住“郁”字，故用逍遥。

邓评：脉息沉弦，尚非血虚不能敛气之比。

是病之大概，不越中寒木郁；立方之大意，亦不外乎温中达木。拟加吴仙散可也。

谢评：脐突而胀无虚日，胀已甚矣，宜入广木香、大腹皮、大腹子。

单腹胀，脾气固虚，久则肾气亦虚，大便溏者，气更散而不收矣。所用之药，比之寻常温补脾肾者，当更进一层；然用之已晚，惜乎。

附桂理中汤加肉果、当归、牡蛎、木瓜、茯苓、生脉散。

诒按：案云较之寻常温补，更进一层，观方中所加肉果、当归，是启峻法也。

邓评：虚寒腹胀，固当责之脾肾。至偏于肾虚或偏于脾虚，须观其胀处之甚于小腹，抑或脘腹矣。参入生脉者，想其舌光苔微也。

谢评：由脾及肾，气虚便溏，四神丸亦非不可，若加黄芪更妙。《张氏医通》启峻汤则黄芪、陈皮、沉香皆备矣，麦味似可不入。

大腹胀满，便溏，舌苔冷白，干喜热饮，肤热脉数。脾阳大虚，无力运化湿浊，而成臌也。理之棘手。

附桂治中汤加木瓜、草果、当归。

邓评：此阳虚挟湿热之候，固宜理中汤为急，然后兼清湿热，层次未尝不合。予拟东垣升阳除湿法，参入五苓为善。然不治者多矣。

谢评：肤热脉数乃虚阳外浮之证，愚意直予白通之属，单刀直入，省却许多枝蔓。

再诊：进温补四剂，腹胀渐和，其邪从下焦而泄，所以大便作泻。然肤热未退，小便未长，干欲热饮，胃不思谷，白苔已薄，舌质转红。中阳稍振，湿热未清。

理苓汤

原注：舌苔冷白，是桂附把柄。四剂而能便泄，邪从下出，中阳尚好，脾气尚未衰尽。更以舌质转红，知湿热

壅甚，所以转方减去附桂。参术已足扶脾，外加四苓驱湿而已。

谢评：湿热尚存商榷，是阳虚寒湿转湿盛而已，云湿热而予理苓汤甚牴牾也，欲热饮则为明证矣。

大便作泻，小水又长，肝、脾、肾三经即有阴邪，亦可从此而消。何以隐癖尚踞于中，腹胀不和，是阳虚也。

四君子汤加黄芪、当归、桂枝、附子、陈皮、肉果、沉香、干姜、牡蛎、鳖甲、鸡内金。

原注：此启峻汤也，附子理中加黄芪、当归、肉果，比附子理中更进一层。

邓评：阴邪之所以不消，阳虚无力以运之也。

于峻补之内存疏启之意，故曰启峻。

谢评：阳虚寒臌之一法，一言以蔽之，温运也。

太阴腹满，寒湿有余，真阳不足，脉弦，下体不温，干不欲饮，妨食气短。其势颇险。拟以温通化湿法。

附子茅术治中汤加川朴、半夏。

诒按：此亦通补兼施之法。

邓评：脉弦、妨食、气短，似乎寒饮之内，更挟木气之郁。

谢评：真武汤加广木香、焦三仙、厚朴可也。

温补元阳，浮肿、胀满有增无减，阳之衰也极矣。

脐平脉迟之候，非温不可，非补亦不可；然温补亦不见长，盖下泄者肾更伤耳。

附子理中汤合四神丸、来复丹。

诒按：此法较肾气丸更进一层。

邓评：浮肿、胀满，每每有湿热风气之邪，温补不合者恒多。

此病何不进禹余粮丸。

谢评：何以不进附子汤？

太阴腹满，寒湿使然，阳若不旺，势必成臌。

附子理中汤加川朴、大腹皮、泽泻、猪苓。

诒按：此脾阳不振，寒湿停滞之证，故用温化法。

邓评：寒湿不化，必用温热通阳，譬若离照当空，阴霾始散也。

谢评：用药遣方妥帖平缓。

中满者，泻之于内，其始非不遽消，其后攻之不消矣，其后再攻之如铁石矣。此病虽不至如铁石，而正气久伤，终非易事也。

治中汤、五苓散。

原注：以上皆理中加减法也。因记当年侍先生时，问理中之变换如何？曰：理中是足太阴极妙之方，加以中宫之阳气不舒，用干姜者取其散；少腹之阳气下陷，用炮姜

者取其守；其变换在大便之溏与不溏。湿甚而无汗者用茅术，湿轻而中虚者用冬术。其变换在舌苔之浊与不浊。此本方之变换也。设脾家当用理中，而胃家有火，则古人早定连理一方矣。设气机塞滞，古人早定治中一方矣。设脾家当用理中，而其人真阴亏者，景岳早有理阴煎矣。其肾中真阳衰者，加附子固然矣；其衰之甚者，古人又有启峻一方矣。此外，加木瓜则名和中，必兼肝病；加枳实、茯苓，治胃虚挟实。古人成方，苟能方方如此用法，何患不成名医哉！因附录之，以为用理中之法。

邓评：单单腹胀，脾阳必伤。虽有实邪，慎勿遽用攻泻。

孙评：说得透彻可法。

谢评：理中者，理中焦。先生详述其加减应用，出神入化，显得游刃有余，然阳明寒者加吴茱萸，气滞痰阻入砂仁、半夏，及肾阳虚者必加附、桂。又治中汤载宋代朱肱《类证活人书》。

诸湿肿满，皆属于脾。因劳倦所伤，内湿与外湿合而为一，郁于中土，致太阴之气化不行。治病必求其根本，先以实脾法。

川附　于术　茯苓　陈皮　草果　大腹皮　乌药　木瓜　泽泻

诒按：案云实脾，而方中仍属温通之品，此非实脾正法也。

邓评：此俾脾阳运而足以化湿之意，毕竟湿兼寒者相宜。

孙评：肿满因此而起者居多。

谢评：此正治法，循规蹈矩而矣。实脾饮适于寒湿困脾，真武汤施之脾肾阳虚之水湿，术、附、苓为其所共，缘脾阳虚者肾阳已馁也，医者不可不察。

初起痞满，继增腹胀，脐突筋露，足跗浮肿，大便溏泄。此湿热内蕴，中虚不化，势从下走也。用药最为棘手，且从口苦、舌红、小便短赤立方。

桂心　茯苓　猪苓　白术　泽泻　石膏　寒水石　滑石

诒按：此河间甘露饮也。用五苓以降湿，三石以清热。

邓评：此等方法，非洞彻病情者则不可浪用。必须脉形洪数者，始能放胆用之，恐其湿热未去而中阳已惫也。

孙评：口苦、舌红、尿短，是阴已大伤，化源欲绝，岂宜再以三石沉寒泻其实火。总之如此险症，挽回非易，虽有良法，终于无济。

谢评：祛湿有余，消胀不及。湿之为患，兼邪颇多，以湿热为例，清利则耗阴，芳化则助热，治当循序渐进，及时调整方药，无太过，无不及。

咳而腹满，经所谓三焦咳也。苔黄干苦，卧难着枕，肢冷阳缩，股痛囊肿，便溏尿短。种种见证，都属风邪湿热，满布三焦，无路可出，是实证也，未可与虚满者同日而语。

桑皮　骨皮　苓皮　蒌皮　大腹皮　姜皮　防己　杏仁　苏子　葶苈子　车前子

诒按：湿热壅盛，脾不输运，肺不肃降，故立方专用疏化，仿五皮五子法。

邓评：肢冷、阳缩，湿热阻遏其阳气故也。断其为湿热实证者，全在苔黄干苦见处。盖一病有一病之关键，不可移易之理。此方选药亦善。

谢评：辨证确，立方准。

中阳不足，寒湿有余，脘痞纳少，舌白便溏，脉细小。法当温化，即平为妙。

茅术理苓汤加大腹皮、鸡内金、葛花、川朴。

邓评：见证纯乎寒湿，宜于温化无疑。方用葛花，必系酒客。

谢评：酒本辛甘大热，甘助乎湿，辛湮于寒，是以寒湿有余也。

再诊：温化不足以消胀满，阳之虚也甚矣。重其制以济之。

茅术钱半　川附钱半　干姜钱半　党参三钱　肉桂七分

防风二钱　茯苓三钱　五加皮三钱　陈皮一钱

邓评：进此方而即效，足证第一方尚是病重药轻。凡胀满系阳虚挟寒者，非温热大剂不可。

谢评：加防风、五加皮者，想湿已流淫关节矣。

三诊：诸恙向安，仍守前法，以祛留湿。

川附一钱　桂枝一钱　党参三钱　生于术钱半　干姜四分　茯苓钱半

诒按：茅术改于术，想重浊之白苔已化也。此证纯以温化得效，所谓阳运则湿自化也。

谢评：后二方变自真武汤、附子汤，想脾阳久虚，肾阳亦馁也。

隐癖日久，散而为臌，所以左胁有形作痛，大腹渐满，便出红色垢积。更兼脘中因食而痛，久吐痰涎带瘀。元气益虚，竟有不克支持之象。收散两难，洵属棘手。

香橼皮　人中白　桃仁泥　鸡内金　炙鳖甲　射干　牡蛎　川贝母　陈皮　砂仁　雪羹

诒按：《别录》谓：射干治老血作痛。

邓评：此乃痰、瘀、食积错杂为患，再加元气益虚，治之难矣。

谢评：辨为元气益虚，何不投之培元之品？反行之，消之，磨之，不虑元气更虚乎？方中应参入参、归、芪辈。

再诊：大便之红积已除，胃中之痰涎仍泛，大腹之胀满如此，何堪磨耐。

前方去陈、贝，加瓦楞子、延胡、丹参、鲜藕。

原注：此癖散成臌，上下见血，分明有瘀，消瘀消癖，一定之理。无如此证元气大亏，不任攻消，又不可补，乃组织此化瘀化癖，不甚克伐之方。病虽减半，究属难痊。

邓评：今红积已除，痰涎仍泛，何转方反去陈、贝之祛痰，而加延、丹之导瘀？不无背谬。

谢评：此等瘕癖之症，虽医中上手，亦棘其途，何得之旬日可愈耶？久图亦难获微效矣。权宜之下，人参、炒于术、砂仁、鳖甲、鸡内金为散久图如何？

素有隐癖，肝脾之不调可知。去年血痢于下，痞结于中，久未向愈，大腹胀满，尿赤舌黄，脉形弦细而数。湿热内聚，脾虚无力以消，极易成臌。毋忽。

归芍异功散加川连、川朴、木香。

另，枳实消痞丸、小温中丸。

诒按：立方稳实。唯归芍异功，似嫌补多消少。

邓评：此症固必有湿热留积。拟于煎方内增入桃仁、楂炭以导之，甚则酒制军亦可参用。

柳师评语，不啻当头一棒。

谢评：宜先用廓清饮去其湿热痰水，后以归芍异功可也。

胀者，皆在脏腑之外。此病之胀，不从腹起，自足跗先肿，而后至腹。是由下以及上。因脾虚不能运湿，湿趋于下，尚在本经；肿胀及中，又属犯本也；肿胀之处，按之如石。阳气大伤，理之棘手。

附桂治中汤加肉果、当归、防己、牛膝。

另，肾气丸。

诒按：方中防己外，无治湿之品。据证情论，似当兼参渗利。

邓评：由足跗先肿，其受伤并在肾阳，故立方亦责重温助肾气。

谢评：肿从下起，是谓肾水，病痰饮者，当以温药和之，是之谓也，方药又具启峻味道。

隐癖僭逆中宫，脐虽未突，青筋渐露，势欲散而为臌。况大便时溏时结，脾气久虚，更属棘手。拟以攻补兼施法。

枳实消痞丸　枳、连、朴、术、夏、苓、参、姜、麦芽、草。

加鸡内金、当归、鳖甲、白芍、牡蛎。

诒按：此已成胀病矣。而中宫先虚，又难攻克。此等证最费经营，而又最难得效。

邓评：癖散成臌，必土弱而木乘，有虚中夹实之义。故治之最为棘手。此方有虚实兼顾、肝脾并调之妙。

孙评：凡有隐癖，须加延胡、香附之类以宣通之。

谢评：拟用实脾饮与桂附治中燮理之可也。又，夫臌者，腹如鼓也，多起于气、血、痰、湿，日久邪结，湿热或寒湿凝结，瘀血阻滞，气机失其常，水湿逆其道，久而成臌，俗谓之单腹胀也，古列四大症中，治疗最为棘手，曹氏列之肿胀门，虽列诸治法，但现实鲜有显效者。

头痛门

头痛取少阳、阳明主治，是为正法。即有前后之别，不过分手足而已。

石膏　竹叶　生地　知母　甘菊　丹皮　黑栀　橘红　赤苓　桑叶　蔓荆子　天麻

诒按：此头痛之偏于风火者，故用药专重清泄一面。

邓评：此必有一派火盛见端。

谢评：头痛不独少阳、阳明，据证辨之可也。川芎、白芷参入。

脉弦数大，苔厚中黄，头痛及旁。阳明湿热，挟胆经风阳上逆也。

大川芎汤川芎、天麻。合茶酒调散　芷、草、羌、荆、芎、辛、防、薄。

二陈汤加首乌、归身、白芍。

诒按：此亦少阳、阳明两经之病。但风阳既已上逆，似当参用清息之意，乃合芎、辛、羌、芷，未免偏于升动矣。

邓评：方案不甚融洽。

谢评：清热利湿不足，应入柴胡、黄芩、苍术、夏枯草之属。茶酒调散当为川芎茶调散。

高巅之上，唯风可到，到则百会肿疼且热。良以阴虚之体，阴中阳气每易随之上越耳。

生地　归身　白芍　羚羊角　石决明　煨天麻　甘菊　黑栀　丹皮　刺蒺藜

诒按：此阴虚而风阳上越者，故用药以滋息为主。

邓评：证唯风阳上升，药唯滋息和阳。而舌绛脉数，亦从可知矣。

谢评：选方用药极其灵巧通透，示人规矩。

肢体痛门

肝居人左，左胁不时攻痛，甚则厥逆，左关沉小带弦，是肝气郁而不升也；右脉弦滑，舌苔薄白，喜饮热汤，又有湿痰内阻。当兼治之。

推气散合二陈汤。

诒按：用推气散以疏肝郁，合二陈汤以治湿痰，竟如两扇题作法。

邓评：肝气久郁，必从火化。推气散内有肉桂，若不与清肝疏郁之品并用，恐其气火化燥。即使寒饮满积，亦可暂不可久之剂也。盖痛在左胁，大都挟肝经郁火耳。

谢评：肝居人左，言之差矣，夫《经》云肝生于左，言肝之性主升，非肝居左也，肝之脏居右，其功居左。愚意四逆散合二陈汤可也。

脉沉弦滑，腿骱刺痛，腰部酸疼，背脊作响，诸节亦然，舌苔白浊。风、湿、痰三者着于肝肾之络也。

肝着汤合肾着汤苓、术、姜、草。桂枝汤。

诒按：此证病在于络，当从经络着意。

邓评：断其为风湿痰实邪者，全于苔脉得之。唯风善上行，今所以陷着肝肾之络者，内被湿痰阻遏故也，岂得拘一例论之。

谢评：宜入白芥子、制南星、防风，甚则控涎丹。

遗精门

肾者主蛰，封藏之本，精之处也。精之所以能安其处者，全在肾气充足，封藏乃不失其职；虚者反是，增出胫酸、体倦、口苦、耳鸣、便坚等症，亦势所必然。然左尺之脉浮而不静，固由肾气下虚；而关部独弦、独大、独数，舌苔黄燥，厥阴肝脏又有湿热助其相火；火动乎中，必摇其精，所谓肝主疏泄也。虚则补之，未始不美；而实则泻之，亦此证最要之义。

天冬　生地　党参　黄柏　炙草　砂仁　龙胆草　山栀　柴胡

诒按：此三才封髓丹加胆、栀、柴胡，方与案若合符节。

邓评：湿热助其相火，为此症之要旨，于关、尺脉与舌苔上见出。故肾脏虽虚，尤必须参实则泻之之法矣。

谢评：两火相煽，必摇其精，重知、柏以折相火，其精始固。疏肝之药可以兑服丹栀逍遥丸。

再诊：大便畅行，口中干苦亦愈，左关之脉大者亦小。唯弦数仍然，尺亦未静。可以前方增损。

三才封髓丹加茯神、龙胆草、柏子仁。

邓评：炎上作苦，火能下降，故口苦亦愈。唯脉尚弦数未静，是以苦寒泻火，还当着意。

谢评：亦规亦矩，平稳妥帖。

三诊：久积之湿热，下从大便而泄。然久病之体，脾肾元气内亏，又不宜再泻，当以守中法。

异功散加白芍、荷叶蒂、秫米。

邓评：三诊似乎湿热已去，当以守中。谁知邪势初衰之际，须防余邪未尽，所谓炉烟虽息，灰中有火，故至此脉象复见弦数，仍不能舍苦寒泻火之剂也。当邪势初衰，遽尔进补者，每有此弊。

谢评：对症而治，守其中者，湿热相火必蛰伏矣。

四诊：大便已和，脉形弦数，数为有火，弦主乎肝。肝经既有伏火，不但顺乘阳明，而且容易摇精。精虽四日未动，究须小心。

三才封髓丹加陈皮、白芍。

另，猪肚丸苦参、白术、牡蛎、猪肚。

原注：此证拈定左关独大、独弦、独数，所以重用胆草、黑栀，直折其肝家郁火，俾湿热之邪从大便而出。

孙评：此方当加生牡蛎，重清肝火。

谢评：脉既弦数，度相火仍旺，宜与再诊方，加龙骨、牡蛎、白蒺藜、郁金。

金本制木，今木火太旺，反侮肺金，肺金尚受其克，则其吸取肾水，疏泄肾精，更属易易。此梦泄、咳嗽之所由来也。

三才封髓丹加白芍、龙胆草。

邓评：梦泄、咳嗽并患者，非苦寒直泻其相火不可。

谢评：法方皆从求本，宜入咳嗽药以治表，如杏仁、紫菀、桑皮。

再诊：接来札，知所言梦遗者，有梦而遗者也，比之无梦者，大有分别。无梦为虚，有梦为实。就左脉弦数而论，弦主肝，数主热，热伏肝家，动而不静，势必摇精。盖肾之封藏不固，由肝之疏泄太过耳。

三才封髓丹加牡蛎、龙胆草、青盐。

谢评：盖有梦治心，无梦治肾，宜入知母、莲子心、芡实、莲须以清心涩精。

三诊：迭进封髓秘元，而仍不主蛰。细诊脉息，左关独见沉弦且数。肝经之疏泄显然。

萆薢分清饮菖、薢、草、乌药、益智、青盐。去菖，合三才封髓丹，加龙胆草。

邓评：左关独见弦数，由于肝火之亢，当无疑义，岂得因无效而遽尔变法，故四诊则病已大减矣，设非手段老练，其孰能之？

谢评：其必具湿热眼目，故分清耳。

四诊：病已大减，仍守前法。

前方加白芍。

原注：病得萆薢、瞿麦而大减，是湿重于火也。

诒按：首案遗泄、咳嗽并提，方凡四易，而未曾有一味顾及咳嗽，想以肝火为本，治其本而标病可置之耳。

邓评：原注谓得萆薢、瞿麦而大减，观前方并无瞿麦，不识何故？想加胆草，或即瞿麦之误否？

谢评：以证治回眸，效显则治通也，故前诊着眼表象，以遗精遮目，肝火循因，致二诊而效不显，是湿热之象不显？抑或诊察有误？如此高手，岂可不察？其溲赤、苔腻、阴汗，宁无察者？

梦中遗泄，久而无梦亦遗，加以尿后漏精，近日无精，而小水之淋漓而下者，亦如漏精之状。始而气虚不能摄精，继而精虚不能化气。

三才封髓丹加蛤粉、芡实、金樱子。

诒按：此肾中精气两损之证，再合肾气聚精等法，较似精密。

邓评：肾气不固，亦云极矣，理宜加重补肾。唯方用黄柏，谅必有湿火未清也。

谢评：述病一“久”字，昭出已虚之体，非峻补不效，理应三才封髓合五子去车前，加龟鹿二仙胶、鱼鳔、莲须之属。

曾经失血，现在遗精，精血暗伤，当脐之动气攻筑，漫无愈期，肢体从此脱力，语言从此轻微，饮食从此减少，无怪乎脉息芤而无神也。病情如此，虚已甚矣。而舌苔腻浊，中宫又有湿邪，治须兼理。

杞子　熟地　芡实　楂炭　石莲子　当归　茯苓　莲须　金樱子

另，清暑益气汤去术、泻、草。

原注：此九龙丹也，吴鹤皋云：主治精浊。

邓评：证见中虚挟湿，与清暑益气法甚为合拍，俾中枢有权，饮食增进，则自能化生精血，默运湿邪，又何取乎熟地之补肾、莲须之涩精也？

谢评：夫精血同源，精不泄，归精于肝而化清血，今血亏则精遗，是为虚极，且肾气动筑，非补不足以填其虚，非涩不足以固其精，非益不足以增其血，方药足显其炉火之青纯。

再诊：前方小效，小变其制。

九龙丹加于术、半夏、茯苓、陈皮、五倍子。

煎送威喜丸。

诒按：阴虚而挟湿邪，最难用药，须看其两面照顾处。

邓评：浊腻之苔，与熟地究不相宜。

谢评：邓言差矣，张锡纯经验，熟地少用则闷，多用则转不闷矣，景岳胃关煎、完素黑地黄丸是其明证，岂湿之用熟地不可也？

白浊久而不痊，以致肾失封藏，梦遗更甚，少寐少纳，面痿脉小。

九龙丹合天王补心丹。

另，猪肚丸。

原注：膏淋有便浊、精浊两种。便浊是胃中湿热渗入膀胱，与肾绝无相干；精浊牵丝黏腻，不尿亦有，是肾虚淫火易动，精离其位，渐渍而出，治宜滋肾清心、健脾固脱。九龙丹方中杞、地、归，滋阴以制阳，樱、莲、芡涩以固脱，石莲子苦寒清心，心清则火不炽，白茯苓甘平益土，以制肾邪，尤妙在山楂一味，能消阴分之障。前一案气虚挟湿热，故含清暑益气；后一案心火挟湿热，故合补心、猪肚。

邓评：遗而有梦，纳谷又少，清理湿热一层，还当着意。

分别便浊、精浊，两种自能了了。至宜滋肾清心、健脾固脱，即九龙丹方意也。唯还须看偏重那一边，药即随之更换可也。

孙评：便浊、精浊，分清而治，岂有不愈之理？

谢评：原注见解精辟，示人规矩，阅之岂无补哉？

气虚不能摄精，精虚不能化气，所进饮食，徒增痰湿。

六君子汤加菟丝饼、炮姜炭、韭菜子。

原注：纯从脾脏气虚立案。

诒按：案语简洁老当，方亦周到。

邓评：补气为主，固精佐之，确与此等题旨相合。

谢评：宜入芡实、莲须等，韭子究属不宜，以兴其阳而益摇其精也。抑或两助丸之属，其效亦彰。

小便门

阴虚之体，心火下郁于小肠，传入膀胱之府，尿中带血，时作时止，左脉沉数，小水不利。

生地　木通　甘草　竹叶　火府丹

另，大补阴丸。

诒按：此用导赤散合火府丹以清心火，即用大补阴丸以滋阴，虚实兼到。

邓评：论证有曲折之妙，用药无牵拘之弊。

谢评：必先以导赤，俟溲血止而小水利，后予大补阴丸可也。

经曰：胞移热于膀胱则癃尿血。又曰：水液浑浊，皆属于热。又曰：小肠有热者，其人必痔。具此三病于一身，若不以凉血之品，急清其热，迁延日久，必有性命之忧。

导赤散合火府丹，加灯心。

又丸方：固本丸合大补阴丸、猪脊髓丸，加萆薢。

诒按：火甚者阴必伤，火清之后，随进丸药，以滋其阴。

邓评：如此探源，最属高见。唯证归一贯，无所遁情耳。前此清热，随兼补阴，自能层次合度。

孙评：柳氏火甚者阴必伤句，是格致之言。

谢评：柳按甚合我意，治病有先后次第。

膏淋、血淋同病，未有不因乎虚，亦未有不因乎热者。热如化尽，则膏淋之物必且下而不痛，始可独责乎虚。

大补阴丸加瓜蒌、瞿麦、牛膝、血余。

诒按：议论隽爽，方亦切实。

邓评：膏淋、血淋，必因乎热，不但同病使然也。唯有阴虚挟热与湿热并甚者不同，还当审察于间。

孙评：不痛责虚，不独膏淋为然，可称要言不烦。

谢评：论病精辟，非高手岂能震聋发聩哉？

再诊：所下之淋，薄且少矣，而当便之时，尚属不利，既便之后，反觉隐痛，肢膝不温，脉小弦，唇红嗌干。热未全消，虚已渐著。

瓜蒌瞿麦去附汤加麦冬、萆薢、黑栀、猪脊筋。

诒按：便后隐疼、膝冷、咽干，皆虚象也，似当兼用滋养。

邓评：病既偏于虚矣，即有余热未清，亦须补阴以和阳耳。

谢评：肢膝不温，附不必去。方中应加白芍、龟板、生牡蛎、黄芪之属。

曾患淋证，小便本难，近来变为癃闭，少腹硬满，小便肿胀，苔白不渴，脉小而沉。下焦湿热，被外寒所遏，膀胱气化不行，最为急证，恐其喘汗。

肉桂五苓散加木香、乌药、枳壳。

另，葱一把、麝香三厘，捣饼贴脐。

诒按：此温通法也。唯由淋变癃，气分必虚，补中、肾气等法，亦可随宜佐用。

邓评：苔脉属寒，故宜温通为佐。

治癃闭症本有此外治之法。曾患淋证，更不免挟败精阻窍。唯麝香能窜入窍络而驱精，与是症为一举两得焉。

孙评：贴脐无益，细考自知。

谢评：癃而不通，贴脐有效而非孙说无益。此症通关散亦效，然善后必以金匮肾气丸与补中益气丸收功也。

泄泻门

飧泄不由乎胃滞，即系乎阳弱，此乃兼而有之，脉迟，嗳腐脘痛。

附子理中汤合二陈汤，加川朴、吴萸、防风。

诒按：嗳腐脘痛，食滞颇重，拟去二陈加神曲、砂仁、菔子。

邓评：未可以脉迟，便谓系乎阳弱，或者阳气窒滞有之。且脘痛之症，不免木气内阻，中挟相火，附子一味，极宜慎用。

谢评：脾胃阳虚，湿浊中阻，宜入消导，如焦三仙等。防风为飧泻而投，盖风胜湿也。

下利转泻，肾病传脾，脾因虚而受邪，温化为宜。

理中汤合四苓散，加陈皮、防风、伏龙肝。

诒按：由利转泻，或有因湿邪未净者。方中用四苓、伏龙肝，即此意否？

邓评：下痢转泻，且必邪少虚多，热去寒存，此法极相宜。

谢评：前条飧泄而入防风，此下利转泻又用防风，盖风胜湿，风药加渗利则泻止矣，临证止泻之秘法也。

发热之余，腹痛便溏。表邪下陷也。

小柴胡汤加白芍、木香、茯苓、泽泻。

诒按：此时邪下陷之证。

邓评：热余转泻，表邪下陷，固然阳不胜阴有诸，方内宜增温化。

孙评：不发热者之妙法。若发热则不宜。

谢评：胡舍葛根芩连而为之？其发热为往来寒热耶？

大便门

脾虚不能化湿，焉能统血，血杂于水湿之中，下注不止。

茅术　地榆皮　槐花炭　郁金

邓评：此等方案，洵非老手不办。想缘营阴未损，故无庸杂入滋养之品耳。唯白术、伏龙肝、薏仁等味，亦可加入。

谢评：出方新奇，示人规矩。茅术以行瘀化湿，余三味入血分以凉其妄行。

再诊：无毒治病，不必愈半而不取也，仍服原方可耳。

原注：此茅术地榆汤。其人便血，挟水而下，已及半载，人不困惫而面黄，大约湿热有余之体。此病两帖愈半，四帖全愈。

诒按：审证的确，用药精当，有以匙勘钥之妙。

谢评：既效守方，击鼓大效，其用郁金凉血散瘀治便血，启人茅塞。古人多用于吐血、衄血、溲血也，《本草经读》述之甚详。

肠澼便血，时重时轻，或痛或否，脉形细小，饮食少。此虚也，恐增浮喘。

归脾汤加荠菜花、荷叶、粳米。

诒按：此补脾摄血之正法也。稍加和胃之品，如广皮、砂仁辈，更为周密。

邓评：痛则必有邪阻，宜疏补兼施之剂，此方未免太壅滞。

谢评：痛乃虚痛，否乃虚否，血乃虚血，诸症一统于脾，正治法。

便血之前，先见盗汗，盗汗之来，由于寒热，寒热虽已，而盗汗、便血之症不除，脉小而数。气阴两虚之病也。

归脾汤去桂圆，加丹皮、山栀、地榆、桑叶。

诒按：此证营分中必有留热，宜于清营一边着意。但顾其虚，犹未周到。

邓评：便血、盗汗之来，由于寒热，固必有邪热溜陷于营分也，拟将方内参、芪易入细生地、牡蛎乃妥。

孙评：桑叶与盗汗不宜。

谢评：夫血之与汗异名同类耳，用方贴切。桑叶专主盗汗，乃不传之秘耳。《丹溪心法》云桑叶“焙干为末，空心米饮调服，止盗汗”。

阴络伤则血内溢，为日已久，阴分固伤，阳分亦弱。而身中素有之湿热，仍未清楚，恐增浮喘。

大熟地　伏龙肝　阿胶　白术　赤小豆　附子　黄芩　炙草　当归　地榆炭　乌梅肉

诒按：此《金匮》黄土汤加味，阴阳并治，而兼清湿热，立方颇为周到。

邓评：凡血内溢者，病源甚多。大都见证面黄兼白、浮肿眩悸、肢酸力乏。唯血色淡红而非深赤，脉象虚濡而不弦实，阳分受伤偏重者，附子始能合用，否则有助火灼阴之弊。

谢评：处方用药，极具功力。

湿热伤营，腹臟便血，久而不愈，左脉细涩，右芤、寸大尺小；加以浮肿，气分亦虚，不但不能摄血，而且不能清化湿热。防喘。

黄土汤草、地、术、附、胶、芩、土。加大腹皮、桑皮、五加皮、党参、槐花。

原注：原方之妙，附子扶脾之母，黄芩清肝之热，熟地滋肾之阴，白术培脾之本，阿胶凉血之热，各脏照顾，非仲景不能作也。

诒按：增入之药，亦能与病机恰当。

邓评：既至肿胀，而用此胶、地浊腻之品，唯血不维气者相宜，如所云气不摄血，究当责重气分用药。

谢评：此臟而便血，虽列大便门，而以便血为主，血色必黑，究属大症，非肠风之类也，难治至极。

红白痢变为便血，当时血色尚鲜，后又转为紫黑，或带血水，而不了结。暑湿深入营中，气虚无力以化，降而不升也。

驻车丸连、胶、姜、归。加广木香、党参、甘草、伏龙肝、荠菜花。

诒按：此证血分中有留邪，尚宜参用和血之品。

邓评：立方颇佳。拟再加地榆、乌梅炭以和营血。

谢评：由白痢而便血，病已深入，唯身未大热，但邪入营阴，宜清营汤加槐花、郁金、伏龙肝、地榆。

再诊：血虽渐止，气犹降而不升。

补中益气汤去陈皮，合驻车丸，加赤芍、伏龙肝。

邓评：脾气久陷，岂能遽尔升健。

谢评：虽为阳邪，深入营血，纵下血息止，恐炉火虽息，余热未清也，先予养营和血，后予补中益气为妥。

痔疾、下痢、脏毒三者，皆属下焦湿热为患。

地榆散合三奇散芪、防、枳壳。加广木香。

诒按：立方精到。拟再增银花、丹皮。

邓评：单方有桂圆肉包苦参子七粒，数服便愈。此种症情，最为相宜，亦汤剂之一助云。

谢评：地榆散合当归贝母苦参丸，三疾可除。三奇散出《普济方》，专主痢后里急后重。

大小便易位而出，名曰交肠。骤然气乱于中，多属暴病。此症乃久病，良由瘀血内阻，新血不生，肠胃之气无所附而失治，故所食之水谷，悉从前阴而出。所谓幽门者，不司泌别清浊，而辟为坦途，比之交肠证，有似是而实非者。此时论治，主以化瘀润肠，必大肠之故道复通，乃可拨乱者而返之正。

旋覆花　猩绛　葱管　归须　首乌　柏子仁　荠菜花

另，旧纱帽一只炙灰，每服一钱五分酒下。

原注：纱帽一发漆胶粘而成，其亦取通瘀之意耶。

诒按：论证用药，均有巧思，特未知效否何如？忆喻西昌《寓意草》中，所载姜宜人交肠病，与此相似；特病原有虚实之异耳，学者当参观之。

邓评：所谓病有千变，用药亦有千变。如此症岂可执古法治交肠而守五苓一方乎？

此瘀结肠燥，气失附而迫趋前阴，故粪亦从前阴而出矣。

《爱庐》中仅用明矾一味，腐衣五层包，盐汤下，日三服，三日九服，取其导痰涩大肠。

孙评：后《爱庐》案是暴得者，乃真交肠，宜与喻氏书三证同参。

发漆胶粘而成之帽，近日未见。唯有棕漆粘成者，或即是此欤。

谢评：方从《金匮》旋覆花汤出，本主肝着，盖可活血化瘀，曹氏从“瘀血内阻，新血不生”悟出交肠病因，故以之加减出入，辟出治疗一法，但临证须视气血亏虚之况，理气、补气，畅其气机，益其不足，庶可分清别浊，二道分司也。

虫病门

阳络曾伤，阴气素虚，更有湿热郁于营分，日久生虫，扰乱于上、中、下三焦，以致咳嗽喉痹、恶闻食臭、起卧不安、肛部不舒、舌质深红，其苔黄浊。即仲景所谓狐惑病是也。久延不愈，即入劳怯之途。

川连三分　犀角三分　乌梅五分　人中白一钱　百部一钱　丹皮一钱半　甘草三分

诒按：读《金匮》狐惑病一节，此证之原委乃明。

邓评：《金匮》狐惑病有蚀于上部则声嗄，蚀于下部则咽干，与蚀于肛者之不同。此证则上、中、下三焦被扰，故见象如是，方亦从《金匮》扩充而来。

谢评：方宗《深师方》黄连犀角汤增损，参入犀角地黄、甘草泻心影子，处方极俱功力也，师古而不泥古，彰显大医风范。

脘腹作疼，满腹苦热，初起得食则痛，继而不食亦痛。

此肝胃不和、湿热生虫之状。

乌梅丸加青皮、白芍、金铃子。

诒按：初起得食即痛，得无兼有食积否？

邓评：得食则痛，固是蛔动一症；唯有食积者亦能如此；肝气横郁于中宫者亦能如此。

谢评：用乌梅丸方，正治法，痛甚防蛔厥。此外尚须察吐蛔、便蛔、虫斑或腹中蛔动诸种表现。

再诊：服前方，脘腹之痛而苦热者，时作时止，止则右胁下必有一块攻筑。是属蛔未安也。

旋覆花汤合金铃子散，加杏仁、雷丸、榧子。

诒按：蛔未安者，似宜仍用乌梅丸。此则因右胁攻筑，故用金铃子散以泄肝耳。

邓评：服前方不效，而胁下一块攻筑，岂非肝气之不平乎？

柳师评语道破，否则何用旋覆花汤以通肝络乎？

孙评：旋覆花汤因右胁而用；金铃子散左胁是专长。

谢评：宜参入百部、苦楝皮。胁下攻筑并非肝气一端，蛔动亦可攻筑。

湿热挟风，生虫作痒，有似攻注之形，无处不至。难治之证也。

獭肝一钱磨开水冲服。

邓评：唯其作痒，故谓有虫。

谢评：古獭肝散治尸注，《纲目》云其“杀虫”，此亦其应用遗风。

再诊：攻注有形，而不攻注时无迹。湿热风虫，踞于痰中所致。

推气散枳壳、桂心、姜黄、草。加白芥子、橘红、羌活、獭肝、竹油。

另，医通沉香化气丸大黄、黄芩、沉香、六曲、辰砂、参、术、竹油、姜汁。

诒按：獭肝治虫，法本《千金》。唯案中所云攻注有形，无处不到，究竟或在肢体，或在腹里，均未叙明，无从揣测也。

邓评：此方重理湿热风痰，或系疑其非虫乎。至云湿热风虫踞于痰中，亦是影响之谈。

孙评：汤丸与虫均不贴切。

谢评：异症则异治，亦不失为一法，备而待览，以资来者。

人之涎下者，何气使然？曰：胃中有热则虫动，虫动则胃缓，胃缓则廉泉开，故涎下。

黄连丸连、萸、木香、诃子、龙骨。合乌梅丸。

诒按：方案俱高简稳实。

邓评：用一段经文作案，自是高古。

既是胃热虫动，又何取诃子、龙骨以摄涎？

谢评：涎下有多种，胃寒、痰阻、中虚各异也，此以经文言胃热，清胃以治其因，安蛔以止其动，俾胃热清而蛔虫匿则涎自止也。黄连丸出自《圣济总录》，主伤寒后一切痢疾，仅黄连、吴萸、木香组方。

又：古今诊籍，示人规矩，启人茅塞，阅之通古今，勤临证，亦古人云医者意也，精彩处与我心暗合，味若肴馔，不禁拍案而起，颇俱共鸣也，而长智处，亦深自省也，书可以医愚，此之谓也。

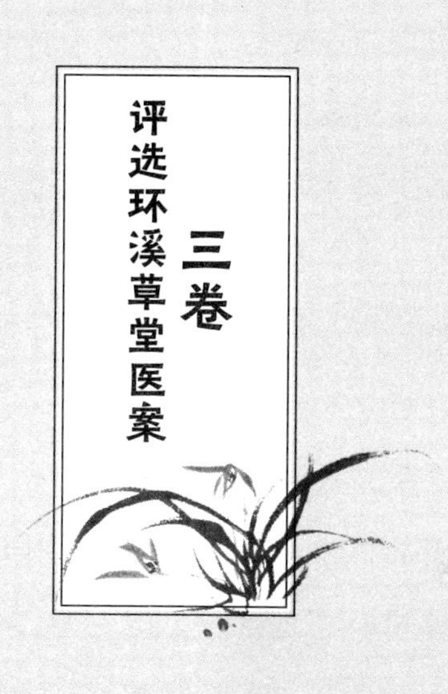

环溪草堂医案三卷，梁溪王旭皋先生所著也。先生名泰林，字旭皋，世为无锡人。嘉道间有以疡医驰名江浙者，曰高锦亭先生，著有《外科心得集》《景岳方歌括》等书行世，即旭皋先生之舅氏也。高先生殁后，先生传其业。其始先以疡医行，逮后求治者日益多，寖及内科，无不应手奏效，于是遂专以内科行。门下士习业者，每年以十数计。先生读书，上自轩岐，下迄国朝诸家，无不精心贯串。于古书则研求故训，于后人书则必分别疑似。所著有《西溪书屋夜话录》《医方歌括串解》及《环溪草堂医案》诸书，均未梓行。其医案为门弟子随时抄录，未经分别去取，不免繁复者多。余所得见者，盖有五六本，详略互异。因属及门诸子删其繁乱，重为抄辑。最后得王家桥顾君莲卿本，系先生晚年之作。又得方君耕霞新刊本，案甚繁富，颇有方案足取而为他本所未载者，一并补录，简其精粹，分为三卷。间有未尽之意，随加按语以阐明之，阅一年而竣事。先生居锡城，去余家不百里，余弱冠时犹及见之。吾乡有疑难证，无不求治于先生者，先生必沉思渺虑，疏方与之，厥后或效或否，或有无力再往者，先生必访悉之，令其再诊，以竟厥功。故其所存方案，无不光坚响切，无模糊影响之谈。盖较近贤之专以灵变取巧者，不啻上下床之别矣。先生博极群书，所用诸法，如治小儿喘嗽之药枣，从葛可久之白凤丹化出；治上热下寒之八味丸，用紫雪为衣，从喻西昌外廓之论悟出。若此之类，不胜枚举，是皆因古法而变化出之。彼胸无古书者，每读之而猝难领会。余于此等处，均为一一指出，学者苟能即是而得读书用古之法焉，则庶乎不负先生之苦心也夫。

光绪二十六年重阳日江阴柳宝诒谨识

评选环溪草堂医案上卷

无锡　王泰林（旭皋）　著

内伤杂病门

病将一载，肝气横逆而不平，中气久虚而不振。唯肝逆，故胸脘阻塞而攻冲；唯中虚，故营卫不和而寒热。凡大便溏、饮食少、右脉细、左脉弦，是其证也；四君子合逍遥，加左金，是其治也。

党参　冬术　陈皮　茯苓　归身　神曲　白芍　柴胡盐水炒　香附盐水炒　川连吴萸炒　谷芽　玫瑰花

诒按：案语爽朗，方亦的当。拟再加沉香、郁金。

邓评：论证明晰，用药不紊。唯寒热而便溏，脉细弦者，总宜兼温理脾胃营卫，如桂枝、煨姜、大枣之类；肝逆攻冲，金铃子亦在需用。方内川连或可删去。

谢评：病机娴熟，语句连珠，非杏林高手焉能出此语耶？用左金者，度有吞酸之象。

再诊：阳虚恶寒，阴虚发热，脾虚则便溏而乏力，木旺则脘痞而气塞。前方补中泄木，肝气已平，合以盖火生土、气血双补。

党参　冬术　苁蓉　鹿角霜　杞子　木香　菟丝子　归身　白芍　陈皮　茯苓　杜仲　砂仁　玫瑰花

诒按：肝气平后，续用培补，是一定层次。唯既有寒热见证，似可参用桂枝建中之意以和之。

邓评：观及此诊，可谓先得我心者矣。

谢评：参、术益气，归、芍补血，木香、陈皮以燮气机，复以大队益肾之品，发皇古贤“补脾不若补肾”之义。

三焦相火，挟肝阳而上升，每日清晨，则气自脐左而上冲，心胸痞塞，自觉胸中热，舌尖辣，面色红，过午则气渐下降，至夜则安，而火降则下或遗泄。此皆无形之火为患也。推其原始，由乎阴虚；今则相火妄行，蒸炼胃液成痰，所以吐痰黏腻灰黑，而咽嗌胃管之间，常觉不流利也。法当清相火、导虚阳，而下归窟宅，更佐以化痰镇逆。病来已久，难期速效。

黄柏盐水炒，一钱二分　桂心三分　砂仁炒，三分　蛤壳一两　甘草三分　知母盐水炒，一钱二分　川连盐水炒，四分　茯苓三钱　玄精石三钱

长流水煎。

诒按：此方取交济、封髓之法，用意极为精到。唯病因肝肾不摄，虚阳浮逆，拟再加牡蛎、龟板以摄下，旋覆、竹茹以清上，似于病情更为周匝。

邓评：推论病源，不外乎是，制方亦极精切不泛。脉虽未见，而关尺想必弦大且数。

孙评：牡蛎似须必加，白芍亦为要药。黄柏、砂仁名封髓，川连、肉桂多交济，人参、枳实名补泻法，川连、干姜名泻心法。此皆法之巧者也。

谢评：孙评点睛，无复加者。开卷岂无益哉？心如灵犀，言简意赅。

痰之标在肺胃，痰之本在脾肾，肾虚则水泛，脾虚则湿聚，二者均酿痰之本也。经曰：脾恶湿，肾恶燥。脾、肾两虚，法当滋燥兼行；而痰恋肺胃，又宜标本同治。

熟地　茅术芝麻炒　陈皮　川贝　茯苓　半夏　紫菀

诒按：案语斟酌病机，切实不泛，用药亦丝丝入扣。用黑地黄法以两补脾肾，合二陈以和胃，菀、贝以利肺。药品无多，而层层都到，非有简练工夫，不能作此。

邓评：治一病而标本虚实悉到，且无浮泛牵拘之弊。

孙评：川贝易杏仁何如？

谢评：合肺、胃、脾、肾于一炉，黑地黄丸去姜之辛、五味之敛，具金水六君风骨，堪为干练组方之典范矣！

凡脏邪，唯虚则受之，实则不受；唯实者能传，而虚则不传。仲景云：肝病实脾，治肝邪之盛也；《内经》云：肝病缓中，治肝体之虚也。此证肝气有余，肝血不足，法宜两顾为得。

归身　白芍　沙苑　杞子　冬术　茯神　青皮　陈皮　香附　金铃子　砂仁

诒按：议论确凿，非胸中有古书者不能道；方亦精到。方中归、芍、杞、苑，所以养肝血；青、陈、香、铃，所以疏肝气。药品看似平常，用意恰已周到。

邓评：此段议论，引用未能的当。方尚平稳，唯香燥泄气之品太多。凡肝体既亏，肝用自旺，甘润柔肝，是所以补肝体即所以平肝用也。

孙评：开口即从至情实理立论。

谢评：方论俱佳，养肝血之不足，疏肝气之有余，周匝平和。先生论肝治肝，近代无复加焉，于此可窥一斑。

肾水不足，君火上炎，相火下炽。心中如燔，舌光如柿，阳事易举，阴精易泄。拟清君炎以制相火，益肾阴以制肝阳。所虑酷热炎蒸，恐药力无权，将亢阳为害，而增剧耳。

川连盐水炒　黄芩　黄柏　阿胶　生地　甘草　鸡子黄

另，大黄三钱（研末）、将鸡子一个（破头）、纳大黄三分（蒸熟），每日服一个。

邓评：此方为阳亢而致阴亏者设。唯阿胶似宜易龟板较胜。此种丹方亦足取法。

孙评：制相火、益肾阴，须藉咸寒，前人明训；第宜择介类以潜之，庶为贴切。方中加煅牡蛎何如?

谢评：交通心肾，育阴以潜阳，黄连阿胶汤法。宜入知母、生龙牡。

再诊：投苦咸寒坚阴降火，以制亢阳，心中之燔灼，与舌色之光红，俱减三分之一。然上午之身热如燎者未退；幸纳食颇增，苦寒可进。再望转机为妙。

川黄连　阿胶　生地　玄精石　黄芩　甘草　玄参　蛤壳　鸡子黄

邓评：上午身热，即偏于阳盛之征。若由乎阴虚者，则热必作于暮夜矣。

谢评：宜入地骨皮、知母、龟板，不特清虚热，实热亦不见外。

三诊：舌干红，知饥善纳。水亏阳亢，土燥于中，咸苦坚阴之剂，虽衰其燔亢之势，而未能尽除其焰。时当炎暑，湿热与相火蒸腾。拟复入清中固下祛湿之法，仍不出咸苦之例。

洋参　石膏　知母　甘草　麦冬　川连　阿胶　生地

蛤壳　黄柏　猪胆汁丸，每朝服三钱

诒按：君相交燔，肾阴被灼，所谓一水不能胜二火，此证是也。仅与壮水，犹难胜任，必得苦以泄之，咸以制之，而火乃退；更得苦以坚之，咸以滋之，而阴乃复。

邓评：此证每多挟湿热，不徒为时令所致。

孙评：苦泄是大黄、川连，苦坚是黄芩、黄柏，咸制是玄精石、玄参，咸滋是阿胶、牡蛎。

谢评：既效守方，击鼓以清其余热坚其乏阴；柳按、孙评出色，中规中矩。

营阴虚，则气火易升；肝木横，则脾土受侮。腹满头晕，肝脾之病；耳鸣喉燥，虚火之愆。阴虚生内热，肾虚故腰痛。拟补阴潜阳、扶土抑木法。

生地砂仁炒，四两　茯苓烘，三两　山药炒，三两　萸肉酒炒，三两　丹皮酒炒，二两　泽泻炒，三两　龟板炙，三两　沙苑盐水炒，三两　党参炒，三两　杜仲盐水炒，三两　归身酒炒，三两　白芍炒，二两　石决明煅，四两　上药为末炼蜜打和为丸，晒干，泛上后药，香附三两，分三份，一分盐水炒，一分醋炒，一分蜜水炒　陈皮盐水炒，七钱　沉香三钱　神曲一两

上药为末，用橘叶汤泛上前丸为衣。

诒按：以补药为丸，而以和气之药末，泛上为衣，与喻嘉言药用外廓之意相合。虽无精义可取，而心思灵巧，

可备一格。

邓评：药用外廓，固一巧法。然证见腹满，阴柔之品，终虑碍脾。愚拟一方于下，以备同学采择。

川连、益智、广皮、茯苓、制香附、白蒺藜、归身、白芍、首乌、木瓜。

孙评：喻西昌外廓之法，用姜、附猛烈，用参、苓为衣，过胃入下，始露威灵，其法本巧；今则以呆滞为心，而以动为衣，仿其意而变通之，真善读书者也。

谢评：脾肾两虚，肝气横逆，本虚而标实，归芍六味以益虚，二香一皮以疏实，方药曲尽机妙。

夜凉昼热，热在上午，此东垣所谓劳倦伤脾之证也。上午热，属气虚，用补中益气汤，补气升阳。

补中益气汤加神曲、茯苓。

诒按：论证立方，如开门见山，心目俱朗。

邓评：热在上午，责之阳气，斯为不易之理。唯虚而发热，当或有形寒见证。此病本尚未咳，咳则升、柴不宜用也。

寒邪伤阳，亦每多上午寒热。

谢评：必具劳倦乏力等症，脉见浮虚，不特热在上午，下午迫暮或劳作后，时亦具畏寒，要在“劳倦”二字为眼目，方补益无忌，俾甘温除热也。

泄为脾病，呕为胃病，脾胃属土，居中而司升降。脾宜升，不升则泄；胃宜降，不降则呕；土衰则木横，木横而土益衰。高年当此，颇虑土败木贼。古人治肝，当先实脾。况兹土弱，尤当先补其中，稍佐平肝可也。

理中汤加茯苓、橘饼。

诒按：案语理明词达，方法切实不浮。但既有呕恶见证，则半夏似不可少。拟再加木瓜、白芍、砂仁。

邓评：治肝实脾，原为脾土弱者而设。方于平肝一面自嫌疏漏，柳师增味颇合，如乌梅、防风、白蒺藜、金铃子、吴萸、川连等味，均可临时选用。

孙评：木横则土益衰，所以柳氏加瓜、芍平肝，于土亦有益。大有见解。

谢评：一个稍字，点出平肝所在，橘饼当之可也，培土则疏木也，载先生治肝三十法中。如邓评欲入吴萸，必以黄连水炒之。

有时惊悸，有时肌肉顽木，或一日溏泄数次，或数日一大便而坚干，唯小便常红。此心气郁结，脾气失运，失运则生湿，郁结则聚火，火则伤津，湿则阻气，而气机不利矣。拟荆公妙香散加味，以补益心脾。

山药　洋参　黄芪　茯神　赤苓　桔梗　炙草　远志　麝香　朱砂　木香　川连　麦冬

上药为末，用藿香陈皮汤泛丸，每服三钱，开水送下。

诒按：专主心脾立论，思路精确。

邓评：此症心肝有亢火，脾家聚湿饮，大便之或泄或结，即湿与火之造偏也。引用是方，不免泥古。唯心脾虚而郁结者为宜，于此病则未必中窾。拟苓桂术甘汤加川连、蒺藜、陈皮、白芍、远志、首乌。

谢评：直予归脾汤即可，直截了当，少了许多弯子，邓方似觉欠妥。

血不养心，则心悸少寐；胃有寒饮，则呕吐清水；虚火烁金则咽痛，肝木乘中则腹胀。此时调剂，最难熨帖。盖补养心血之药，多嫌其滞；清降虚火之药，又恐其滋；欲除胃寒，虑其温燥劫液；欲平肝木，恐其克伐耗气。今仿胡治居士法，专治其胃，以胃为气血之乡，土为万物之母，一举而三善备焉。请试服之。

党参　冬术　茯苓　半夏　枣仁　扁豆　陈皮　山药　秫米

诒按：于无可措手中，寻出养胃一法，自属扼要之图。拟再加木瓜、白芍以和肝，竹茹、麦冬以清肺，似更周匝。

邓评：此种医案，便觉强做无归束，参合症情，总由木火郁冲，宜增疏泄之品治之，方内山药、党参，尚嫌其滞。

孙评：牡蛎一味，似属妙品。

谢评：清则寒胃，疏则耗气，滋则腻膈，温则损液，不法中立法，运中以燮阴阳，和胃以理气血，如汤武之师，无非王道之法也。

骨骼瘦小，先天元气不足。夏秋寒热，至今不已，脉细数弱，气血两亏。头不痛而但身痛，或口沃清水，此胃阳虚惫也。当商温补，仿东垣法。

党参　茯苓　陈皮　桂枝　柴胡　黄芪　半夏　神曲　当归　干姜　砂仁

诒按：少阳生气被郁，故寒热不已。东垣升阳益胃法，用之恰合，加干姜者，助胃阳也。

邓评：脉既细数，似宜兼养营阴。不及转方为妥善。

孙评：认定身痛想法，此系久病。若暴感，宜疏邪而不宜补。似可从原方增白术。

谢评：此先天不足，后天失养，总宜脾、肾两助，补脾不若补肾也，一俟胃气复则必强肾以图之。

再诊：前方补中益胃，温卫气，开腠理，诸恙皆减，仍依前法。

前方去神曲、干姜，加白术、白芍。

谢评：至此如邓评养阴入白芍，如孙评实土增白术，如汪绮石云白术为基址也。

卫气虚则洒洒恶寒，营气虚则蒸蒸发热。营卫并出中焦，总以脾胃为主。补脾胃则金有所恃，不必治肝而肝自驯矣。

党参　冬术　当归　川贝　黄芪　茯苓　白芍　陈皮　玫瑰花

诒按：为虚损证，探原立论，方亦精到。

邓评：观方论，似挟肝经之气火，刑金致咳、乘中作胀之义。

谢评：盖此亦营卫失和矣，实土以抑木，以东垣法驭之可效。

营阴内亏，头眩心嘈，下午微寒内热，能食无力。胃中有热则消谷，脾虚气弱则无力也。

党参　沙苑　茯苓　川连　枣仁　知母　女贞子　白芍　冬术　麦冬　竹茹

诒按：此虚损初萌之候，因脾虚气弱，未便滋补耳。

邓评：此症究属阴虚为重，既以善消能食，冬术宜易生地。

谢评：此脾阴虚证，度有心烦失眠，立方稳妥，术不宜去。

左脉空大，肾水亏也；倦怠无力，脾气弱也；食少则阴虚，阴虚生内热，证属内伤。

补中益气汤加黑山栀、白芍。

另六味丸，每朝服四钱。

诒按：补中益气补脾气，六味补肾阴，立法颇切实。唯左脉空大，方中升、柴两味，尚宜斟酌耳。

邓评：左脉空大，不但肾水亏，更知肝阳旺，若再投以升、柴，深恐阳升至极，而卒致晕厥矣。

孙评：阴虚内热，黑栀当商，易骨皮何如？

谢评：左脉空大，一言以蔽之，心、肝、肾俱不足也，宜以丸缓图之，早服补中益气，午服丹栀逍遥，晚服六味地黄可也。

思虑伤脾之营，劳碌伤脾之气。归脾汤，补脾之营也；补中益气汤，补脾之气也；今将二方，并合服之。

党参　黄芪　冬术　茯神　归身　炙甘草　砂仁　枣仁　升麻　柴胡　木香　半夏　陈皮

诒按：同是脾病，而病原用药，确有气、营之别。一经指点，便觉头头是道。

邓评：方用枣仁之酸敛，想由神魂不宁。然势必难任升、柴，还望商诸博雅。

孙评：伤营则午后内热，伤气则倦怠乏力。

谢评：非医林高手者，不能示人规矩也，读之如啖甘饴。

肾气虚逆，非滋不纳；脾弱运迟，滋则呆滞。然则如何而可？曰补肾之阳，即可以转运脾气。从仲景肾气丸化裁。

熟地附子三分，炒　五味子　茯苓　山药　肉桂心　麦冬元米炒　牛膝盐水炒　山萸肉　陈皮　紫石英　补骨脂盐水炒　胡桃肉

诒按：补肾即可补脾，益火以生土也，用肾气丸恰合。

邓评：若肝肾无元火者，唯以此法为上策。经是加减，较原方更觉切实。

孙评：须看其将两面合成一气之法。

谢评：宜入冬术、砂仁，亦补脾不若补肾之古训也。

久病之躯，去冬常患火升。交春木旺，肝胆阳升无制。倏忽寒热，头面红肿，延及四肢，焮热痒痛，殆即所谓游火、游风之类欤？匝月以来，肿势已减。四五日前，偶然裸体伤风，遂增咳嗽、音哑、痰多，口干舌白，续发寒热，胃气从此不醒，元气愈觉难支，风火交煽，痰浊复甚，阴津消涸，阳不潜藏。此时清火养阴，计非不善，抑恐滋则碍脾；化痰扶正，势所必需，又恐燥则伤液。立法但取其轻灵，用药先求其无过。

北沙参　知母　鲜生地　蛤壳　海浮石　蝉衣　豆卷　青果　海蜇　地栗　百合

另，珠粉朝晨用燕窝汤送下三分。

原注：上方《金匮》百合知母地黄汤，合《本事》神效雪羹，取其清火化痰，不伤脾胃；生津养液，不碍痰湿。酌古参今，归于平正。

诒按：议病用药，均归精细，躁心人不能领取也。

邓评：风火交煽，恰合此病题旨。然不祛风，而但清火，其病根必不除，否则亦冀其敷衍而已。

紫菀、款冬应可加入，就舌白论，即蜜炙姜、橘，亦为需用。

孙评：豆卷似不若桑叶之妙。

谢评：此身此病、此症此治，新恙旧疾，繁杂纷争，倏忽不定，愚意唯以外感伤风，宣先疏风止嗽，俟音哑、咳嗽、寒热去时方予此方，亦先标后本，缓图之可也。

中风门

两手关脉，皆见一粒厥厥动摇之象。此土虚木胜，内风动跃之候也。左半肢体，麻木不仁，头眩面麻，病属偏枯，虑延仆中。

首乌　当归　白芍　茯苓　陈皮　秦艽　菊花　天麻　石决明　钩钩　刺蒺藜　桑枝

邓评：论病有卓识，立方亦精到。

谢评：宜入羚羊角、珍珠母、地龙之属以息其风。

再诊：动摇之脉大减，内风有暗息之机，左手屈伸稍安，左足麻木未和。拟补肾生肝，为治本之计。

地黄饮子地、山萸、斛、苁、桂、附、麦冬、姜、五味、菖蒲、远志、茯、巴戟、枣。去桂、附。

诒按：未雨绸缪，故易于奏效。两方用药，亦能与病机宛转相赴。

邓评：前方既已中窾，再诊何必更张。

孙评：原方有薄荷。

谢评：此等中风，原非一二诊可效，经年累月，方获恒效也，大匠示人规矩，绶人绳墨，学者自当领悟焉。

体肥多湿，性躁多火。十年前小产血崩，血去则阴亏而火亢，肝风暗动，筋络失养，已非一日。去秋伏暑后变三疟，疟久营卫偏虚，遂致风痰扰络，右半肢体麻痹，而为偏废之象，调理渐愈。今但右足麻辣热痛，痛自足大指而起，显系肝经血虚失养。据云腿膝常冷，足骱常热，此非足骱有火，而腿膝有寒也，想由湿火乘虚下注，故痛处觉热，而腿膝气血不足，则觉寒耳。至于左胫外廉皮肉之内，结核如棉子，发作则痛甚，此属筋箭，是风痰、瘀血交凝入络而成。与右足之热痛麻辣不同。今且先治其右足。

生地　阿胶　五加皮　归身　木瓜　天麻　冬术　独活　丝瓜络　牛膝　茯苓　萆薢

诒按：论颇明透，方亦平稳。

邓评：冷热异处，论归一贯。左右虽各异状，方药实堪并治。

谢评：病久邪已入络，宜入虫类药以搜剔之，如全蝎、乌蛇、地龙类。

年已六旬，肾肝精血衰微，内风、痰涎走络，右偏手足无力，舌强言涩，类中之根萌也。温补精血，兼化痰涎，冀免偏枯之累，然非易事也。耐心调理为宜。

苁蓉　巴戟　茯神　木瓜　半夏　枸杞盐水炒　远志甘草汤制　海风藤　茱萸酒炒　牛膝　杜仲盐水炒

诒按：此与下条均因有类中之萌，作未雨绸缪之计，故用药力求平稳，不敢喜事以邀功也。

邓评：老年得此，务须温补兼化为治。

方从地黄饮子加减，殊有斟酌。

谢评：此等之症，直宜地黄饮子，多多益善，久久为功者。

肾藏精而主骨，肝藏血而主筋，肾肝精血衰微，筋骨自多空隙，湿热痰涎，乘虚入络，右偏手足无力，舌根牵强，类中之根。温补精血，宣通经络，兼化痰涎，守服不懈，加以静养，庶几却病延年。

苁蓉　党参元米拌炒　牛膝　半夏　杞子盐水炒　陈皮　续断　茯苓　巴戟　桑枝

又丸方：

苁蓉二两，酒煮烂捣入　党参三两，元米炒　熟地四两，砂仁末陈酒拌蒸烂捣入　麦冬二两，去心元米炒　枣仁三两，炒研　巴戟三两，盐水炒　归身二两，酒炒　萆薢三两，炒　首乌四两，制炒　茯神三两　牛膝三两，盐水炒　半夏二两　天冬二两，去心，元米炒　陈皮二两五钱　杜仲三两，盐水炒　虎骨三两，炙　菖蒲一两　杞子四两，盐水炒

上药各选道地，如法制炒，共研细末，用竹沥四两、姜汁三两，捣入，再将白蜜为丸，如黍米大，用瓷器装好，每朝服五钱，开水送下。

邓评：方论均平正通达，与上一案大略相同，盖用古期乎能化者。

丸方更为周匝。

孙评：右偏手足无力，有由脾胃气衰，夹痰入络者，用玉屏风散、温胆汤而愈者，又是一格。

谢评：风、膈、臌、痨，古为四大难症，虽精心调理，其效终难立竿见影，庶几减病痛而延其年而已。

痿痹门

先天不足，骨髓空虚，常以后天滋补栽培脾胃，脾胃得补，湿热壅滞，形体骤然充壮，而舌本牵强，两足痿软，不能行走，上盛下虚，病属痿躄。《经》云：湿热不攘，大筋软短，小筋弛长，软短为拘，弛长为痿是也。今拟法补先天之精气，强筋壮骨，以治其下；扶后天之脾胃，运化湿热，以治其中。然必耐心久服，确守弗懈，庶克获效。倘朝秦而暮楚，恐难许收功也。

熟地四钱　附子三分，煎汁炒　茯苓三钱　桑枝一两　牛膝一钱五分，盐水炒　虎胫骨炙，三钱　川断二钱，酒炒　巴戟三钱，盐水炒　黄柏一钱，姜汁炒　苍术一钱，五分　萆薢二钱，盐水炒　竹沥二十匙　姜汁一匙

另洗方：

独活三钱　当归五钱　红花一钱　陈酒糟二两　猪后脚骨二只　葱白头三个

煎汤，日洗一次。

诒按：此等证本难奏效，其立方仍从丹溪虎潜法加味，用药固未尝不切当也。

邓评：先天未足，湿热已壅，此种弊端，医家最易犯及，直可以东垣清燥汤治之。

谢评：议论精辟，方亦精到，虎潜治其不足之肝肾，二妙攘其日盛之湿热，服之日久，庶可久效为功。

伏热留于肺胃，胃热则消谷易饥，肺热则躄痿难行，热气熏于胸中，故内热不已。延今半载，节届春分，天气暴热，病加不寐。据述先前舌苔黄黑，今则舌心干红，其阴更伤。仿仲景意，用甘寒法。

生地三钱　知母一钱五分　茯神三钱　枣仁一钱五分　麦冬二钱　滑石三钱　夜合花五分　沙参三钱　百合一两

泉水煎服。

诒按：《金匮》百合病篇，有以百合配知母、地黄、滑石等法，此方即用其意。

邓评：痿躄一症，本属阴虚挟湿热居多，甚且有夹内风者，今见舌干易饥，是风火内扰，有灼阴化燥之象，无湿壅之咎，故立方专主甘寒，以养阴清燥为主务。

谢评：方虽合仲景百合知母、百合地黄，还有酸枣仁汤意，非熟谙仲景者焉得为之。

再诊：《经》云：肺热叶焦，则生痿躄，前方清心肺而退热，已能起床步履。但夜不安寐，是肾气不交于心，阴虚阳亢故也。清金丽水，取坎填离为治。

生地　天冬　麦冬　枣仁　山药　玄参　沙参　洋参　百合

另，虎潜丸三钱。

诒按：《经》云：肺热叶焦，则生痿躄。又云：治痿必取阳明。经训照然，守此二语，治法不外是矣。

邓评：不寐症每多挟痰，或可参入二陈，一或用半夏秫米法，而于大剂甘凉内，增此区区之辛燥，当无劫液之弊。

此丸为治痿之专方。

谢评：此时以黄连阿胶汤入龟板、生牡蛎、炒枣仁亦可。

三诊：阴虚未复，夜寐未安，热退不清，仍宜养阴。**自云腹中微微撑痛，此属中虚。治当补益脾阴，兼清心肺之热。**

生地　沙参　洋参　山药　麦冬　枣仁　薏米　茯神　甘草　白芍　赤苓　百合

另，归脾丸。

邓评：腹之撑痛，固属中虚木乘，抑或前方纯用甘寒之咎乎。

拟去洋参、山药，增陈皮、木瓜、金铃子。

谢评：宜麦门冬汤，何舍之不用耶？增入百合、白术、炒枣仁、远志。

冷雨淋背于先，竭力鼓棹于后，劳碌入房，挟杂于中，病起身热咳嗽，至今四十余日。痰气腥臭，饮食能进，

卧床不起，形肉消脱，是肺先受邪，而复伤其阴也。《经》云：阴虚者，阳必凑之，肺热叶焦，则生痿躄。又云：一损损于肺，皮聚毛落，至骨痿不能起床者死。合经旨而互参之，分明棘手重证矣。

沙参　紫菀　茯苓　地骨皮　川贝　玉竹　薏仁

另，八仙长寿丸四钱。

邓评：肾虚精亏，邪乃深入，症情至此，固亦难矣。计唯四十余日，饮食能进，养阴散邪并投，犹可冀幸万一，当时立方，非不善也。窃思如葛氏保和汤，或者较能着力耳。果系入房受寒，而正气未至竭尽者，则麻、辛用于地、麦、五味内，尤属切实。

谢评：冷湿劳碌，强力入房，肺痨之因也。

再诊：肺为水源，百脉朝宗于肺，犹众水朝宗于海也。肺热叶焦，则津液不能灌输于经脉，而为痿躄。卧床不能行动，形肉消削，咳嗽痰臭，舌红无苔，脉细而数。是皆津液消耗、燥火内灼之象。考《经》论治痿独取阳明者，以阳明主润宗筋，胃为气血之源耳。今拟生胃津以供于肺，仿西昌喻氏意。

沙参　阿胶　杏仁　甘草　玄参　火麻仁　天冬　麦冬　玉竹　茯苓　桑叶　枇杷叶

诒按：议病立方，深合《内经》痿论之旨。

邓评：据此苔脉，火灼阴损已极。然风寒究竟闭郁，倘痰黏厚而腥臭重者，如葳蕤汤法，亦可出入仿用乎。愚不揣鄙陋，粗备法则，以候有识者采择。

谢评：喻氏清燥救肺汤，有炙甘草汤影子，虚痨、肺痿为之，拟融百合固金汤法更为周匝。

三诊：投清燥救肺法，病情稍安，仍宗前制。

桑叶　杏仁　麦冬　川贝　百合　玄精石　阿胶　沙参　玄参　枇杷叶　野茭白根

邓评：迭次三诊，方法平稳有余，但可以扶持时日，未必能拔除根蒂。噫，殆亦限于时势迫促耶！

孙评：用茭白根，谅因腥气未清。仍参紫菀、薏仁何如？

谢评：久病劳伤，须久调治，非旬日可效，先生示人以规矩、格式而已。

长斋廿载，精血久枯；大雨淋身，湿侵入骨。腿股酸重，不能举动。法以宣通关节，佐以养血生津。

麻黄　苍术　白芷　当归　川芎　白芍　防风　熟地　桂枝　独活　牛膝　桑枝

诒按：此从阳和汤增减，因系湿邪，故加苍术。

邓评：养血、散邪，两面着力，并用不背，斯为善治。

谢评：治风先治血，方从四物汤加味来，颇具仲景桂芍知母汤风骨。

风、寒、湿三气伏留于骨，骨节酸痛，自冬而起，所谓骨痹也。骨痹不已，内舍于肾，则发热淹缠，即成劳损。

秦艽　杜仲　五加皮　生地　地骨皮　当归　续断　牛膝　萆薢　茯苓

诒按：邪郁化热，则伤及阴血，故易入损。方内再加丹皮、桂枝，更觉周到。

邓评：由痹成痿，便属劳损。题旨既能看破，立法自然稳当。若但云痹投热，称痿投寒，曰劳损徒与滋补，总是隔膜一层，不能如此清切。

谢评：痹起三邪，久则化热，热则耗阴，损及肝肾，久则痿、痹并存。故补肝肾、强筋骨为不移大法。

寒湿之气，从外而入于内，遍体历节疼痛，而又胸满呕痰。《经》云：从外之内者，治其外。又云：胃为脏腑之长，束筋骨，利机关，皆胃气之流行；然则外通经络，内和胃气，便是治法之纲领矣。

川附　茯苓　南星　半夏　陈皮　木瓜　竹沥　姜汁

诒按：骨节痛与呕痰，自是两途之病，用药两面照顾，亦为合法。案中以胃气一层，牵合筋节，虽似有理，而实非《内经》本旨。方中木瓜、竹沥，是筋络药，拟再加桂枝、秦艽、独活、桑枝、牛膝。

邓评：如此看病，便觉头头是道，而无扼腕之叹。

此症属寒饮聚于胃腑，流于关节，故但取温化为法。

增数味以通经络，尤属标本悉到。

孙评：借以引证，未始不美。

谢评：历节者，痰流关节；呕痰者，痰壅胸脘；木瓜、川附以达流注之邪；竹沥、南星以化有形之痰；导痰汤格局，和中州举措，用药彰显灵巧之处，可师可法矣。

内风门

病起肝风，继增痰饮吐酸，所以口目筋掣，而胸膈不利也，近因暑热上蒸，咽喉碎痒，暂投凉剂，喉患虽减，而胸脘愈觉撑胀。夫肝风之动，由于阴血之虚，痰饮之生，又系胃阳之弱。病涉两歧，法难并用，今且宣化胃湿以祛痰，稍佐平肝降逆之品。

半夏　茯苓　陈皮　旋覆花　麦冬　杏仁　川贝　郁金　丹皮　黑山栀　竹茹　蔻仁

诒按：此等两碍之病，最难用药，须看其周到熨帖处。方中旋、郁、贝、杏，是兼参胸痹治法。

邓评：此等病症，以疏风祛痰并进，尚属相宜。养胃如苓、草，和营如归、芍，亦俱可投。

其天麻、蒺藜、钩钩，皆疏息肝风之善品也。略参拙见。

谢评：想邓评之策为上，城府之深矣，无愧柳门高足。

肝为风脏而主筋，心为火脏而主脉。心包络与三焦，相为表里，俱藏相火，心包主里，三焦统领一身之络。此病起于病后，心中嘈热，胸前跳跃，继而气攻背脊，如火之灼，或大或小，或长或短，皆在经络脊脉之中。良由病后络脉空虚，相火内风，走窜入络。非清不足以息火，非镇不足以定风。然而络脉空虚，使非堵截其空隙之处，又恐风火去而复入，故清火、息风、填窍三法，必相须为用也。第此证实属罕见。医者意也，以意会之可耳。仿仲景法。

羚羊角　寒水石　滑石　紫石英　龙骨　石决明　磁石　生石膏　赤石脂　牡蛎　大黄　甘草各三钱

上药研末，每服一钱，一日三服，用大生地一两、百合一两，煎汤调服。

诒按：《金匮》中风门，有侯氏黑散、风引汤二方，其用意以填窍为主，喻西昌论之详矣。读者取喻氏之论观之，即识此方之意。

邓评：临证预为防堵，足见良工心苦。

用《金匮》两方，并不拘滞原法，所谓以意会之也，亦不易学到之地步耳。唯所嫌者，药太硬压而不松灵，与经络脊脉之气恐不相投。

孙评：堵截即垫窍，唯仲圣有此心法，亦唯王氏熟于古书，始克应用，况为此等不多见之病乎。方中赤石脂即垫窍之味。

汤味更佳。

谢评：诸评论石，而此以百合地黄汤为主，诸石为辅耳。证虽罕见，但“百脉一宗，悉致其病也”。治宗百合病，非深耕仲景学说者弗能如斯。

先呕数日，呕止而发痉厥，日三五次。此乃肝逆犯胃，聚液成痰，内风煽动，阳气偏张，痰亦从之为患。拟清息风阳，兼和其胃。

羚羊角　钩钩　半夏　陈皮　茯苓　石决明　山栀　菊花　玄参　竹茹

邓评：此病宜与小儿急惊同看，方内增入羌、防、天麻、秦艽以疏风宣络，斯为合法。

孙评：首方似宜用川连、枳实，以平逆冲于胃。

谢评：此系痰热生风，方圆法活，邓评拟增治外风药，欠妥。

再诊：痉厥日数发，口噤不能言，而心中了了，病不在心而在肝。夫心为君主，肝为将军，当气逆火升风动之际，一如将在外，君命有所不受，君主虽明，安能遽禁其强暴哉？况胃为心之子，胃家之痰，与肝家之风火，互结党援，相助为虐。今舌红碎痛，一派炎炎之势，渐迫心君。故欲化胃家之痰，必先清泄肝家之风火；而安镇灵台，使心君无震撼之虞，尤为要着。

羚羊角　鲜生地　犀角　茯神　山栀　玄参　石决明　天竺黄　钩钩　枣仁川连炒　竹沥姜汁炒　金箔

诒按：议论明快，立方熨帖。拟去犀角加川连，更为亲切。

邓评：痉厥口噤，而心中了了，是即闭在脉络，而非塞在心窍也。

细绎症情，营络当有伏热，故转方增入犀角地黄以清营热。

孙评：金箔即飞金叶，故须调服。

舌红碎痛，火迫心君，犀角的为要药，川连苦燥，不用无妨。

谢评：非临证老手弗能示是方，息肝之风，清营之热，安心之神，痛快淋漓，一气呵成。

久患肝风眩晕，复感秋风成疟。疟愈之后，周身筋脉跳跃，甚则发厥。此乃血虚不能涵木，筋脉失养，虚风走络，痰涎凝聚所致。拟养血息风、化痰通络。

制首乌　紫石英　白蒺藜　半夏　茯神　羚羊角　枣仁　石决明　煨天麻　洋参　陈皮　竹沥　姜汁

诒按：归、芍似不可少。

邓评：论病详切。方药尚有不妥处，如洋参、羚羊，究非疟后所宜。盖有外风痹络，不独内风使然也。且归、芍养营，固不可少；而秦艽、灵仙，足以疏风通络，龙骨、牡蛎，可以祛痰敛魂，尤为要剂云。

孙评：疟后血必虚微，归、芍是至要之味。

谢评：遣方议论，各有千秋，终以临床效果决断，不做纸上之争。

五脏六腑之精气皆上注于目，目之系上属于脑，后出于项。故凡风邪中于项、入于脑者，多令目系急而邪视，或颈项强急也。此证始由口目牵引，乃外风引动内风；内风多从火出，其原实由于水亏；水亏则木旺，木旺则风生。至于口唇干燥赤碎，名铦唇风，亦肝风胃火之所成也。治当清火、息风、养阴为法。

大生地　丹皮　沙参　钩钩　桑叶　羚羊角　石决明　白芍　芝麻　蔗皮　梨皮　玄参心　川石斛

邓评：案语至情至理，方内尚少疏风之力。若增羌、防、天麻于羚羊、生地内，便能两面顾到，且无妨碍之弊。

孙评：内风由水亏不涵木，木火上炎所致。指明来源，近人少见。

谢评：论病丝丝入扣，方从法立，以法统方，示人规矩也。既云外风引动内风，当如邓评参入祛外风之味。

肝苦急，急食甘以缓之。

生甘草一斤，研末　红枣一斤　煮烂去皮核，与甘草打和为丸，每服三钱，开水送下。

原注：此人并无表证，又不内热，一日数十痉，服此二料即愈。

诒按：前两方是风火致痉者通治之方，后一方虽依经用药，但平实无灵机。如此重病，而服之竟效，奇哉！

邓评：此必中虚木旺，胃喜食甜之候。

先生立法虽平实，亦奇特，足见其信古之深也。

孙评：足见药贵对症，古人岂欺我哉！灵动周到之方，皆功夫非入化者，若叶氏总无取巧之方，可想而知矣。

谢评：噫！医者意也，易也，能意会而弗能言传，此能传者，先生是也，综合究竟，直窥渊海，苟非熟诵乎古人，焉可灵动周到如是哉？

神志门

上年夏季，痰火迷心，神呆语乱，治之而愈。至今复发，脉浮小弱，舌心红而苔薄白，语言错乱，哭笑不常，凭脉而论，似属心风。盖由风入心经，蕴热蒸痰所致。用《本事》独活汤法。

独活　防风　黄芩　山栀　玄参　石菖蒲　胆星　茯苓　橘红　甘草　竹叶　鲜生地

诒按：论证确凿，此为学有本源。查许学士独活汤原方，仅有独活、防风、茯苓三味相同。此盖用其意，而不袭其成方也。

邓评：以苔脉论，故知其有风热蕴郁，与上年痰火迷心，似同而异。观至此，尤信夫先生平日用功之深切也。

孙注：丹溪独活汤：独活汤中羌独防，芎归辛桂参夏菖，茯神远志白薇草，瘈疭昏愦力能匡。

谢评：此何不投甘麦大枣汤合温胆汤，舍近求诸远？柳、邓、孙皆饱学之人，治学之严谨，学识之广博，令人钦佩也。

情志郁勃，心肝受病。神思不安，时狂时静，时疑时怯。心邪传肺，则心悸不寐而咳嗽；肝邪传胆，则目定而振慄；其实皆郁火为患也。拟清心安神壮胆为主，平肝和脾佐之。

川连　茯神　菖蒲　龙骨　远志　北沙参　枣仁　胆星　川贝　铁落　石决明　猪胆一个，用川芎五分研，纳入以线扎好

入煎

诒按：清心化痰、凉肝镇怯，立方周到熨帖。尤妙在川芎一味，入猪胆内，可以疏木郁、壮胆气，开后人无数法门也。

邓评：其实皆肝胆郁火，挟痰而乘心犯肺所致，立方却清切不泛，足以取法焉。

案内和脾，疑是保肺之误。

孙评：增丹皮、桑叶，以解胆郁。

谢评：机圆法活，方巧药精。此证温胆汤兑服万氏牛黄清心丸亦可。川芎入猪胆与朱砂入猪心异曲同工，一壮胆，一镇心。

寡居十载，愁惕苦心，牙龈出血，有时若痫，其病已久。兹一月前，猝遭惊恐，遂神糊语乱，口吐紫血，腹胀不食，两脉模糊，难以捉摸。此乃惊动肝阳，神魂扰乱，血随气逆，是即薄厥之属。今两足常冷，阳升于上。急以介类潜阳，重以镇怯，冀其厥止再商。

川连吴萸炒　牡蛎　阿胶　茯神　枣仁　石决明　龙骨　羚羊角　茜草炭　紫石英　代赭石　白芍　金箔

诒按：病深且久，病气内涉于脏，实难取效。但就病论治，随证用药，已能处处熨帖，自属可存。

邓评：就其腹胀不食，两脉模糊，必有痰气阻窒，宜参祛痰和胃之品。

孙评：凡足冷者，多系阴虚于下，失其潜纳，则阳无所附而上越。见之者宜慎。

介类潜阳，可加生鳖甲，而去代赭石何如？

谢评：盖久郁成惊，心神不宁，动风动血，实属棘手之症，拟百合地黄、甘麦大枣、大定风珠之类亦可投之。孙评生鳖甲不及珍珠母，血随气逆不可无赭石。

再诊：风阳稍息，神志未安，仍从前法增损。

川连吴萸炒　石决明　牡蛎　茯神　龙骨　远志　阿胶　羚羊角　紫石英　枣仁　白芍　橘红　石菖蒲　金箔

另，朱砂安神丸三钱。

邓评：较前方为周匝。

孙评：磁朱丸亦可用。

谢评：病情繁多，究非易取之证，悉心调养，以冀万一之效焉。医者，仁心鉴矣！

肝风胃湿，凝聚成痰。每逢劳碌，则气逆而痰涌，骤然昏迷，少顷复醒，醒后数日无力。此属痫类，其原总由水亏不能涵木所致。煎方无效，宜用丸药。

生地　茯神　山药　丹皮　枣仁　茯苓　萸肉　泽泻　磁石

上药为末，炼蜜捻作小丸，将后药泛上：

半夏　南星制　陈皮　青黛　蛤壳　郁金　石决明　沉香　琥珀

上药为末，泛上前丸为衣，晒干。每服五钱，淡盐花汤送下。

诒按：作丸之法，颇极精妙。

邓评：双方兼顾，法殊精妙。

谢评：喻嘉言外廓之法，一言以蔽之，滋水治痰已矣。或直予导痰汤早送服白金丸，晚送服六味地黄丸亦合拍。

肝火痰涎，内蒙心窍，外窜经络，时发痫证。

洋参制，三两　天竺黄一两　明矾一两　首乌制，四两　茯神烘，三两　半夏一两　川贝二两　附子五钱　雄精五钱　辰砂五钱　南星制，一两　石决明煅，四两　川郁金一两　陈皮盐水炒　丹皮炒，各二两

上药为末，用金箔、濂珠、血珀、玳瑁、獭肝、羚羊角，另研细末，用钩钩三两煎浓汤，冲入竹沥一杯、姜汁一勺，将上药末泛丸，每早服二钱，橘红汤送下。

诒按：前方兼顾水虚，此方专治痰火，见证不同，固各有所当也。

邓评：与上案病源各有不同。此系风痰实症，非水亏不能涵木也，故立方从切实疏逐。

孙评：附子温中补火，与肝火夹痰未见贴切。即南星

总宜胆制，既可引入肝、胆二经，又能减其燥烈。

两方外衣均可加朱砂。

谢评：此方不凡，白金丸、半夏为治痫要药，况又有他药鼎助，度其效不俗，此等顽症，禁方、秘法亦足以师焉。

痰火门

心境沉闷，意愿不遂，近因患疟，多饮烧酒，酒酣之后，如醉如狂，语言妄乱。及今二日，诊脉小弦滑沉，舌苔薄白，小水短赤，大便不通，渴欲饮冷，昏昏默默，不知病之所的。因思疟必有痰，酒能助火，痰火内扰，神明不安。此少阳、阳明同病，而连及厥阴也。少阳为进出之枢，阳明为藏邪之薮。今邪并阳明，弥漫心包，故发狂而又昏昏默默也。仿仲景柴胡加龙牡汤主之。

柴胡　黄芩　半夏　茯苓　龙骨　甘草　牡蛎　铅丹　菖蒲　大黄　竹沥　姜汁

诒按：病之来源去路，一一指出；药亦的当。

邓评：此等方法非平日有真学问、临时有巧思者不能办。唯脉小苔白，大黄恐其强遏损阳。

谢评：大论之理明，则大论之方具，成竹在胸者也。

寐中常坐起而不自如，日间静则瞌睡。此浊痰迷闭清阳，阳气郁而不宣也。

胆星　川贝　茯苓　陈皮　枳实　半夏　党参　远志　菖蒲

邓评：寐中坐起，阴分当有伏火，导痰固在必需。拟再加川连、丹皮以泻阴火；若呼吸如喘，或参入泻白散亦可。

孙评：似乎有内风潜动，宜参息风之味，如石决明、白蒺藜之类。

谢评：此导痰汤，还须脉舌支撑。可兑服郁金汁、生姜汁、竹油。

再诊：体肥多湿之人，湿热蒸痰，阻塞肺胃，喉中气粗，呼吸如喘，卧寐之中，常欲坐起，仍然鼾睡，而不自知。所以起坐之故，盖痰阻气郁，蒙闭清阳，阳气郁极则欲伸，故寐中欲坐起也。病属痰与火为患。兹拟煎方开其肺痹，另用丸药化其痰火；痰火一退，清阳得伸，病自愈矣。

射干　橘红　冬瓜子　杏仁　桔梗　象贝　竹沥　姜汁　葶苈子　苏子　枇杷叶

另，黑丑取头末，三钱　莱菔子炒，三钱　槟榔炒，三钱　大黄酒炒，三钱

研末蜜丸，作十二粒，每午后一丸，临卧一丸，噙化咽下。

诒按：审病既得其真谛，用药自然入彀。丸方中加入

菖蒲、胆星、郁金、东丹等以开郁坠痰，较似得力。

邓评：导痰火、开肺痹，较上方为切实。

此即牛黄夺命丹方法，主治马脾风症，与肺痹不稍异，故案中有开肺痹云云。

孙评：用药着眼在喉中气粗，呼吸如喘。

谢评：体肥多湿，点出痰湿之形体，唯初诊火不盛耳，故更弦清火化痰。

胆虚则神自怯，气郁则痰自凝，于是咽喉若塞，气短似喘，偶值烦劳，夜寐多魇。无形之气与有形之痰互相为患，遂至清净无为之腑，与虚灵不昧之神，均失其宁谧之常。欲安其神，必化其痰；欲壮其胆，必舒其气；故清之、化之、和之、益之，必相须为用也。

沙参　枣仁川连炒　半夏　胆星　远志　茯神　神曲　石菖蒲　橘红　金箔　竹沥　姜汁

另，胆星三钱　琥珀一钱　金箔五张　黑白丑取头末，各一钱五分

上药另研，和一处，共为细末，每服三分，橘红汤送下。

又方：党参姜汁炒　半夏　胆星　茯神　远志　枣仁　川贝　橘红　蛤壳　神曲　竹沥　姜汁

邓评：此症拟以温胆合旋、赭以降痰气。

孙评：宜增入舒肺气之味，以治咽塞气喘，如紫菀、蒌皮之类。

须看其两丸方之各具精意，同中有异，自然学业益进矣。

谢评：论病精辟，用方精细，病理如曲之中规，施药似矢之中的，示规矩、准绳于临证，细阅之，于人岂无补哉？

痰饮门

痰饮阻于胸中，咳而短气心悸，用四君补气，二陈化痰，桂枝通阳，款冬止咳，加减成方，仍不越苓桂术甘之制。若舍仲景而别求良法，是犹废规矩而为方圆也，讵可得哉。

桂枝　茯苓　白术　甘草　半夏　陈皮　党参　款冬花

诒按：方论俱平正通达，可以取法。

邓评：审病立方，深得《金匮》之旨。

谢评：病痰饮者，自当以温药和之，千古不废也。用方巧妙，苓桂术甘蠲饮，二陈化痰，四君补气，又成六君格局，主次分明，足堪摹仿。

再诊：用补气化痰、通阳蠲饮，咳而短气俱减，但心仍悸，参以益智。

茯苓　白术　甘草　党参　陈皮　半夏　桂木　款冬花

益智仁　枣仁

邓评：并宜参牡蛎、决明以镇息肝阳，则心悸斯止。

孙评：心悸乃痰饮上潜、心阳被抑，所谓波撼岳阳楼也。

谢评：宜入远志、柏子仁，定心志、化痰饮，一举两得。

胸中之元阳不足，膻中之火用不宣，痰饮伏于心下，胸前如盘大一块，常觉板冷，背亦恶寒。三四年来，每交子后则气喘，阳气当至不至，痰饮阻遏其胸中，阳微阴胜故也。天明则阳气张，故喘平，至咳嗽心悸，易于惊恐。皆阴邪窃踞胸中之病，其常若伤风之状者，卫外之阳亦虚也。图治之法，当祛寒饮而逐阴邪，尤必斡旋其阳气，俾如离照当空，而后阴邪尽扫。用仲景苓桂术甘法，先通胸中之阳，再议。

茯苓细辛一分，泡汤拌浸焙　桂木　冬术熟附二分，煎汁拌炒　陈皮　甘草麻黄一分，泡汤拌浸焙　炮姜五味子五粒同焙　补骨脂盐水炒焦　党参姜汁炒　半夏　紫石英　胡桃肉　蛳螺壳

诒按：审证清切，方中以辛烈之品煎汁，收入甘平药内，用意颇巧，骨脂、桃肉，参入补肾之意，尤为周到。此证阳微饮踞，自属确不可易。唯所吐之痰，是否清稀，抑系干黄黏厚，案中未经叙明；其常若伤风之状，卫阳虚者固有此候，亦有痰浊化热，蕴于肺中，以致招引外风者，亦多此证，不可不细为之辨。

邓评：凡喘于子后，大都以阴中阳升，肾虚不主摄纳故也。且惊悸之证，虽属痰饮，亦当有火耳。方中麻、附、细辛，未便妄施，杞、膝、蛤壳，似宜商用。

据案中叙证，即是清稀之痰，亦必饮中有虚火矣。至常若伤风之状，由于痰热内蕴，以致招引外风者甚众，学者不可不知。

孙评：常若伤风，痰干厚腻，则招引外风无疑；若痰浊化热者，当去温补而参清化，与此法大不相同。

因常若伤风，致又开一解。可见读书总以细腻揣摩为要。

谢评：胸前如盘大寒冷，譬之背寒冷如掌大同，此证、此方、此治非熟谙仲景者莫能为之，苓桂术甘化胸胁之饮，苓、甘、五味、姜、辛化肺中之痰，麻黄、附子、细辛复心阳之虚，青娥丸补肾纳虚肺之气，皆俱精义，轻车熟路，耐人师法也。抑或所吐之痰干黄厚黏，可入瓜蒌薤白半夏汤、紫菀、杏仁也。

咳嗽口不渴，当脐痛，而脉细，头常眩晕。此乃手、足太阴二经，有寒饮积滞，阻遏清阳之气不能通达，故一月之中必发寒热数次，乃郁极则欲达也。病将四月，元气渐虚，寒饮仍恋而不化。先以小青龙汤蠲除寒饮、宣通阳气，再议。

麻黄　桂枝　白芍　细辛　干姜　半夏　五味子　甘草

诒按：此内饮而兼外寒之方，一月中寒热数次，或因兼感外邪，则此方的对矣。

邓评：病属湿痰与风气交郁。风通于肝，肝气横逆，故当脐作痛；肝阳上升，故头常眩晕。方中之细辛，易以天麻为稳。

眩悸之症，《金匮》责之痰饮，诚非背谬，但竟不顾到肝阳，亦先圣之偏驳乎？

孙评：眩晕、心悸、背寒、稀痰四者，为痰饮真谛，宜切记之。

谢评：痰饮得证，取之得方，千古煮烹，其效久恒。可入茯苓、冬术，参苓桂术甘意则更无瑕矣。

脉沉取之数，其阴内亏，其热在里，病延日久，劳损之候。证见咳唾白痰，脘腹时痛，痛则气满，得矢气则稍宽。病由肝郁而成。据云咳已三年，初无身热，是其根又有痰饮也。经训治病必求其根，兹从痰饮气郁例治之。

半夏　茯苓　桂木　丹皮　白芍　香附　沉香　神曲　归身　甘草　冬术　陈皮　金橘饼

诒按：此苓桂术甘合二陈，加归、芍、丹皮以养肝，沉、附、曲、橘以化气也，立方平稳熨帖。

邓评：此病肺膈虽有寒饮，肝经自多郁火。犹忆先生《夜话录》中，极赞吴萸炒桑皮为治肝火犯肺咳嗽之妙剂，而今不用，何哉？至神曲、香附，究非所宜，去之为是。

谢评：柳按点出方药用法，极具功力。吴萸炒桑皮必吴萸浸水炒桑皮也，木反侮金之秘法。

痰饮咳逆，肺肾两虚，胃湿不化。用苓桂术甘汤合二陈治其胃，都气丸治其肺肾可也。

苓桂术甘汤合二陈汤，加川贝、杏仁、沉香。

另，都气丸每服四钱，淡盐汤送下。

诒按：虚实兼到，亲切不浮。

邓评：此为对病发药。但肺肾既虚，何堪杏仁之散；胃湿不化，川贝似嫌其润。

孙评：痰饮咳嗽而用川贝，于书卷中尚欠细考，亦一憾事也。

谢评：邓孙细腻，川贝、杏仁于病欠妥，无异画蛇添足之嫌哉，倒是姜、细、味可伍其中。

痰饮咳嗽已久，其源实由于脾肾两亏。柯氏云：脾肾为生痰之源，肺胃为贮痰之器也。近增气急不得右卧，右卧则咳剧，肺亦伤矣。肛门漏疡，迩来粪后有血，脾肾亏矣。幸胃纳尚可，议从肺、脾、肾三经同治。然年已六旬，宜自知爱养为要，否则虑延损证。

熟地砂仁炒　五味子　炮姜　半夏　陈皮　茯苓　阿胶蒲黄炒　款冬花　冬术　归身　川贝

原注：此金水六君煎合黑地黄丸，如阿胶、款、贝三味，直补金土水之虚，上能化痰，下能止血，其中虽有炮姜，勿嫌其温，盖有五味以摄之也。

诒按：此等病立方最难安放平稳，似此周到熨帖，自非老手不办。

邓评：饮咳经久，肾脏自虚。若但见咳嗽治肺，不殊隔靴搔痒。症见不治，虽胃纳尚可，究难霍然。

谢评：论病立方稳妥，炮姜治寒血可，若热则易郁金、地榆。

饥饱劳碌伤胃，寒痰凝聚，气血稽留，阻于胃络，因而胃脘胀痛，呕吐黏痰。初起一发即平，后来发作愈勤，今则殆无虚日。饮食从此减少，病日益甚，胃日益虚。倘不加谨，恐延胀满，不易图治。

党参　炮姜　冬术　熟附　半夏　良姜　陈皮　茯苓　蔻仁

邓评：痛呕经久，中阳已衰，故唯温药以通补胃阳为宜，始终不变其法，非胸中有成竹者不能。

谢评：方证合拍，宜入草寇、制南星、广木香、砂仁等。

再诊：温胃化痰，从理中、二陈、平胃三方化裁。

六君子汤加川朴、熟附、炮姜、苍术。

谢评：胸中有书者，总能左右逢源，得体驭方。

三诊：寒积中焦，胃阳不布，痰饮窃踞，为痛为胀，为吐为嘐。法当温运中阳，但病根已深，必耐心久服乃效。

党参　炮姜　半夏　茯苓　陈皮　川椒　熟附　蔻仁　白术

孙评：所嫌者，蔻仁一味，不甚相宜，总不若厚朴为的切也。

谢评：孙言是，流气不足，气行则饮化矣。

四诊：中虚非补不运，寒饮非温不化。益火生土，通阳蠲饮，苓桂术甘汤主之，附子理中汤亦主之。

党参　桂木　炮姜　半夏　茯苓　熟附　冬术　陈皮　蔻仁

邓评：有一种湿热聚饮，舌苔必显腻浊，用寒则苔色转白，太温则苔色变黄，其痛终不已者，宜平胃、二陈、枳术等方治之。如大便秘结艰行者，须另佐以黑白丑末，或和入丁香末、蔻仁末，直捣其窠乃效。略参拙见。

谢评：病痰饮者，当以温药和之。四诊已毕，唯觉温有余而和不足，和者，运也，过热则成湿热，如王冰云“攻寒日深则热病更起”，疏理气机以和之，宜参入广木香、厚朴、砂仁，其痰自消矣。

五诊：病有常经，方有定法，药已见效，无事更张。袁诗云：莫嫌海角天涯远，但肯摇鞭有到时。

附子理中汤合二陈汤，加桂木、老姜。

诒按：前后五方，看病的确，用药的当，案语亦亲切简老。于此道中自推老手。

谢评：理中者，理中焦。一案凡五诊，不离寒与痰二字，起手理中、二陈，善后理中、二陈，认证确而步步击鼓，终克恒效，非姜之老者胡能为之耶？

咳喘门

稚龄形瘦色黄，痰多食少，昼日微咳，夜寐则喉中嘹吼有声。病已半载，而性畏服药。此脾虚而湿热蒸痰，以阻于肺也。商用药枣法。

人参三钱　苍术土炒，一钱五分　茯苓三钱　川朴姜汁炒，一钱　榧子三钱　炙草一钱　陈皮盐水炒，一钱　川贝三钱　宋制半夏三钱　冬术三钱

上药各研末，和一处，再研听用。好大枣一百枚，去核，将上药末纳入枣中，以线扎好，每枣一枚，大约纳入药末二分为准。再用甜葶苈一两、河水两大碗，同枣煮，俟枣软熟，不可大烂，将枣取出晒干。每饥时将枣细嚼咽

下一枚，一日可用五六枚。余下枣汤去葶苈，再煎浓至一茶杯，分三次先温服，俟枣干然后食枣。

原注：此平胃六君汤加川贝、榧子，制法极好，以治脾虚湿热，蒸痰阻肺，喉中痰多者极妙，此法从葛可久白凤膏化出，颇有巧思。此病服之遂愈。

诒按：灵心巧想，可法可师。

邓评：榧子之用，莫非疑有虫积。

此亦变峻为缓之法，于小儿尤属相宜。

谢评：医者，易也；医者，亦意也。于无法中求法，仁心不泯；于有法中精法，躬尽至巧；斯为高手无疑矣。

肺为贮痰之器，脾为生痰之源。肺虚则痰不易化，脾虚则湿不能运。痰上逆而喘咳，湿下注而足肿。肿之与喘，无非气失升降而乏运行之权也。今拟脾肺同治，冀痰湿运行乃吉。

党参　葶苈　杏仁　泽泻　大腹皮　半夏　赤苓　陈皮　通草　冬瓜子　枇杷叶　枣

诒按：论病用药，俱能得其要领。

邓评：此尚是因病致虚，故用药如斯。果若因脾肺虚而聚痰湿者，葶苈不宜用也。想必先咳喘而后足肿，乃合葶苈泻肺。

谢评：足肿一症，谨防脾肺两虚而及肾，尤其咳逆喘肿，病不离肾也。

年过花甲，肾气必亏。即使善自调摄，亦不过少病耳。及至既病，则各随其见证而施治焉。今咳嗽气升，食少倦怠，证形在于肺脾，自宜从肺脾求治。然气之所以升者，即肾水虚而不能藏纳肺气也。食荤油则大便溏者，即肾阳衰而不能蒸运脾土也。然则补肾尤为吃紧，虽不治脾肺，而脾肺得荫矣。

党参　五味　山药　紫石英　补骨脂　萸肉　胡桃肉　茯苓

另，金匮肾气丸三钱。

诒按：立论颇能探入深处，用药亦亲切不浮。

邓评：如此探源立论，却已不易及到，方药亦切中病情。唯少沉香、广皮等顺理气分之品，为其缺耳。

孙评：高年之人，精神充旺，外来诸疾，仍从外治，积则消之，痰则化之，故云随证施治也。若虚者，断不可一概蛮补，畏虚误事，至要之言。

谢评：非艺高之人，焉得一语惊人？上案论脾肺，此案论肾，阅之层次清晰，五脏穷必及肾，信哉斯言！

气上逆而咳甚，舌心红而边白。此阴虚痰滞，下虚上盛之候也。病已月余，消痰恐劫其阴，养阴恐增其浊；拟以降气化痰，少佐益阴为法。

苏子降气汤去桂。

另，都气丸五钱。

诒按：立方切当。

邓评：舌苔心红边白，痰饮之中必有郁火灼阴，用药固滋燥两难，唯方中之川朴尚嫌太燥，宜参泻白散以清郁火。

孙注：六味丸加五味名都气丸，再加附子名附都气丸。

谢评：论病施方精巧娴熟，足资效法，似入地龙、白果效更捷也。

病将一载，咳嗽内热，行动喘促，少腹牵痛。此肾气虚而不纳也。仿都气法。

生地　萸肉　茯苓　丹皮　山药　五味子　泽泻　麦冬　川贝　沉香

诒按：立方精当。

邓评：内损已深，固只有培本一法。此方用八仙长寿加川贝、沉香。

孙评：川贝治肺可去。

谢评：宜入鹿茸、紫河车、参蚧之属。

再诊：壮水生金，补子益母。

前方加党参、胡桃肉。

谢评：党参力所不逮，西洋参、蛤蚧、鹿茸片、青娥丸济之。

多年咳喘，逢寒遇劳辄发。汗多气升，肺伤及肾，肾气虚而不纳矣。法当补肾以纳气。

熟地　怀牛膝　北沙参　半夏　陈皮　茯苓　麦冬　五味子　紫石英　蛤壳　沉香

邓评：既至汗多气升，亦只有固纳一法。此方选药甚佳，唯虚极者，沙参宜易人参。

谢评：虑痰化热，宜入款冬花、蛤蚧、百部、紫菀、西洋参。

再诊：寒入肺底，久而化热。同一痰喘，先后不同也，初病在肺，久必及肾。同一咳逆，虚实不同也，补肾以纳气，清肺以化痰，须两层兼顾为稳。

北沙参　五味子　麦冬　川贝　杏仁　蛤壳　怀牛膝　地骨皮　熟地　梨皮　枇杷叶

诒按：前方用药切当，此方案语圆融。

邓评：寒热虚实，如此错杂，其病必不能愈矣。

孙评：先后虚实，指点分明，开一悟境。

谢评：论病机圆法活，方药及时调整，面面俱到，总不越辨证圭臬，示人规矩，启人茅塞矣。

痰饮咳喘，脘中胀满，时或微痛。虽脾、肾、肺三经同病，而法当责重乎脾。以脾得运而气化通，则痰饮有行动之机也。

干姜、五味子同研，炙　半夏　陈皮　茯苓　补骨脂　北沙参元米炒　杏仁　川朴　泽泻　胡桃肉

邓评：见症重于脾，故治亦责重乎脾。方内沙参、五味，与满痛有碍。

孙评：因脘满而用朴，又能定喘止咳化饮，最有巧思。

谢评：宜入参、术、草，杏、朴之用，仲景桂加厚朴、杏子之余蕴。《金匮》苓甘五味加姜辛夏杏汤亦合拍。干姜、五味同研炙，心思最巧，堪资效法。

再诊：痰饮停于心下，上则喘咳，下则脘胀。多由清阳失旷，痰浊内阻。转胸中之阳以安肺，运脾中之阳以和胃，咳喘与胀满当松。

瓜蒌皮　枳实　干姜　川朴　半夏　陈皮　薤白头　茯苓　泽泻

诒按：此证咳、胀两证并重，故治法亦脾肺兼顾。

邓评：瓜蒌、薤白系胸痹治法，不若易苏子、沉香为精切。

谢评：饮停心下，何弃苓桂术甘？

痰饮久留于肺胃，或咳或喘或脘胀。皆痰气之为病也。化胃中之痰宜苓、半，化肺经之痰宜橘、贝，从此扩充以立方。

二陈汤合苓桂术甘汤，加川贝、杏仁、蛤壳、紫菀。

诒按：此病因有脘胀，而无肾虚见证，故始终以运脾化痰之法。

邓评：看题既清，立法自能不乱。

即有肾虚见证，亦当以运脾化痰为先务，因其脘胀故也。

谢评：病痰饮者，当以温药和之，深得要旨，宜入川朴、炒莱菔子。

咳嗽痰多气急，其标在肺，其本在肾。历年既久，自浅及深，自肺及肾，法当治其本矣。

熟地　怀山药　怀牛膝　半夏　陈皮　茯苓　蛤壳　五味子　紫石英　沙苑　胡桃肉

邓评：咳喘久则有无不及乎肾者。

谢评：咳喘久而无热症者，极宜温补。

再诊：补肾纳气，水不泛而痰自化；培土运湿，湿不停而痰可降矣。

怀牛膝　怀山药　半夏　陈皮　茯苓　熟地　紫石英　银杏肉　杞子　五味子　胡桃肉

诒按：两方案语清简，用药切实。方中再加于术，于培土较似有力。

邓评：案语有聪明气。唯此病想来胃纳尚可，果尔土弱食少，熟地必不堪用，宜易人参、茅术，培土以宣金运痰。

谢评：宜入巴戟、淫羊藿、蛤蚧之属，其效始恒。

肾司纳气，而开窍于二阴。此病每因劳碌之余，必先频转矢气，而后气升上逆。短促如喘，饮食二便如常。其病在少阴之枢，宜补而纳之。

六味地黄丸合生脉散，加青铅。

诒按：肾为作强之官，过于劳动，则收摄无力，故见此证，与寻常喘促又是一种。认证既确，立方亦切实不肤。拟再加砂仁、胡桃肉。

邓评：先转矢气，而后气升喘促，每发在劳碌之余，其为肾不纳气，确无疑义。或有因肝郁之气，陷而后冲者，但多发于郁怒之后，未必在劳碌之余。其气既先陷后升，青铅似太嫌重坠，不如沉香为妥，或加菟丝。

谢评：其用生脉者，必六脉无力，呼吸短促无根，方中宜参入大剂生黄芪。

暑风从背俞而内薄于肺，湿热从胃脉而上熏于肺，外内合邪，其气并于胸中，气不得通，因而上逆，气升作咳。舌苔薄白，口腻不渴。治属饮家。

冬瓜子　半夏　茯苓　射干　通草　马兜铃　枳壳　杏仁　橘红　枇杷叶

诒按：此方轻灵可喜，拟再加滑石、薏仁，既有暑风内薄，宜再参用疏泄之品。

邓评：暑风若从口鼻吸受者，本属肺胃受邪，可加荆芥、前胡以疏风。

孙评：此肺饮而夹胃湿之法也，故不用温化，而用清泄。疏泄之品，如桑叶、豆卷之类。

谢评：既云暑风，则入香薷、厚朴、大豆黄卷、僵蚕之属。

阅病原，知系痰饮久留，脾、肺、肾三脏交伤，下则肾虚不能纳气，中则脾虚不能运气，上则肺伤不能降气。系是咳喘不得卧，肢肿腹膨，神气疲惫，虚亦甚矣。治上无益，当治中下。

熟地　怀牛膝　茯神　五味子　胡桃肉　沙苑　怀山药　蛤壳　紫石英　补骨脂　麦冬

另，黑锡丹，每朝盐花汤送下一钱。

诒按：病候已造极深之域，用药如此，亦背城借一之计。

邓评：如此病源，竟服济生肾气汤也。然欲其奏效难矣。

谢评：方列同上案，宜入沉香、人参、蛤蚧以培其元气，庶可挽气脱于危殆也。

喘哮气急，原由寒入肺俞、痰凝胃络而起。久发不已，肺虚必及于肾，胃虚必累于脾。脾为生痰之源，肺为贮痰之器，痰恋不化，气机阻滞，一触风寒，喘即举发。治之之法，在上治肺胃，在下治脾肾，发时治上，平时治下，此一定章程。若欲除根，必须频年累月，服药不断。

倘一曝十寒，终无济于事也。

发时服方：款冬花　桑白皮　紫菀　苏子　沉香　茯苓　杏仁　橘红　制半夏　黄芩

平时服方：五味子　紫石英煅　陈皮　半夏　茯苓　薏仁　蛤壳　胡桃肉　杜仲　熟地

诒按：论病则源流俱到，层折毕清；用药亦周到熨帖，绝不浮泛，洵非老手不能到此地位。

邓评：此肺寒膈热定喘法。苟非风寒触发，或因劳伤有汗者，此法便不宜用。

孙评：在上、在下，发时、平时，四层分析清爽，可知缓急之要，宜细玩之。

谢评：非穷经者，不得发此论；非老手者，不能示此方。

再诊：喘哮频发，脉形细数，身常恶寒。下焦阴虚，中焦痰盛，上焦肺弱；肺弱故畏寒，阴虚故脉数；喘之频发，痰之盛也，有所感触，病遂发焉。病有三层，治有三法，层层护卫，法法兼到，终年常服，庶几见效，否则恐无益也。

发时服方：桂枝生晒干　款冬花蜜炙　橘红盐水炒　杏仁霜　莱菔子　桑白皮蜜炙

上药共研末，用枇杷叶十片，去毛煎汤，再用竹沥半茶杯、姜汁一酒杯，相和一处，将上药末泛丸。发喘时，每至卧时，服此丸二钱，薏仁、橘红汤送下。

平时服方：熟地砂仁拌炒　丹皮盐水炒　山萸肉酒炒　茯苓　牛膝盐水炒　泽泻盐水炒　肉桂　山药炒　五味子盐水炒　磁石

上药为末，用炼白蜜捣和，捻作小丸，丸须光亮，俟半干，再用制半夏三两、陈皮二两、炙甘草一两，研极细末，泛为衣，每朝服二钱，发时亦可服。

邓评：阳分比阴分更伤，盖恶寒为真，脉数为假。

发时如紫石英、补骨脂、胡桃等味，亦可加入，沉香、茯苓宜用。平时宜加人参。

此《金匮》药法，阴虚痰多者，极宜效用。

谢评：发则治标，在肺；缓则治本，在肾；宜缓图之，丸药二陈泛衣，喻西昌法。

心咳之状，咳则心痛，喉中介介如哽状，甚则咽肿、喉痹。盖因风温袭肺，引动心包之火上逆。故治法仍宜宣散肺经风邪，参入宁心缓火之品。仲景方法，略示其端，但语焉未详，后人不能细审耳。

前胡　杏仁　象贝母　桔梗　射干　麦冬　远志甘草汤制　沙参　小麦一两，煎汤代水

诒按：心咳属心火刑金之病，宜略加竹叶、玄参等清心之品乃合。小麦汤代水，颇有巧思。

邓评：既云心咳，又谓风温引动心火，此正是学到纯

粹，引古而不泥于古也。

柳师加味，亦在应用之例。

孙评：仲景法用生脉散治心咳。

谢评：心病者，宜食麦，甘缓之法也。

烦劳罢极则伤肝，肝伤则气逆而上迫，为胁痛、为咳嗽，秦氏所谓先胁痛而后咳者，肝伤肺也。治法不在肺而在肝。夏令将临，恐有失血之虞。

旋覆花　桃仁炭　杏仁　川贝　苏子　冬瓜子　黑山栀　丹皮　郁金　薏仁　枇杷叶

诒按：审证清切，立方谛当，愚意再加归须、桑白皮、白芍。

邓评：此即审病之关键处，学者宜牢记之。

方极妥当，再经柳师加味，尤为周到。

孙评：加金斛以清肝何如？桑皮不若瓜蒌。前人云：瓜蒌，色青入肝者也。

谢评：虽云治法在肝不在肺，然治肺多于治肝也，应参入香附炭、醋柴胡。

五脏皆有咳，总不离乎肺。肺为娇脏，不耐邪侵，感寒则咳，受热则咳。初起微有寒热，必挟表邪，邪恋肺虚，脉形空大，前方降气化痰，保肺涤饮，俱无少效。据云得汗则身体轻快，想由肺气虽虚，留邪未净，补虚而兼化邪，亦一法也。用钱氏法。

牛蒡子元米炒　马兜铃　杏仁　阿胶蛤粉炒　苏子　茯苓　桑白皮　款冬花　炙甘草　枇杷叶　桑叶

诒按：此肺虚受邪，虚实兼顾之法。

邓评：想因风邪偏重，故脉形浮大。属寒属热，尚须看苔色、痰色为凭。若气短促逆者，则肾脏之真气亦衰矣。

阿胶恐太滋腻留邪，不如沙参为妥。

谢评：此补肺阿胶散加味，出自《小儿药证直诀》，祛邪以匡正也。

脉虚软而似数，内伤虚弱奚疑。夫邪之所凑，其气必虚，虚处受邪，其病则实。咳嗽虽由外感，而实则因于气虚，以为风寒固不可，以为虚损亦未必可。玉竹饮子主之。

玉竹　杏仁　苏子　桑白皮　款冬花　象贝　橘红　沙参元米炒　旋覆花　枇杷叶

诒按：将虚实二字，说得六通四辟。此玉竹饮子加减，润肺疏邪，虚实兼到。

邓评：据此脉象，固必虚多邪少。方药虽虚实兼到，而杏仁、苏子，究嫌泄气；炙草、姜、枣，似堪商用。

孙评：此气虚乃肺气之虚，与中气、正气大不相同。

谢评：滋阴润肺，降气止咳为法，遣药精巧无华。

虚乃正虚，实乃邪实，虽论虚实六通四辟，一句虚损未必可，点出虚少实多方药。

寒嗽交冬则发，兼患颈项强急。

熟地六钱，麻黄一钱，煎汁浸炒松　茯苓三钱，细辛五分，煎汁浸炒　胡桃肉四钱　五味子八分，干姜一钱，同炒　陈皮二钱，盐水炒　半夏一钱五分　川贝三钱　款冬花三钱　薏仁四钱　杏仁霜三钱　归身三钱，酒炒　党参三钱，米炒

上药为末，炼蜜为丸，每晨开水送下三钱。

诒按：此阴虚而挟痰饮者，故用药如此。再增桂枝一味，则颈项强急亦在治中矣。

邓评：此为肾虚伏寒之妙法。较诸近来时医等用麻、桂发散者胜之远矣。唯五味子不利于颈项强急。

谢评：嗽发交冬，是谓寒嗽，肺肾两治也，宜入河车、人参、蛤蚧之属；项强宜入天麻、葛根等味。

阴虚而兼痰浊，致为咳嗽。用金水六君煎。

半夏　陈皮　茯苓　炙草　当归　川贝　杏仁　紫菀　熟地砂仁拌炒松后入，略煎一两沸

原注：仿饮子煎法，浊药轻投，取其益阴而不腻滞痰浊也。

诒按：阴虚而挟湿痰，最难用药，此亦无法中之一法。

邓评：紫菀、杏仁主开泄肺痹，其肺气必为痰饮堵

塞，或因风寒郁闭，故用以开泄。是则如熟地滋腻，必不相宜，想由阴损已甚，不得已而炒松后入用之。

谢评：虽叙证简略，但提挈机要，言简意赅，证治跃然纸上。

咳嗽四年，曾经失血，今已音哑，脉形细弱，真阴元气皆亏，劳损根深，药难见效。犹幸胃气尚可，大便未溏。姑拟甘润养阴，希图苟安而已。

北沙参　麦冬　杏仁　川贝　玉竹　扁豆　生甘草　茯苓　橘饼　枇杷叶

邓评：此属肺痿沉疴，本为难治之症。推原起自寒伏，久乃津耗火浮，肺叶日久枯萎而成。《外台》用炙甘草汤，参辛热于甘润药中，散寒即所以生津，为千古良法。如此病亦宜仿用，今仅以润养之品投之，固希图其苟安而已。

谢评：音哑脉弱，阴损已甚，润肺以复其阴，缓图之法，须进血肉有情之品。

再诊：咳嗽止而失血音哑，津液枯槁，劳损成矣。脉形细弱，精气两亏。《内经》于针药所不及者，调以甘药。《金匮》遵之，而用黄芪建中汤，急建其中气，俾得饮食增而津液旺，冀其精血渐充，复其真阴之不足，盖舍此别无良法也。

黄芪秋石水炒　白芍桂炒，去桂　北沙参　生炙甘草　玉竹　麦冬　川贝　茯苓　橘饼

诒按：此与前方看似无聊应酬之作，其实精到熨帖，所谓舍此无良法也。

邓评：咳嗽止而反失血，良以肺虽得润，阴火反动，其病虽不治，然未始非前方寒润之咎。转方用黄芪建中加减，似亦合拍。但以桂炒芍，而仍去桂，不免有名而无实矣。此病能受温药，在乎脉形细弱，是即诊病之关键处也。

孙评：古人云：金空则鸣，金破则无声，金实亦无声。盖破碎固无声，宜填补；金实无声，则由痰壅于中，宜疏而泻之。

谢评：医理清晰有源，文理流畅不滞。急则治标，缓则固本，培土以生金，运脾以盈血，按部就班，循序渐进，不失医林绳墨，诸评皆点睛处，极宜注目，广见识也。

痰饮咳嗽，饱则安，饥则咳，乃胃虚也。

黄芪　甘草　冬术　陈皮　白芍　玉竹　茯苓　杏仁　桔梗

诒按：再加党参、薏仁何如？

邓评：如此探源，至当不易。唯因胃中之虚，而冲气亦必乘之上逆。拟于甘缓内加镇纳冲气之品，如党参之甘缓，固亦应用，但人参尤觉得力。

孙评：加二味，想系胃虚二字着眼。

谢评：五脏六腑皆令人咳，此胃咳也。苓桂术甘合六安煎加人参可否？

咳嗽月余，痰腥带血，气升呛逆，脉弦滑数。风温久恋，化火蒸痰，灼金耗液。证属肺痈，非轻候也。

冬瓜子　淡芩　薏仁　紫菀　川贝　桑皮　甜杏仁　苏梗　沙参　芦根尖

附录　《张氏医通》云：薏仁根捣汁，顿热服之，下咽臭痰即解；有虫者，虫即死出。薏仁为肺痈专药，然性燥气滞，服之未免上壅，不及根汁之立能下夺，已溃未溃，皆可挽回。陈芥菜汁温服，灌吐最妙。一方用薄荷浓煎，稍入白蜜，已溃未溃皆效。

邓评：冬瓜子、芦根为治肺痈要药，在初起时服之必效；但须重用，乃易得力。此病既已带血，何不参祛瘀和血之品。薏仁于湿浊重者相宜，苏梗不如旋覆花。

孙评：近人用丝瓜子亦甚有意。

谢评：此肺痈初期，将溃未溃也，宜苇茎汤入银花、桃仁、茜草、全瓜蒌、黄芩、金荞麦、连翘以败其毒。

再诊：咳嗽痰腥带血，脉形弦硬，面色暗晦。肺气失降，木火上逆，防加喘急。

羚羊角　鲜生地　川贝　甜杏仁　蛤壳　石决明　紫菀

桑白皮　枇杷叶　芦尖

邓评：既有木火上逆，自宜略加羚角，若再加鲜地、决明，不免凉镇太急，徒令木火受遏而横窜于络脉，反增胁痛喘急致危。此系目击，非妄谈也。

谢评：云咳热，则示热已盛极，灼津迫血，动风在即，故痰腥带血，肺络已伤，宜入丹皮、丹参、犀角等清热宁血之品，所幸者未至咳唾如米粥，刻下清肺凉血、解毒消痈尚可挽救。

咳吐臭痰如脓血，此属肺痈。舌苔浊厚，痰浊胶黏，仿仲景法。

葶苈子　冬瓜子　桃仁　桔梗　桑皮　瓜蒌仁　旋覆花　苏子　川贝　芦尖

诒按：此治肺痈初溃之主方。

又按：肺痈之病，皆因邪瘀阻于肺络，久蕴生热，蒸化成脓。故其证，初起病在此叶者，不及彼叶。初用疏瘀散邪泻热，可冀其不成脓也；继用通络托脓，是不得散而托之，使速溃也；再用排脓泄热解毒，是既溃而用清泄，使毒热速化而外出也。终用清养补肺，是清化余热，而使其生肌收口也。凡此皆肺痈治法之一定层次也。乃有一种外感咳嗽，其初起并非肺痈，祇因浊痰蕴热，阻结于肺，复为外凉所束，或为油腻所黏，阻窒窍隧，浊热蒸闷，蕴结不解，致吐痰臭秽，胸膈隐痛，甚则失音气促，蒸热喘汗，病情与肺痈无异；其初终治法，亦与肺痈相同。但肺痈多实证，而此则每涉于虚，最易流入损途，其难治较甚于肺痈，或以其虚而漫指为肺痿，其实与前人所论痈、痿均不相合。兹特表而出之，俾学者不至淆惑焉。

邓评：苔浊用葶苈，亦一证据也。若喘不得卧者，尤属确合。

痈痿之外，确是别有一种，如痰秽胸痛，类于肺痈；而失音气促等症，又当列诸肺痿。至论治法，亦介于痈痿之间，清疏滋养，合参一方可也，然而极难图愈，与劳风一症，无甚差异。

孙评：肺痈四层治法，分晰精细，能熟玩而精研之，安有不愈者乎?

近日所看吐痰臭秽之症，多由于此，今人不细加分别，每致成损，岂不惜哉。其实真正肺痈，但有外邪而内无瘀者无之，不观仲景之治法乎？如此表出，不特有功后学，并救全性命不少。

谢评：柳论肺痈三期治法，最为精辟，可师可法。唯法于机先，截断扭转，不至流入损途，而成久久吐脓如米粥之症，治之颇费功夫。此案苇茎汤合桔梗汤，何弃薏仁云何?

肺花疮，乃肺虚火炎，金受其戕，音哑咳呛，劳损之根，不易见效。

北沙参　玄参　桑皮　杏仁　川贝　款冬花

邓评：此保肺泻火之平剂。

谢评：肺花疮出《冯氏锦囊秘录》。此“慢喉瘖”之属，病程长，缠绵经年不愈，时有加重，故云不易见效，治当日久，谨防辛辣上燥之品，方可奏功。或早服养阴清肺丸，晚服麦味地黄丸亦简洁入彀。

失血门

脉数血不止，胃气大虚，胸中痞塞，大便常溏，是痞为虚痞，数为虚数。咳血三月，今忽冲溢，唇白面青，断非实火。大凡实火吐血，宜清宜降；虚火吐血，宜补宜和。古人谓：见痰休治痰，见血休治血，血久不止，宜以胃药收功。今拟一方，援引此例，未知有当高明否？

人参　扁豆　川贝　茯神　藕汁　京墨

诒按：此方于扶胃药中，参以止血之意，固属正治。唯唇白面青，既见虚寒确据，似宜于此方中，参入炮姜等温摄之品，以敛浮阳而止血也。

邓评：想必脉虽数而无力，故为虚数。血久不止，以胃药收功，此语诚然。倘见食少便溏，则必须采用此法。方内所用川贝宜炒，否则有碍便溏，或易炒陈皮。

孙评：指明虚实之法，分晰清爽。方中加白芍、牛膝、牡蛎何如？唇白面青，血脱气失，危险之至。若足冷者，是阳从上越，附桂在所必用，敛浮阳而摄血。想因足不冷，故无取乎温也。

谢评：数者，血动之征。“咳血三月”句标明咳血主症，但论治皆不离乎胃，且下文又云“实火吐血”“虚火吐血”句，窃以为前咳血为吐血之误，鱼鲁亥豕，徒增疑窦，实为一字之误耶！

再诊：脉数退，血少止，药病相当，颇得小效。而反恶寒汗出者，盖血脱则气无所依。气属阳，主外卫，虚则不固，故恶寒而汗出，最怕喘呃暴脱，措手莫及；犹幸胸痞已宽，稍能容纳。仿血脱益气之例。经曰：阳生阴长，是之谓耳。

人参　扁豆　五味子　炙甘草　炮姜　山药炒　鲜藕汁

诒按：此与前方同意。以恶寒，故加炮姜。

邓评：虚火宜补，是以脉数反退，其功在乎人参。而更见恶寒汗出者，盖阳分之虚亦已甚矣。以恶寒加炮姜，以汗出加五味，用意极为周匝。苟非急进温补，则喘呃暴脱，势所必至耳。

谢评：此理中汤变方，中寒吐血，是为的方，补气以摄血也。

三诊：血脱益气，昔贤成法。今血虽大止，而神气益惫，唇白面青，怕其虚脱。欲牢根蒂，更进一筹。

人参　扁豆炒　五味子　熟地砂仁拌炒　附子秋石水炒　麦冬　冬术　炮姜　陈皮　伏龙肝汤代水

诒按：伏龙肝未审何意？此方大意，亦与第一方相似，渐参温补之意，以防其虚脱故耳。

邓评：虚火得补而退。其神气益惫者，以火退而虚象转露也。

但须增重人参，不必再添地、附，后见痰如污泥且臭，恐是腻浊湿热之剂有太过也。伏龙肝主温补脾土，虽亦可用，究不精切。

谢评：此方集生脉、参附、三才、黄土汤、理中汤骨架于一炉，非熟谙仲圣之法，焉得出此方？尤其黄土一味，大有深意，其温中摄血，甘缓入脾，《金匮要略》云“灶中黄土”，《别录》“主吐血”。坊间亦传之久远，不可不知。

四诊：肝肾之气，从下泛上。青黑之色，满于面部。阴阳离散，交子丑时防脱。勉拟镇摄，希冀万一。

人参　熟地　五味子　麦冬　茯神　坎炁　肉桂

紫石英　青铅

诒按：此方急于固脱，故用药如是。

邓评：观及四诊之方，不但面满青黑，抑且喘象已见，牛膝、蛤壳、沉香等何不参用？

谢评：病至于斯，元气大伤，青色现于庭面，肾色外浮，极危之疾也，处方尚属周全。愚以为用别直参炖汤频饮，以冀挽回万一。

五诊：血止三日，而痰吐如污泥且臭，是胃气大伤，肺气败坏，而成肺痿。痿者，萎也，如草木之萎而不振，终属劳损沉疴，极难医治。《外台》引用炙甘草汤，取其益气生津，以救肺之枯萎。后人遵用其方，恒去姜桂之辛热。此证面青不渴，正宜温以扶阳。但大便溏薄，除去麻仁之滑润可耳。

人参　炙甘草　麦冬　阿胶　生地　炮姜　肉桂　五味子　紫石英

诒按：痰如污泥，是必血液败腐，日久而然，并非肺痿。唯所用炙甘草汤养血滋液，尚与病情不背。愚意加入薏仁、丹皮，略仿内痈治例，似乎稍合。

邓评：痰见如此，其败坏者，不独肺之气也，血液蒸腐有诸。盖脾胃之阳气虽衰，肺家之痰火犹恋，此种损怯，多至不救。若柳评加入薏仁、丹皮，略仿内痈治例，诚非背谬。

孙评：吐痰污臭，并非胃肺气败成萎，因血已离络，未能清化，瘀于胸中，得补热药性，蒸炼瘀血而成。症之难治者在此。若初起早投肃化之药，庶不致此。古人见血休治血之说，此亦一格。徐灵胎先露其微矣。

谢评：病入膏肓，上手虽抽丝剥茧，俱无起色，肺胃已败矣！

六诊：病势依然，仍从前方加减。

前方加重炮姜，再加制洋参。

诒按：以后方均是复脉加减。

邓评：何必加重炮姜，唯加制洋参可耳。

谢评：面青不渴，大便溏薄，加炮姜以温摄之。

七诊：连进炙甘草汤，病情大有起色。但咳呛则汗出，肺气耗散矣。散者收之，不宜再兼辛热。当参收敛之品。

人参　熟地沉香末拌炒　炙甘草　阿胶　五味子　黄芪蜜炙　罂粟壳蜜炙　大枣

邓评：咳呛则汗出，肺有火也，不独肺气耗散使然，故迭进五味而汗出不为之敛，亦前方辛热太过之弊。虽有起色，终属难愈。

孙评：何以始终不用牡蛎、白芍，一若忘之者然。

谢评：仍以炙甘草汤出入，拼辛温之辈，虽曲尽生生之心，然病无生生之气，虽华、扁奚以为之耶？

久咳失血，精气互伤。连进滋培，颇获小效。但血去过多，骤难充复。从来血证，肺肾两虚者，宜冬不宜夏。盖酷暑炎蒸，有水涸金消之虑耳。今虽炎暑未临，而已交仲夏，宜与生津益气，大滋金水之虚，兼扶胃气，则金有所恃；且精气生成于水谷，又久病以胃气为要也。

洋参　麦冬　五味　熟地　生地　党参　黄芪　山药　炙草　陈皮　茯神　扁豆

诒按：层层照顾，可谓虑周藻密。方中拟再加百合、沙参。

邓评：更参时令之寒暑，以为用药之章程，是亦上工手段。此金水受伤之病，已临金水告困之时，故不得不以大剂滋培，以迎夏至一阴来复，待秋凉燥金行令，庶能绝处逢生。

孙评：天时人病，合而论治。

谢评：肺之疾，能冬不能夏，此之谓也，能天人合一，未雨而绸缪，先滋肺脾之阴，以防酷暑之困，大合规矩准绳。

再诊：血止胃稍醒。仍以原法为主。

前方加蜜炙粟壳。

另，用白及一味为丸，每朝盐花汤送下三钱。

邓评：久咳属虚，宜补宜敛。若有风邪留伏，仍须参入散邪。

谢评：血止而咳未止，更恐咳则血伤甚，故加罂粟壳。白及之用甚妙，《本草纲目》云“白及，性涩而收，得秋舍之令，故能入肺止血。”《验方新编》亦有单味白及填肺止血的记载。

素患呕血，血止复发。现有胸痛，时时嗳气，舌苔白腻，脉细而迟。此胃中有瘀血挟痰浊为患也。

旋覆花　郁金　杏仁　紫菀　瓜蒌仁　代赭石　茯苓　贝母　降香　枇杷叶

诒按：血证中之变例。拟加丹参、桃仁。

邓评：呕血属胃，胸痛嗳气，不免挟肝胆之气火内逆，方药亦颇能兼顾及之。舌苔白腻，宜加橘红。

谢评：此旋覆代赭汤之余蕴，脏不离肝，邪不外痰瘀而端。

血色紫而有块。此属肝火乘胃，瘀凝上泛也。仿缪仲淳法。

鲜生地　大黄醋炒　阿胶蒲黄炒　丹皮炒　黑山栀　苏子　白芍　扁豆炒　降香　枇杷叶　藕汁

诒按：此肝火冲激于血络所致，最易留瘀致病，故用药如此。若再加茜根炭、三七，似于瘀血一面，更为着力。

邓评：缪氏有降气、行血、补肝三法，为治吐血之纲领。

谢评：血色紫而有块，宜降气、行血。宜入代赭石、楂炭、桃仁、川牛膝。

始由寒饮咳嗽，继而化火动血。一二年来，血证屡止屡发，而咳嗽不已。脉弦形瘦，饮邪未去，阴血已亏。安静则咳甚，劳动则气升。盖静则属阴，饮邪由阴生也；动则属阳，气升由火动也。阴虚痰饮四字显然。拟金水六君同都气丸法，补肾之阴以纳气，化胃之痰以蠲饮，饮去则咳自减，气纳则火不升也。

生地海浮石拌炒　半夏青盐制　麦冬元米炒　五味子炒　诃子　紫石英　丹皮炭　牛膝盐水炒　怀山药炒　蛤壳打　茯苓　青铅　枇杷叶蜜炙

诒按：阴虚而兼痰饮，用药最难，须看其两不碍手处。

邓评：案语辨理明晰，用药偏于补阴纳气；盖以血症屡发，断不能过与燥剂再劫其阴。药用制炒者多，即欲其两不碍手之意。

孙评：凡血症咳不止者，总是危证，因咳则肺气耗损，上病及下，肾亦惫矣；上下交病则中气伤矣。是上、中、下三焦交损，不死何待，故云危证也。

谢评：盖化痰不远温，有耗阴动血之弊，滋阴不远寒，见凝痰骤饮之嫌，而两不碍手之难欤？煞费苦心，方中寓八仙长寿，仲景麦门冬汤、丹溪咳血方影子，非具阅历者安得如此耶?

去秋咳嗽，些微带血，已经调治而痊。交春吐血甚多，咳嗽至今不止，更兼寒热朝轻暮重，饮食少纳，头汗不休。真阴大亏，虚阳上亢，肺金受烁，脾胃伤戕，津液日耗，元气日损。脉沉细涩，口腻而干。虚极成劳，难为力矣。姑拟生脉六君子汤，保肺清金，调元益气。扶过夏令再议。

洋参　沙参　麦冬　五味子　扁豆　制半夏　茯神　陈皮　炙甘草

另，枇杷叶露、野蔷薇露，各一杯冲服。

原注：生脉散保肺清金，六君子去术嫌其燥，加扁豆培养脾阴，土旺自能生金也。不用养阴退热之药，一恐滋则滑肠，一恐凉则妨胃耳。从来久病以胃气为本。《经》云有胃气则生，此其道也。

诒按：此平正通达调补方之久服无弊者。

邓评：脉涩口腻，更有客邪留伏。然已头汗不休，断无散邪之理。方药仅属平稳，用意却已周详。

滋寒固恐妨胃，温补又怕劫阴，病造极深，诚难为力矣。

孙评：头汗暮热，虚阳上翔，宜略兼潜纳之味，如牡蛎、白芍之类，既不嫌滋，又不妨胃，何如？

谢评：地骨皮、麦味（炒）、内金、生麦芽、生龙牡可参入，性取中和，久饲以复胃气耳。

咳嗽内伤经络，吐血甚多。脉不数，身不热，口不渴。切勿见血投凉法。当益胃，拟理中加味。

党参元米炒　扁豆炒焦　炙甘草　炮姜　归身炭　血余炭　丹皮炭　白芍　杏仁　陈粳米　藕节

诒按：见识老到，立方精卓。

邓评：治血用温，极宜详慎。苟非血色淡红，须有虚寒确据，如便溏食少、苔白脉迟等症；果宜温而投凉，是亦速其危也。不识此病何如？

谢评：红见黑则止，唯宜鉴寒热虚实，选方立法诚属老练，方中宜入楂炭、白及，炮姜易姜炭。

内则阴虚有火，外则寒邪深袭。失血咳嗽，又兼三疟，病已数月。疟来心口酸痛，胸腹空豁难通。《经》云：阳维为病苦寒热，阴维为病苦心痛。此阴阳营卫之偏虚也。拟黄芪建中法，和中脏之阴阳而调营卫；复合生脉保肺之阴；复脉保肾之阴。通盘打算，头头是道矣。

归身炭　炙甘草　大生地砂仁炒　五味子　鳖甲　黄芪　青蒿　沙参　白芍桂枝三分，拌炒　阿胶　麦冬　煨生姜　红枣诒按：正虚而兼有寒邪，故立方如是。

邓评：此病夹杂，甚难着手，通盘打算，具见一片苦心。但其心口酸痛，更多痰饮内阻。拟于原方内减去麦、味、黄芪，增半、贝、苓、橘之属。似乎较为熨帖。

谢评：虽云寒邪外袭，但燮理中气，调和营卫，庶几扶正而祛邪也，方中可兑入西洋参。

肝胃不和，脘痛呕酸，兼以酒湿熏蒸于胃。胃为多气多血之乡，故吐出瘀血甚多。血止之后，仍脘中作胀，呕吐酸水。法宜调和肝胃，切戒寒凉。

制半夏　陈皮　茯苓　郁金　乌药　延胡　桃仁泥　炮姜炭　香附　枳椇子　苏梗

诒按：此与阴虚失血不同，更兼气阻湿郁，故用药如是。

邓评：案语结句，具见识略。苏梗不如砂仁。

谢评：气滞湿阻且兼陈瘀，治之不远湿、气、血也，宜入黄连汁炒吴萸、煅瓦楞子、三七、失笑散，香附宜炒炭。

少阴水亏，阳明火亢，鼻血不止。拟玉女煎合四生饮法。

生地黄　鲜地黄　龟板　石膏　知母　玄参　北沙参　怀牛膝　茜草炭　血余炭　茅根汁　侧柏叶汁　鲜荷叶汁　艾叶汁

诒按：案方俱精洁不支。

邓评：此乃正法。想症见舌绛脉洪、烦热便秘。

谢评：想此方阳明火亢在经而不在腑也，故弃之大黄矣。但应参入代赭石、郁金。

虚损门

失血后咳嗽音哑，气升则欲咳，乃肾虚不纳也。

熟地　阿胶　麦冬　沙参　川贝　紫石英　玄参　藕

邓评：今以气升欲咳，故责之肾虚不纳；若喉痒而咳者，又属风火烁金矣。

孙评：川贝换白芍何如？

谢评：失血则津亏，肺阴为之虚，故为虚咳，清润之可也。

再诊：肾气稍纳，上气稍平，但咳尚未止，四肢无力，真阴与元气虚而不复。时当炎暑，暑、湿、热三气交蒸，虚体最易幻变。保养为上，用景岳保阴煎。

生地　熟地　天冬　麦冬　沙参　玉竹　川贝　五味子　紫石英　阿胶　东白芍　百合

煎汤代水。

诒按：前方用紫石英以镇纳肾气，此方用百合以清保肺金。此用药谛当处，学者宜留意焉。

邓评：不识声音能亮否？虽系金破不鸣，究有痰火内阻，转方似过于敛补。

谢评：既云真阴元气不复，可参入西洋参以济之，庶可效著。

历春、夏、秋三季，血证屡发。诊脉虚弱，形容消瘦。年方十七，精未充而早泄，阴失守而火升。异日难名之疾，恐犯褚氏之戒。治当滋水降火，须自保养为要。

生地　阿胶蒲黄炒　麦冬　丹皮炒　山药炒　茯神　洋参　扁豆炒　茜草根　莲肉　茅根　鲜藕

诒按：案语撷古籍之华；方亦清稳。

邓评：未充早泄，为阴虚无疑。

阴虚失血，大法不外乎如是；唯茅根似嫌夹杂。

谢评：古人云精不泄，归精于肝而化清血，庶几精血同源，血亏则精不守舍，而自遗泄，治当责之血证，师缪仲淳法可也。

先吐血，而后咳逆喘急，延及半载，寒热无序，营卫两亏；舌色光红，阴精消涸。不能右卧为肺伤，大便不实为脾伤。水落石出之时，难免致剧。

北沙参　茯苓　扁豆　玉竹　五味子　金石斛　川贝　百合　麦冬　功劳叶

诒按：上两案均属阴损已成之候，调治不易奏效。而此证大便不实，难进清滋，较前证更剧。然用药亦不过如此。少年自爱者，当慎之于早也。

邓评：见症犯虚劳禁例，已经迭显，故谓水落石出之时，难免致剧。

脾肺本难同治，但培土犹能生金，清肺转致害脾。此方虽尚平稳，愚意还宜减去贝、斛，加入山药、陈皮，或用人参以培脾土，稍能着力耳。

孙评：喘急是肾气不摄，究宜加桃肉、牛膝以固之引之。见到之言，凡遇危证，可免许多弄巧反拙之诮。

谢评：阴损至极而兼大便不实矛盾至极，非滋阴无以复液损，便不实唯恐用清凉，如川贝、沙参、玉竹、石斛，宜山药、西洋参、莲肉、白术之辈以滋脾阴，培土以生金。孙评甚悖。

阳维为病苦寒热，阴维为病苦心痛。阳维维于阳，阳气弱则腹痛而便溏；阴维维于阴，营阴虚则心痛而舌红也。脉微形瘦，阴阳并损，损及奇经，当以甘温。

黄芪　桂枝　当归　炙甘草　白芍　川贝　陈皮　砂仁　鹿角霜

邓评：是即《金匮》“阴阳俱不足，调以甘药”之旨，况此病阳分比阴分更虚，治须甘温无疑；唯川贝不伦。

孙评：川贝去之何如？

谢评：此黄芪桂枝五物，助阳维阴，其中川贝，抑或兼有咳喘耶？

再诊：但寒不热，便溏脉细，肢体面目俱浮，悉属阳虚见象。唯舌红无苔，此属阴伤之候；但口不干渴，乃君火之色外露。治当引火归元。

附桂八味丸加鹿角霜、党参、冬术。

诒按：论病贯串，认证真切。至用药之浅深轻重，亦觉步步稳实。

邓评：口不干渴，火之无力可知。昔人论胸中有聚集之残火，腹内有积久之阴寒也，其斯之谓欤？

谢评：前谓阴阳并损，损及奇经，今症则阳损及阴之甚也，选方八味丸较之金匮肾气丸更助式微之阳也。

先后天俱不足，痰多鼻血，阴亏阳亢之征；纳少腹疼，木旺土衰之兆。是以年将及冠，犹如幼稚之形，面白无华，具见精神之乏。治先天当求精血之属，培后天须参谷食之方，久久服之，庶有裨益；若一曝十寒，终无济也。

六君子汤去半夏，加山药、扁豆、砂仁、黑芝麻、莲肉、陈粳米。

上药为末，米饮汤调服，或白洋糖汤、枣子汤调服亦可。

又丸方：精不足者，补之以味。当求精血之属，治其肾也。

熟地　菟丝子　牛膝　白芍　龟板　杞子　山药　当归　五味子　杜仲　丹皮　黄柏　茯苓　鹿角胶　萸肉　天冬　泽泻

上药为末，用河车一具，洗净煮烂，将药末捣和为丸。

诒按：煎、丸两方，亦寻常调补之法，好在培补先、后二天。选药精当，一丝不杂。

邓评：案语文法精熟，有意到笔随之势。

此六味地黄合斑龙百补丸，并参补天大造丸。

孙评：治先天二句，为治虚损一定章程。

面白无华，虽然鼻血，究嫌损阳败胃，是黄柏之宜避也明矣。

谢评：议病示方，极具规矩，师之法之，入室登堂矣。

左寸关搏指，心肝之阳亢；右脉小紧，脾胃之虚寒。是以腹中常痛，而大便不实也。病延四月，身虽微热，是属虚阳外越。近增口舌碎痛，亦属虚火上炎，津液消灼，劳损何疑。今商治法，当以温中为主，稍佐清上，俾土厚则火敛，金旺则水生。古人有是论，幸勿为世俗拘也。

党参　于术　茯苓　甘草　炮姜　五味子　麦冬　灯心

诒按：此阴亏而虚火上炎之证也。方以理中合生脉法，温中清上，两面都到。所云土厚则火敛，金旺则水生，见理极精，非浅学所能学步。

邓评：论病了然，无纤云片翳；立法明显，如玉洁冰清。

五味易白芍如何？

谢评：病见寒热虚实杂，药则温清补通具，何芜杂之有哉，实仲景之余蕴也。

北门之籥得守，则阳气固；坤土之阳得运，则湿浊化；湿浊化则津回，阳气固则精守。所嫌肌肉尽削。夫肌肉犹城垣也，元气犹主宰也。城垣倾颓，主宰穷困，是非大补元气不可。

人参　熟地　萸肉　杞子　杜仲　炙草　归身　山药　茯神　于术　陈皮　麦冬　半夏　苁蓉　谷芽炒

诒按：案语精切。此六君合景岳大补元煎之方也，脾肾两顾，用以填补则可，特嫌少灵光耳。

邓评：具经纬才，参治国道。范文正谓“不为良相，定为良医”者，先生其庶几乎。

孙评：北门籥指肾而言，因肾主元阳。

谢评：论病精而处方熟，一语惊四座，宏论映千秋。再佐紫河车、鹿茸如何？

脾肾两虚，而湿热又甚，虽腰疼梦泄，自汗盗汗，而口腻味甜，大便溏薄。肾阴虚而不充，脾阳困而不振，进求治法，只可先运脾阳。

茅术炒黑　干姜　熟地　山药　五味　牡蛎　党参　茯神　枣仁　浮麦　红枣

诒按：此黑地黄丸加味，确合脾肾两补之法。方中干姜宜炮黑用。

邓评：欲补其阴，须燥其湿，否则阴未受益，而徒令助湿耳。

孙评：方中半夏总不宜少。

谢评：证为阴虚而湿盛，滋则碍湿，渗则损阴，此两难之方耳，应参入炒薏仁、陈皮。以方测症，想有失眠健忘。

再诊：温运脾阳，补摄肾阴，仿缪仲淳双补丸法。

茅术制　炮姜　牡蛎　党参　茯苓　补骨脂　熟地　杜仲　山药　首乌制　浮麦　五味子　红枣

邓评：于补阴较进一筹。

谢评：阴中求阳之法，方药平稳。

三诊：脾阳稍复，肾阴仍弱，节交夏至，阳盛阴衰之候，大剂养阴，以迎一阴来复；兼化湿热，以调时令之气。

熟地　生地　党参　冬术　茅术制　黄柏盐水炒　茯神　麦冬　五味　牡蛎　龙骨　杜仲

邓评：随病机之进退，参时令之阴阳，而方法略为转变。

孙评：化湿用柏，恐妨便溏，此叶氏所以不取也。

谢评：黄柏易以山药、薏仁为妥。

消证门

脉沉细数涩，血虚气郁，经事之不来宜也。夫五志郁极，皆从火化，饥而善食，小水澄脚如脓，三消之渐，匪伊朝夕。然胸痛吐酸，肝郁无疑，肝为风脏，郁甚则生虫，从风化也。姑拟一方，平中见奇。

川连一钱，吴萸炒　麦冬三钱，姜汁炒　蛤壳五钱　建兰叶三钱　鲜楝树根皮洗，一两

诒按：病属阴虚火旺，案中生虫一层，未免蛇足。

邓评：经血之阻，阻于气火，用苦寒以泻气火，即所以和血通经也。

孙评：想因吐中见虫而言。

谢评：吐中见虫或便中见虫，或腹中如虫行，故用楝树根皮也。泄肝行血，寓左金之法，无法之法也。经事之未至而施建兰叶欤？

再诊：服药后大便之坚且难者，化溏粪而易出，原属苦泄之功。然脉仍数涩，究属血虚而兼郁热，郁热日甚，脏阴日铄，舌红而碎，口渴消饮，所由来也。月事不至，血日干而火日炽，头眩目花带下，皆阴虚阳亢之见证。补脏阴为治本之缓图，清郁热乃救阴之先着，转辗思维，寓清泄于通补之中，其或有济耶！所虑病根深固，未易

奏绩耳。

川连　黄芩　黑栀　生地　当归　阿胶　川芎　白芍　建兰叶

另，大黄䗪虫丸，每早晚服五丸。

诒按：寓清于补，恰合病机。

邓评：经谓寒之而热者，取之阴。转方兼滋营阴，故获效较捷。

谢评：寒之则凝，滋之则滞，清泻通补，各行其责，此之谓也。

三诊：诸恙皆减，唯内热未退，带下未止，经事未通，仍以前方增损。

川连　当归　洋参　白芍　女贞子　茯苓　生地　麦冬　丹参　沙苑

谢评：方虽增滋之洋参、通之丹参，然于内热尚乏其力，加入地骨皮、银柴胡、鳖甲之类何如？经事仍未通，何建兰叶之弗用？

四诊：《经》云：二阳之病发心脾，不得隐曲，女子不月，其传为风消。风消者，火盛而生风，渴饮而消水也。先辈谓三消为火疾，久而不已，必发痈疽。余屡用凉血清火之药，职此故也。自六七月间，足跗生疽之后，所患消证，又稍加重，其阴愈伤，其火愈炽。今胸中如燔，牙痛齿落，阳明之火为剧。考阳明之气血两燔者，叶氏每用玉女煎，姑仿之。

鲜生地　石膏　知母　玄参　牛膝　川连　大生地　天冬　麦冬　茯苓　甘草　枇杷叶

诒按：此亦消渴门中应有之证，不可不知。

邓评："风消"二字，引解未确切。盖因风火亢而肌肉消烁，故为不治之症。若仅渴引消水，未必竟成死候也。

据前案细涩数脉，此方似太凉遏，若作郁火论，不妨用逍遥散例。

谢评：阴虚生内热，清之不力，虚火上燔，热盛肉腐则为痈疽也。消渴生疽之症，自与风消有别也。

一水不能胜五火，火气燔灼而成三消。上渴、中饥、下则溲多，形体消削，身常怕热。稚龄犯此，先天不足故也。

生地　北沙参　知母　花粉　石膏　甘草　麦冬　牡蛎　五味子　茯苓　川连

诒按：稚年患此，多在炎暑之时，其证有兼见风痓烦躁者。余尝以此法，参用凉肝之品，以黄蚕茧煎汤代水，颇有效验。

邓评：三消毕具，肺、胃、肾并受火灼，故立方从三经用药。然幼稚每有渴饮溲多，用温药而愈者，以其积寒而火不归元，是即阳不化阴之义也。学者不可不知。

谢评：稚龄患此者，先天不足可知，此姑息之法，治本清源，非峻补真元不可，洋参、河车、山药之属是也。柳氏饮蚕茧汤，堪为效法，此等患者类今之1型糖尿病，治疗颇为棘手。

诸郁门

血虚而有瘀，气虚而有滞。血虚则心跳，血瘀则少腹结块，且多淋带。气虚故无力，滞故胸胀满也。补而化之，调而理之。

党参　川芎　茯神　陈皮　川断　归身　香附　白芍　木香　砂仁　玫瑰花

诒按：补而不滞，畅而不克，此之谓调理。此等方看似寻常，其实颇费斟酌。

邓评：病机错杂，殊难着手。唯此症每多痰湿阻遏，须略参姜、桂以温化之。

谢评：虚则自滞，唯选药补而不峻，行而不伤，清灵流畅，足资效法。宜参入牡蛎、黄芪、冬术、柴胡，寓逍遥散意。

营虚气郁。营虚则内热，气郁则脘胀。法以养营舒郁。

丹参　香附　川贝　茯苓　归身　枣仁　陈皮　牛膝

首乌制　续断　砂仁　红枣

诒按：此虚实互治之法。

邓评：尚宜增栀、丹以化气火，续断、牛膝可去之。

谢评：内热而胀，砂仁不宜。续断、牛膝入伍，想有腰膝酸软耳。

心胸觉冷，经事数月一来，食入则腹中胀痛。寒痰气郁，凝滞不通。当以辛温宣畅，遵熟料五积意。

半夏　茯苓　桂枝　苍术　白芍　川芎　丹参　归身　川朴　甘草　陈皮　枳壳　良姜

诒按：此照五积原方，去麻、桔、芷，加丹参，用药极其熨帖。

邓评：积寒为患，了然在目，引用古方颇能熨帖。宜其效若桴鼓也。

谢评：心胸觉冷则寒滞，经血数月一行为血滞，食入则胀为食滞，诸滞郁遏气机，则痰湿生焉，是谓五积，尚时发寒热，皆郁所致，药病相投，故取效也。

再诊：苦辛温通之剂，能调经散瘩，用之而效。益信古人言不妄发，法不妄立，在用者何如耳。

前方去良姜，加茺蔚子、砂仁。

谢评：方从法立，以法统方，方证合拍，效若桴鼓，岂古人之言欺我耶？

评选环溪草堂医案中卷

无锡　王泰林（旭皋）　著

呕哕门

胃阳虚则水饮停，脾阳虚则谷不化。腹中辘辘，胸胁胀满，纳入辄呕酸水清涎，或嗳腐气。以温通法崇土利水。

炮姜　陈皮　苍术　半夏　茯苓　熟附　白术　党参　泽泻　枳实　蔻仁　谷芽

诒按：中阳不运，痰湿易停，故用治中合二陈法。

邓评：停饮停食，皆由阳气不化。此种病机，最易变成肿满，是以亟须温通。

谢评：方药平实，或嗳腐气，消导似嫌不足，焦三仙应参入。

胃中素有酒湿，适因斗殴恼怒，引动肝胆之火，与胃中之痰相搏，致心跳少寐，食入则呕；两手脉沉，是气郁也。用温胆加味。

半夏　石菖蒲　陈皮　甘草　枳实　枣仁　茯神　枳椇子　竹茹姜汁炒

诒按：既有木火内扰，则川连、栀、丹，本不可少也。

邓评：方甚平稳，再加姜、连，较能着力。

孙评：心跳不寐，是木火内扰之据。

谢评：既云气郁，则开郁之药不足，醋香附、广郁金、茅术理应参入。

再诊：温胆汤加沙参、川连、丹皮、旋覆花、黑栀、雪羹煎。

邓评：想其脉形数硬，故转方重加清泄。

谢评：徒增清泻，郁未必能解，宜入解郁流气之味。

坤土阳微湿胜，腹中不和，用平胃、理中合剂。

焦术　川朴　陈皮　炙草　党参　炮姜　茯苓　延胡

原注：方中横插延胡一味，想其中兼有瘀凝也。

诒按：立方老洁。

邓评：不和者，胀痛可知，痛则故加延胡，防有瘀凝也。果仅属阳微湿胜，则亦不必加用延胡，凡看方案，须以意会之。

谢评：除湿欠火候，宜入砂仁、茅术、蔻仁、桂、附之属。

再诊：前投温中运湿，腹中呱呱有声，朝食则安，暮食则滞，卧则筋惕肉瞤，时吐酸水。中土阳微，下焦浊阴之气上逆，病成反胃。温中不效，法当益火之源，舍时从证，用茅术附子理中汤，合真武汤意以治之。

茅术　附子　炮姜　炙草　陈皮　茯苓　生姜

诒按：较前方深一层，是亦一定步骤。

邓评：此阳虚而挟停饮者，因前方不效，更参釜底增薪。至延胡一味，究嫌夹杂，故去之。

孙评：筋惕肉瞤吐酸，是木火被寒所遏，宜清肝之味。

谢评：此酸乃寒酸，孙评不道，入清肝犹雪上加霜。既云阳微湿胜，何以温阳姗姗来迟耶？

朝食暮吐，完谷不化，病成反胃。始由寒疝，腹中结块，气从少腹上攻，胃脘作痛，吐酸而起。此中、下之阳气不振，肝木侮脾，脾不磨化，幽门不通，大便艰涩。法以温运通阳。

鲜苁蓉漂淡去甲，一两五钱　半夏　陈皮　枳壳　沉香　柏子仁　桂心　牛膝　吴萸　干姜

邓评：此大便之艰涩，由无阳则阴无以化，故欲润其肠，务须温通。然立方极难平正，非有卓识者不能办及。方意较大半夏汤更进一层。

孙评：导下须用枳实。

谢评：方家示人规矩，非具积淀之人莫能为之。

腹中痛甚则有块，平则无形，每每呕吐酸水。此属中虚阳气不运。当与大建中汤。

党参　蜀椒　干姜　金橘饼

诒按：简明切当，如老吏断狱。

邓评：此不独阳虚饮停，抑且肝郁气逆，如青陈皮、香附、沉香等，尚可参用一二。

孙评：吐酸尚有热郁于内，遏而不伸。

谢评：此《金匮要略》论寒冲皮起，有头足，因酸而去饴糖，宜入黄连水炒吴萸以制酸也。抑或合吴茱萸汤更佳?

反胃而兼浮肿，小便茎中微痛。此中焦阳气不运，而下焦有湿热也。

荜茇磨汁，三匙　姜汁三匙　韭根汁三匙　藕汁三匙　黄牛乳煎饮两杯

另，用沉香末一钱、血珀一钱，研末分六服。

谢评：手挥五弦，目送飞鸿，说时似悟，过境生迷，如此大手笔，五汁共治，二末同研，中阳何愁不运，湿热药到同除，妙哉斯方！

再诊：《内经》云：三阳结为之膈，三阴结为之水。此证反胃而兼浮肿，是三阴、三阳俱结也。阴阳俱结，治法极难。前方用荜茇牛乳饮，调服沉香、血珀末，拨动其阴阳俱结之气，幸反胃之势已平，是其三阳之结已

解。今腹满虽宽，而腿足之肿仍若，是三阴之结犹未解也。盖太阴无阳明之阳，少阴无太阳之阳，厥阴无少阳之阳，则阴独盛于内，而阳气不通，阴气凝涩，膀胱不化而水成焉。其脉沉细，盖重阴之象也。凡补脾崇土、温润通阳，如理中、肾气丸之属，固亦合法，然不若周慎斋和中丸之制为尤妙，以其用干姜，能回阳明之阳于脾，肉桂回太阳之阳于肾，吴萸回少阳之阳于肝，则三阳气胜，而三阴之结解，水自从膀胱出矣。

周慎斋和中丸：

干姜二两，切片作四分，一分用人参五钱煎汤浸拌，收干，炒黑；一分用青皮二钱煎汤拌，炒黑；一分用陈皮三钱煎汤拌，炒黑；一分用苏叶二钱五分煎汤拌，炒黑。肉桂去皮一两，切片作四分，一分用益智仁一钱五分研，同煮收干；一分用泽泻二钱五分煎浓汤，同煮收干；一分用茴香一钱五分，同煮收干；一分用补骨脂二钱五分研，同煮收干。　吴萸五钱，作二分，一分用薏仁五钱煎汤拌炒；一分用青盐五钱煎汤拌，炒黄。党参元米炒，一两　茯苓焙，一两　制半夏炒，一两　甜杏仁一两　茅术三钱，用米泔同浸，煮干，去茅术。

上药为末，用神曲二两磨粉，煮糊捣丸，每朝服一钱，暮服五分，用薏仁三钱、陈皮五分煎汤送下。

诒按：议论精当，方法亦清切灵活。此等方案，固自可法可传。案中论病，颇合机宜。唯所解《内经》三阴、三阳等语，却与经旨不合。

邓评：阳结则化火，阴结则生水。水之与膈，正属对峙，何得从一面混解，因膈与反胃有所不同也。

此方仍一味温燥，亦无甚取义，不及真元丹之制为精妙。

孙评：理中、肾气，是今人治是症之套药，竟能别开确切生面，胸中古书不少。

自来立方论者，亦无若是确切之论，况方案乎，今则不得而见之矣。

借三阴三阳结为喻，如文之借领，其法亦巧，且可见运用书卷之妙。

谢评：议论虽精当，然下焦有湿热之象不彰，况用药涉阳者多，于下焦湿热相左，然治方之精繁沉冗亦可师可法。尤其沉香、血珀二味治茎中微痛或妇人阴中坠困、小水淋涩有奇效。

气郁痰凝，胸中失旷，背寒背痛，纳少哽噎，甚则吐出，膈证之根。

旋覆花　代赭石　桂枝　半夏　瓜蒌皮　薤白　杏仁　茯苓　竹茹

诒按：此证初起，痰气阻于上焦，故立方专从肺胃着意。以后五方，于用药层次，均能丝丝入扣。

邓评：背寒固阳气失旷，哽噎乃胃液枯槁。此病膈症，本属难治。

谢评：论病虽简，但切中肯綮，方从大论旋覆代赭汤、瓜蒌薤白半夏汤、茯苓杏仁甘草汤出。非精研仲景书者，安得如此乎?

再诊：诸恙仍然，痰稍易出。

桂枝　蒌皮　薤白　陈皮　鹿角　干姜　旋覆花　竹茹　枇杷叶

孙评：因背寒脊痛，而用桂枝、鹿角。

谢评：痰凝背寒，透出阳虚，温药和之，阳和汤备选如何?

三诊：背为阳位，心为阳脏，心之下即胃之上也。痰饮窃踞于胃之上口，则心阳失其清旷，而背常恶寒，纳食哽噎，是为膈证之根。盖痰饮属阴，碍阳故也。

川附　桂枝　薤白　丁香　杏仁　瓜蒌皮　白蔻　豆豉　神曲　旋覆花　竹茹　枇杷叶

谢评：既阳已虚，瓜蒌皮、竹茹、枇杷叶皆不宜也，倒是白芥子、干姜、半夏、吴萸宜入也。

四诊：服温通阳气之药，呕出寒痰甚多，未始不美。唯纳食未顺，哽噎之势未和，膈证之根尚在。仍以温通，再观动静。

川附　桂枝　薤白　半夏　陈皮　瓜蒌皮　杏仁　桃仁　姜汁　白蜜　韭菜根汁

邓评：呕出寒痰虽多，哽噎之势未和，良以液槁故也。今增白蜜，意在是欤！

谢评：去枇杷叶、竹茹，瓜蒌皮仍留，与所述温通不宜也，不及加入三子养亲合焦三仙稳妥对症。

五诊：上焦吐者从乎气，中焦吐者从乎积。此纳食哽噎，少倾则吐出数口，且多清水黏痰，是痰积在中焦故也。究属膈证之根，勿得轻视。

瓦楞子　白芥子　莱菔子　苏子　旋覆花　桃仁　川附　半夏　陈皮　荜茇　姜汁　白蜜

诒按：此证因痰气两阻，故用药始终如是。

邓评：此膈证已成之局，病关情志，本难取效。《张氏医通》内有一单方，用白鹅血乘热饮之，白鸭血亦可；凡血液受伤者，颇有奇验。

谢评：凉药尽撤嫌迟，三子施之亦滞矣。

疟后痰气阻滞，胃脘清阳不舒，气升作呃，纳食辄呕，已经半月，防成膈证。且与仲景法，化痰镇逆。

旋覆花　赭石　干姜　半夏　香附　赤苓　丁香　柿蒂

诒按：方案俱简，当可法也。

邓评：纳而辄呕者，不免有木火内逆，更参橘皮、竹茹可也。

谢评：疟后正虚，应与培气，旋覆代赭中人参不可去也。

据述病由丧子悲伤，气逆发厥而起。今诊左脉沉数不利，是肝气郁而不舒，肝血少而不濡也。右关及寸部按之滑搏，滑搏为痰火，肺胃之气失降，而肝木之气上逆，将所进水谷之津液蒸酿为痰，阻塞气道，故咽嗌、胸膈之间，若有膹塞，而纳谷有时呕噎也。夫五志过极，多从火化，哭泣无泪，目涩昏花，皆属阳亢而阴不上承之象。目今最要之证，乃胸膈咽噎阻塞，的系膈气根萌。而处治最要之法，顺气降火为先，稍参化痰，复入清金，金清自能平木也。

苏子　茯苓　半夏　枳实　杏仁　川贝　沙参　橘红　麦冬　海蜇　竹茹　荸荠

原注：此七气汤、温胆汤、麦门冬汤三方增减，降气化痰，生津和胃。大抵病起于肝，戕及肺胃，故立方当从肺胃为主。

诒按：细堪病机，斟酌虚实，立方似觉平淡，实已惨淡经营。

邓评：方法觉平善无疵。拟加姜炒川连，或可见效稍捷。

谢评：行气尚嫌不足，拟入苏梗、香附、郁金之属。

七情郁结，痰气凝聚，胸膈不利，时或呕逆，证将半载，脾气大虚。前方四七、二陈，降气化痰，舒其郁结。今再参入理中，兼培中土，治标兼固本也。

四七汤　夏、朴、苓、苏、姜、枣。合二陈汤、理中汤，加丁香、木香、蔻仁。

诒按：此证痰、气两层，必须兼到。

邓评：痰气非温不化，内无火者宜然。

谢评：辨证立法处方，均炉火纯青，唯云脾气大虚，参、术自非轻量。

操劳抑郁，营虚火亢，胃液枯槁，饮食哽噎，嗌中一条如火之焚，有时呱呱作声。此气火郁结使然也。病关情志，非徒药力可瘳，宜自怡悦。

旋覆花　赭石　沙参　黑栀　茯苓　川贝　神曲　麦冬　甜杏仁　竹茹　枇杷叶

诒按：立方轻清稳适，缘病在上膈，且属气火无形，固非可以重剂邀功者也，方中焦曲可去之。

邓评：清之、滋之、降之，务使其火化气顺。神曲不如枳壳。

孙评：方中去焦曲，加蒌皮、丹皮以清火解郁何如？

谢评：立法选药平稳，百病皆生于气，气有余便是火，耗气灼津日久矣，拟入苏梗、郁金可否？

再诊：气火上逆，咽喉不利，痛至胸脘，饮食哽噎，呱呱有声，膈证已成，图之非易。况年逾六旬，长斋三十载，胃液枯槁，草木无情，何能使之濡润。宜自开怀怡悦为佳。

前方加洋参、半夏。

邓评：痛至胸脘，恐挟瘀阻，如当归、牛膝、桃仁等，宜为参用。

谢评：病延至此，恐难回天，虽入大半夏制，以参续日，权宜之举也。

胃汁干枯，肠脂燥涸，所进饮食，尽化为痰，不生津血，是以纳食则吐，而痰随吐出。膈证之根渐深，高年静养为宜。

鲜苁蓉一两　茯苓　陈皮盐水炒　枳壳　青盐半夏　当归酒炒　沉香磨冲

诒按：此病已深，用药虽合，未必能愈矣。

邓评：此症大便必艰燥，故非辛燥所宜。今药品无多，卓识具在，洵可法可师之作。

谢评：病至此非一日所成，应加入焦三仙以和胃气。杏仁霜、西洋参粉调白蜜适时食之，冀望续焰如何？

再诊：津枯、气结、噎膈，苁蓉丸是主方。

前方加柏子仁炒、雪羹煎。

每日用柿饼一个，饭上蒸软，随意嚼咽。

谢评：用柏实润之，想便燥不行也，上膈下结，为时岂能久乎？虽圣手无力回天矣。

吐血后呃逆，作止不常，迄今一月。舌苔白腻，右脉沉滑，左脉细弱。其呃之气，自少腹上冲，乃瘀血挟痰浊阻于肺胃之络，而下焦相火随冲脉上逆，鼓动其痰则呃作矣。病情并见，安可模糊。若捕风捉影，无或乎其不效也，今酌一方，当必有济，幸勿躁急为要。

半夏　茯苓　陈皮　当归　郁金　丁香柄　水红花子七分　柿蒂二个　藕汁　姜汁

另，东垣滋肾丸一钱，陈皮生姜汤送下。

诒按：用煎剂以通肺胃之络阻，用药丸以降冲逆之相火，思路精细，自然熨帖。

邓评：症情脉形，的系痰瘀挟冲气为患，但左脉细弱，似与滋肾丸方法不合；旋覆代赭正宜参用。此亦美中之不足也。

孙评：方中参入旋覆、代赭何如？

谢评：处方用药平稳，面面俱到，诚医林高手也。换一思维，以丁香柿蒂合旋覆代赭加白蔻、三七若何？

纳食辄呕清水涎沫米粒，病在胃也。曾经从高坠下，胁肋肩髆时痛，是兼有瘀伤，留于肺胃之络，故呕有臭气。拟化瘀和胃，降逆止呕为治。

旋覆花　归须　郁金　杏仁　半夏　丹皮　楂炭　茯苓

橘红　蔻仁

诒按：此属初起轻浅之剂，病深者尚宜加重。

邓评：此病自不越痰饮瘀热交阻，故立方亦不越理痰气、导瘀热为法。

谢评：瘀伤及胃，不若四磨汤、四逆散、四君子合焦三仙也。

伏气门

孙评："伏气"二字，大是不妥。有春日伏寒外发症，有秋后伏暑症，共选一门，以"伏气"二字概之，致后学误认者不少，皆王士雄作始之过也。

舌干而绛，齿燥唇焦，痰气喘粗，脉象细数。无形之邪热熏蒸于膻中，有形之痰浊阻塞于肺胃，而又津枯液燥，正气内虚，恐有闭厥之变。拟化痰涤热以治其标；扶正生津以救其本。必得痰喘平、神气清，庶几可图。

羚羊角　鲜生地　玄参　葶苈子　旋覆花　代赭石　苏子　杏仁　川贝　沉香　竹沥　姜汁　枇杷叶　茅根肉

另，滚痰丸三钱，人参汤送下。

诒按：虚实兼到，立方颇为详尽。方中药品已多，苏子、旋、赭可以去之。

邓评：此乃正虚邪溃，阴伤不能托化其热。于法但须养阴固本，略参清化。初诊便宜用洋参、麦冬、大生地之属，如以后变症，不免为凉泄太过，虽幸转机，亦云险矣。盖舌绛痰喘而脉形细数，其阴气之不振可知，如茅根、杏仁等尤不堪散也。

孙评：古人云：气即是火，火即是气。故性温者当去。药品不多；所谓选择洗练功夫也。医道中第一难事。

苏子、旋、赭，其性本温，舌苔干绛不宜；即沉香、姜汁亦当去。

谢评：示人规矩，启人茅塞，苏、旋、姜汁易之瓜蒌、蛤壳、天竺黄，赭石易礞石。

再诊：头汗淋漓，痰喘不止，脉形洪大，面色青晦，舌红干涸，齿板唇焦。此少阴阴津不足，阳明邪火有余，火载气而上逆，肺不降而为喘。证势险危，深防厥脱。勉拟救少阴之阴，清阳明之火；益气以收其汗，保肺以定其喘，转辗图维，冀其应手为妙。

大生地海浮石拌炒　洋参　五味子　牛膝　麦冬　石膏　炙草　桑皮　川贝　陈粳米煎汤代水

另，用人参一钱，煎汤冲服。

原注：此玉女煎合生脉散。盖温病以救阴为急也。

诒按：前后三案，均有齿垢唇焦见证，其胃腑中有垢热可知。用玉女法清胃救肾，大致亦合；若于中稍参泄热之意，则见效更速矣。方中五味酸敛，炙草、粳米甘腻，均不相宜。

邓评：头汗脉大之变，非前凉散太过，有以肇之乎。此脉大由于阴不敛阳，其实与白虎汤之脉大不同；且头汗淋漓，脱象见端，岂白虎汤证大汗之例可拟乎。今用石膏以生脉为驾驭，庶能略见效机；盖其功不在石膏，而在参、麦、生地也。唯此正虚邪实之症，本难着手，苟学者于是病始终体究，谅必有进境也。虽有积热见证，斯时亦难进下法，恐其正气不支。

孙评：想出齿垢唇焦，为胃有积热，宜用泄热。得古人之奥，开后学心思，悟境不少。

谢评：汗多、喘甚、脉大，壮水之主不足，阴竭阳亢，邓评极是。

三诊：头汗稍收，痰喘稍平，脉大稍敛。但气仍急促，而心中烦躁，舌红干涸，齿垢唇焦。津液犹未回，虚阳犹未息，上逆之气犹未下降。虽逾险岭，未涉坦途。现今心腹似有透瘖之象，是亦邪之出路。仍拟救少阴、清阳明，再望转机。

洋参　北沙参　玄参　大生地蛤壳拌炒　鲜生地　五味子　麦冬　牛膝　豆卷　通草　竹叶　枇杷叶　陈粳米煎汤代水

诒按：此与前方同意。

邓评：汗收正回，乃振却邪之力，故白瘖转能透出。

如此方颇能平正合度。

孙评：心中烦躁，为热伏营分之候；邪遏不化，宜从经络外达，故心腹有透瘖之象也。四诊仍参清化，病乃得解，足见首方即当用清泄之味。柳氏所云，可称只眼。

豆卷究非所宜。

谢评：陈粳米之护胃、豆卷之清透，曲尽心机，可师可法，石膏之撤尚早矣。

四诊：阴津稍回，气火未平。仍宜步步小心，勿致变端为幸。

沙参　洋参　玄参　生地　麦冬　鲜石斛　茯神　泽泻　石决明　天竺黄　芦根

诒按：仍以养阴之法收功。

邓评：救阴津、清邪火，为始终不易之法。其间轻重出入，固在于临时权衡，但此病不识究竟收全功否？

孙评：泽泻易朱通草何如？

谢评：泽泻之用添足，不若入焦三仙以护胃气。

温邪袭肺，肺失清肃，湿夹热而生痰，火载气而上逆，喘息痰嘶，舌干口腻。昨日之脉据云弦硬，现诊脉象小而涩数。阴津暗伤，元气渐馁，颇有喘汗厥脱之虑。

夫温邪病隶手经，肺位最高，治宜清肃。痰随气涌，化痰以降气为先；气因火逆，降气以清火为要。姑拟一方，备候酌夺。

鲜斛　射干　杏仁　象贝　沙参　冬瓜子　桑皮　苏子　沉香　芦根　竹沥　枇杷叶　姜汁

原注：凡时证之脉，先大而后渐小，先强而后变弱，其热不退而病反增者，必死。此死证也，无能为力；立方用药，无甚深意。

诒按：此要诀也，最须记好。初病之脉硬大者，邪正相搏也；转为弱小，正气馁矣。而病象不退而反增，正气不能敌邪也。病日进而正日亏，不死何待？

邓评：热灼而渴，尚未阴耗而气亦受困，若泥于舌干而舍诸口腻，专任滋清，岂不浊反壅而气愈困乎？此方虽无深意，却已灵巧合度。愚于清燥两难者，每以芦根、姜汁并用获效。

原注数语，诚属不谬。

谢评：已察元气之渐馁，何妨参入参、麦之属？

温邪五日，舌苔干黄，壮热无汗，胸腹板满硬痛，手不可近，此属结胸。烦躁气促，口吐涎沫，防其喘厥。

瓜蒌仁　川连　枳实　柴胡　黄芩　玄明粉　葶苈子　杏仁　豆豉　黑栀　大黄　皂荚子

原注：凡结胸证，最忌烦躁气促。此大柴胡、大小陷胸、栀豉汤合剂。

诒按：葶苈治痰喘之属实者，若身不热而脉微者忌之。

邓评：头痛吐涎沫，颇属厥阴为病。下利不止，方内硝、黄不宜用；既已气促，柴胡亦不妥。法当苦辛寒，如芩、连、羚羊、楝实，略佐萸、姜之属。盖此病虽非蛔厥，却有肝阳内阻，服是方后不致下利，而肝阳陡然上升，故有昏狂之变。

孙评：虽属大柴胡证，柴胡究嫌辛燥伤液，唯寒热重者可用，否则不可轻试。

此案云温邪者，乃秋温之温也，并非春温之温；春温并无此候，细考自知。

谢评：口吐涎沫，何以去半夏？邓评蛇足多多。胸腹板满硬痛，结胸热实，方中大黄、芒硝、皂荚子、葶苈子同施，下其腑实，非峻攻不解，若便黑水亦当下之，温邪为祸，下不厌早。

再诊：下后结胸之硬满已消，而烦躁昏狂略无定刻，舌苔干燥，渴欲饮冷，壮热无汗，邪气犹留于气分。以苦辛寒清里达表，冀其战汗无变为幸。

豆豉　黑栀　黄芩　石膏　生草　石菖蒲　赤苓　天竺黄

另，益元散五钱，薄荷汤送下。

诒按：此三黄石膏汤合栀豉、鸡苏散也。幸其壮热无汗，可冀战汗，若汗出而仍壮热，则内陷矣。

邓评：厥阴之阳火乘阳明之虚而升扰莫制，势若燎原，与阳明热甚仿佛相同，是以进此方而效。盖本非阳明热病也，实是伏温，发自厥阴，传于阳明之候，故尚不嫌其早下，下后之剧变，亦逆中之顺耳。

孙评：躁狂不宁，足见柴胡之太升可知。

谢评：躁狂乃气分邪热袭扰焉，关柴胡何事?

三诊：战汗已得，脉静身凉，邪已解矣。舌黄未去，胃中余浊未清，尚宜和化。

豆豉炒香　黑栀　川贝炒　枳壳麸炒　连翘　赤苓　滑石　通草　竹茹

原注：凡战汗后脉静身凉，用方大法不外乎此，总以和胃气、化湿热为主。

邓评：其邪自厥阴之营达及阳明之气分，故能得战汗而解。既已苔黄而余浊未清，仍可参入瓜蒌、玄明粉以微导之。

尚宜增粳米、竹叶、石斛等味以和养胃气。

孙评：豆豉炒香，能止湿蒸热郁之汗。

谢评：大豆黄卷、竹叶、生麦芽、知母亦可参入。

胸闷头痛，寒热往来，邪在少阳。有汗热仍不解，是伤于风也。舌心苔薄，边色干红，阴亏之体，邪未外达，而津液暗伤，渐有化燥之象。证经七日，中脘拒按，似欲大便而不得出，少阳之邪传及阳明，胃气将燥实矣。防其谵语。拟少阳阳明两解法治之。

柴胡　黄芩　半夏　枳实　甘草　瓜蒌仁　豆豉　黑栀　桔梗　竹茹

另，滚痰丸一钱五分。

诒按：温邪深伏者，往往有汗不解，未必皆因于风也。少阳、阳明合病，是大柴胡证，想因将燥未燥，故不用大黄，稍用滚痰丸以示意也。

邓评：凡邪机郁伏者，务宜达邪，邪却则正自胜。若拘拘乎阴亏，欲滋其阴，适以留邪，反速其化燥矣。然于伏温一证，每宜疏透之中参以滋托者，学者又不可不知。

孙评：外有寒热起伏之势，里有热结痞痛之形，是大柴胡的对之药，因少阳、阳明同病故也。

因其似欲大便，燥结未甚，故不用大黄，而取蒌仁、滚痰也。

谢评：孙评极是，三人皆上手，析病丝丝入扣，燥之若结，必手足濈然汗出而谵语，温病下不厌早，既为大柴胡的证，用大黄亦未必为错也。

再诊：得汗得便，邪有松达之机，是以胸闷、心跳、烦懊等症悉除，而头痛略减也。虽自觉虚馁，未便多进谷食，亦未可即投补剂，但和其胃，化其邪可耳。

豆豉炒香　半夏　川贝炒　陈皮　赤茯神　郁金　石斛　通草　竹茹

诒按：方极妥洽。

邓评：邪达火息，故心跳、烦懊等症除矣。药病相当，效验原速。但参以后变端，似有伏热留恋。加鞭清化，庶或可免。即滋托阴分，此际亦宜商用。

孙评：此案用药，究嫌太轻；宜参入丹皮、黑栀之类。

谢评：汗、便自调，则少阳、阳明解矣，依愚意酌入焦三仙也，孙评入黑栀，既烦懊已除，无须蛇足矣。

三诊：得汗、得便之后，用和胃化邪法，一剂颇安，两剂反剧。良以畏虚多进谷食，留恋其邪，不能宣化，郁于心、胃之间，湿蕴生痰，热蒸液烁，遂见烦躁、恶心、错语等症。两手寸关脉细滑数，两尺少神，舌边干红，心苔黄腻。皆湿热郁蒸，将燥未燥、欲陷未陷之象。当此阴亏之体，能不虑其内陷乎？拟导赤、泻心各半法，生津化浊，和胃清心。

犀角　川连　半夏　枳实　赤苓　鲜石斛　连翘　橘红　黑栀　生草　通草　郁金　竹茹　芦根

另，万氏清心丸六分。

诒按：推论病原，未尝不细意研求。但伏温之邪，每多一层。解后，停一二日再透一层，且每有后一层之邪更甚于前者，此证乃第二层之邪发作耳。观后数案，病情自明。若谓谷食恋邪，与以后病情不合矣，且不至有如此重候也。查万氏原方中，山栀、川连、郁金，均已入煎剂，所少者，牛黄一味耳，且似此病情，可不必加用。

邓评：据此症脉，其变端仍由阴亏，致伏热挟肝阳陡然升旺，唯滋清足以治之。然既有恶心见证，胃中必多痰浊，故不得不参以苦辛，随后邪即内闭，痰多所致也。然既已病退食复，尤当增导滞之品。

孙评：病轻复重，伏邪再透者有之，谷食恋邪者亦多此候。总之，全恃伏温之说，亦不尽然。两说均当精细参玩，乃能心得。

万氏方玲珑活泼，不可因其药轻而忽之，且丸与煎不同也。

伏气之说，本是有之。乃暑月贪凉，邪伏于里，而不即发，一经秋凉，束热于内，正邪相搏，邪不外达，故有一层重一层之候，此症是也，柳氏所说之伏气，与此不同。柳氏乃信王士雄春温因冬寒内伏，至春而发之伏气，余屡辨之矣。

谢评：盖除邪未尽，又蕴食复，阴虚痰热，氤氲中焦，虚实夹杂，颇为棘手，方证议论颇细致入微，足资后人深思。柳、孙“谷食恋邪”句，确系临证警句，温病每多因食而甚，不可不细察之也。

四诊：证交十二日，身热不扬，神昏舌短苔霉。邪入膻中，闭而不达。急急清泄芳开，希冀转机为妙。

犀角　鲜生地豆豉四钱，同打　连翘　玄参　牛蒡子　枳实　郁金　天竺黄　石菖蒲　鲜石斛　鲜薄荷根　芦根

另，紫雪丹五分。

诒按：此病情，大是可危。

邓评：清热达邪，恰合发斑之治，故进药后即能有斑点透出；但既至内闭神昏，要不得不兼芳香开泄。

谢评：阳明为成温之薮，邪不彻驱，则逆传心包，湿热熏蒸，神志不清矣，非谳狱老吏，焉得如此细致。

五诊：神情呼唤稍清，语仍不出，邪欲达而未达也。胸胁红点稍现，迹稀不显，斑欲透而未透也。口臭、便秘、矢气，阳明燥实复聚也。舌短、心焦、边绛，膻中邪火方炽也。芳香开泄之中，参以生津荡实，竭心力而图之，冀挽回于万一。

前方加沙参、生地、大黄、玄明粉。

诒按：服此方后，想已得有大解，气分之邪热得泄，

故下方专于清营。

邓评：透斑用凉，何尝误人。世俗所称误凉者，盖未能药到病所也。若苔腻而黄白相兼者，即不宜过与凉泻，如开浊达邪，亦为要旨矣。化斑、透斑二法俱在，且腑实已结，何能外透，故化斑亦即透斑也。

孙评：胸胁红点、口臭、矢气，足见尚有邪伏未化之候。宜加杏仁、象贝以上疏肺气，而去大生地之滋腻何如？

谢评：五诊议病甚精，处方亦巧，可师可法。

六诊：口臭喷人，胃火极甚；斑疹虽见，透而未足；目赤神糊，脉洪口渴，急速化斑为要。古法化斑以白虎为主，仍参入犀、地清营解毒，再复存阴，又适合玉女煎法，未知能应手否？

鲜地豆豉同打　石膏薄荷头同打　犀角　天竺黄　知母　人中黄　麦冬　沙参　洋参　大生地　石菖蒲　芦根

诒按：此方与后方如仍加大黄以通胃腑，则伏热得泄，可免后来许多周折。

邓评：口臭喷人，不但胃火，更兼浊积。即使前方已得大解，还宜小剂荡涤，何必到第六诊再用，始尽其垢积。此方虽用人中黄，究不能荡其积实；沙参、洋参、大生地等滋补之品，岂口臭喷人所宜进乎？大谬之至。

孙评：服承气后得大解，仍宜按其大腹，如软者，是积已清楚，无庸再下；若仍有硬处或痛，不但积未清化，而且邪热内陷而聚，仍宜再下。所以叶氏有下后得溏粪乃止之说，甚至有下至三四次而愈者，不特瘟疫为然也。

谢评：六诊后未予大黄，弦外之音胃腑已通，然温病下浊热，伤寒下燥屎，孙评极是，如浊热未尽，可反复下之，柳氏亦惜下不到位。

七诊：目能识人，舌能出口，证势渐有生机。法以大剂存阴，冀其津回乃吉。

大生地　洋参　麦冬　鲜地　鲜斛　玄参　北沙参　犀角　石膏　生草　蔗汁

诒按：至此始有转机，亦险矣哉！

邓评：其功在乎犀角。唯斑之透否，截然不提，殆因进化斑之法而化为乌有矣。

谢评：既处大剂存阴，度浊热已去，斑亦消矣，证情险恶，非同一般，然妙手回春，险化夷回矣。

八诊：黑苔剥落，舌质深红，阴津大伤，燥火未退，左脉细小，右脉洪数，是其征也。此际阴伤火旺，少阴不足，阳明有余，唯景岳玉女煎最合。一面泻火，一面存阴，守过三候，其阴当复。

鲜生地　石膏　玄参　洋参　知母　生草　大生地　沙参　黑栀　连翘　芦根

诒按：有形之垢已去，无形之热犹存。用药仍宜虚实兼顾，不敢稍忽也。

邓评：左脉细小不畅，阴分尚有留伏也，不独阴伤使然。右脉洪数，阳明气分热盛也。两清气营，佐以滋托，殊为合度。

谢评：方证合拍，邓评极是。

九诊：频转屎气，咽喉干燥，燥则语不出声。此阳明燥火熏蒸，津不上承，重救其阴，兼通其腑，再商。

大生地一两　鲜生地一两　沙参一两　麦冬三钱　海参二两　玄参五钱　大黄酒浸，三钱　玄明粉三钱　生草四分

诒按：此吴鞠通增液承气法也。因腑中垢热又聚，故用药如此。如前第六七方中，仍兼大黄用之，则无此波折矣。海参腥秽，不堪入口，拟去之。仍加洋参、石斛。

邓评：此方力量颇大，立法精当。唯黄龙汤虽用海参，究非热病所宜。

柳师此语诚然。

谢评：柳按能具法眼，证变治亦变，唯其垢热复聚，有余邪未尽与食复两端，余曾历此，一枚鸡蛋可使其然，佐用调胃硝、黄冀其腑通。

十诊：下后阴液未回，急当养阴醒胃。

大生地　洋参　茯苓　橘红　麦冬　石斛　北沙参

玄参　谷芽　蔗皮

邓评：此时此法，殊合机宜。

谢评：一句“阴液未回”，诸阴虚症跃然纸上，以方测症，其胃纳尚未复也，可酌入焦三仙。

十一诊：耳聋无闻，舌干难掉。阴津大伤，用复脉法。

大生地　阿胶川连末拌炒　麦冬　洋参　炙甘草　玄参　鸡子黄

诒按：热去阴伤，此后可专意养阴矣。然耳聋未聪，则阴经尚有余热未泄也。

邓评：余热未泄，阴精自难回复。清热亦即救阴，此方专任滋养，太少灵动，故有后来遗热，致余波复起耳。

孙评：耳聋由阴有余热，唯柳氏知之，可云心细如发。

谢评：柳按中肯，唯方施复脉，于余热无补，可酌入黄芩、葛根、龙胆之属耳。

十二诊：迭进滋阴大剂，生津则有余，泻火则不足。今交三候，齿垢退而复起，神色已清，非阴之不复，乃燥火未清耳。贤者观过知仁，智者见微知著。今当转笔，法取轻清。

洋参　枳壳　川贝　橘红盐水炒　枣仁猪胆汁炒　赤苓　川连盐水炒　竹茹　雪羹煎

诒按：此方用意，不甚亲切。缘此时仍宜养阴泄热，两层兼到，方合病机。

邓评：不知火之未清者，尚在阴分为多耶？鲜地、知母仍宜加用，但非大生地、阿胶等腻补所堪投耳，以始终内挟浊积也。去疾务尽，还宜参瓜蒌、玄明粉以小下之。

孙评：用此方得效，而汗出热退者，足见方以清灵为要。先君尝云：治伏气病，须逐层清化；如忘其一层，反生大变。此证可见矣。

谢评：邓评极是，栀子、玄参亦不可或缺焉。

十三诊：诸恙向安。每啜稀粥必汗出沾濡，非虚也，乃津液复而营气敷布周流也。小便涩痛，余火未清。唯宜清化而已。

冬瓜仁　甜杏仁　鲜石斛　黑栀　甘草梢　生麦芽　通草

诒按：小便涩痛，宜参导赤各办法，加生地、木通、连、柏。

邓评：始终合参，确系阴经伏热。此小便涩痛，尚是阴火未清。缘于十诊后方药少用滋清阴分之咎，亦未始非肠腑积热荡涤未尽之故。盖此种阴分伏热，须假道肠腑而出，柳先生《温热逢源》论之颇详。甚有因续下而伏邪续出者，至十遍左右始尽，乃止其下剂也。

谢评：邓评一语中鹄，观治疗全程，滋阴有余，清热不足，致使阴分伏热羁恋，下之未尽其邪也。

十四诊：病退之余，日间安静，至夜发热神糊，乃余热留于营分也。小便热痛，心火下趋小肠。仿病后遗热例，用百合知母滑石汤合导赤散。

鲜生地　木通　甘草梢　竹叶心　川百合　知母　滑石　泉水煮汤煎药

诒按：病后余波，亦题中应有之义，方亦轻清合度。

邓评：此病转周甚多，势亦险矣，用药难矣。苟非炼石手段，断乎不治也。但至夜犹发热神糊，未堪停药，何以此后方案截然不见，令人堪疑耳。

谢评：全证十四诊，症情扑朔迷离，连老手邓君亦有“此病转周转甚多，势亦险矣，用药难矣”之言。非上工慧目焉能出此方治欤？非上医文笔焉能书此医案欤？

伏邪挟积，但热不寒，头痛鼻血，便泄稀水，表里两窒，而热甚于里。拟清里解表法。

葛根芩连汤加豆豉、连翘、枳实、黑栀。

原注：鼻血、便泄稀水，知其为热。不用犀角者，其舌苔白也；不用大黄者，其脘腹按之不痛也。

诒按：此证专意解表，想因未得汗解故也。

邓评：想其苔必黄色，故可用芩、连、枳实。

孙评：如此指点，后人得用药层次，有益不少。

谢评：伏邪挟积，一句定音，发热便泄，葛根芩连的证，拟应入白茅根、茜草、藕节之属。枳实栀子豉汤，《伤寒论》主大病瘥后劳复，此与葛根芩连合而表里两治，深得仲圣心法者，师古而不泥古。

阴虚挟湿之体，感受时令风邪。初起背微恶寒，头略胀痛，欲咳不爽，发热不扬，舌苔白腻，大便溏泄，此其常候也。峻投消散，暗劫胃津，以致饥而欲食，嗜卧神糊，呃忒断连，斑疹隐约。证方八日，势涉危机。阅周先生方，洵称美善，鄙意僭加甘草一味以和之，其生津补中之力，未始非赞襄之一助也。若云甘能滋湿，甘能满中，孰不知之。须知苔薄白而光滑，胸不满而知饥，乃无形湿热，已有中虚之象。此叶氏所以深戒苦辛消克之剂也，幸知者察焉。

牛蒡子　石菖蒲　前胡　橘红　郁金　桔梗　天竺黄　刀豆子　神曲　连翘　甘草　薄荷　竹茹　枇杷叶

诒按：审证精细，论亦透彻。苔白滑而光亮无津，此湿蕴津伤之候，专投香燥，每每涸液增变。案中议论，洵属阅历之言。

邓评：此乃伤寒发斑。饥而欲食，阳明火郁也。火郁发之，苦辛消克固非所宜，透发之剂仍不可少。尝记伤寒郁伏不达，致变呃忒者，以葛根、茅根之属，盖呃由邪火郁冲，果能斑透邪达，宁有呃不止者乎。

叶氏论光滑，指舌苔黄浊而言，因其易误用苦辛也。苟非光滑中虚，甘药恐不善用；今薄白之苔，苦辛本非所宜，甘药自亦可用。

谢评：议病处方，诚医林老手，用药曲尽机变，尝上泉之水者也。

再诊：证逾旬日，的系温邪挟湿，病在气营之交。苔白腻而边红，疹透点而不爽，寐则俨语，寤则神清，呃声徐而未除，脉象软而小数。周先生清营泄卫，理气化浊，恰如其分；僭加一二味，仍候主裁。

犀角　天竺黄　川连盐水炒　橘红　鲜薄荷根　连翘　通草　牛蒡子　柿蒂　青盐半夏　丁香　竹茹　茅根　枇杷叶

邓评：邪机尚在郁遏。叶氏谓苔白底绛者，当先泄湿透热，斯时以辛开痰湿，兼清郁热乃合。如犀角、川连，究非白苔见呃者所宜；不得已用之，亦须参入姜汁乃妥。

谢评：疹透不彻。宜宣透之，过分清滋，有留寇之嫌。

三诊：热处湿中，神蒙嗜卧，呼之则清，语言了了。验舌苔之白腻，参脉象之软数，知非热陷膻中，乃湿热弥漫于上焦，肺气失其宣布耳。呃尚未除，胃浊未化。拟从肺胃立法。

旋覆花　代赭石　冬瓜子　射干　杏仁　川贝　桔梗　郁金　橘红　沙参　通草　竹茹　茅根　枇杷叶

诒按：论病清切。此时若误认入营，而投清营之品，则邪机愈遏而增病矣。以中虚阴弱之体，患温邪挟湿之病，过投辛燥则阴涸，过与消克则中伤，若回护其虚，又恐助浊增病，此等证用药最难。观前后六案，论病亲切，用药清灵，疏邪扶正，虚实兼顾，自非老手不办。

邓评：如此推论，得窥真情，立方亦妥善。唯沙参宜去，再加灯芯、菖蒲，豁痰清心可也，更合雪羹煎亦好。

谢评：有肺气失宣之机，未见其症，管见宜三仁汤出入，益之以郁金、菖蒲、半夏、柿蒂。

四诊：呃忒已除，舌苔稍化，欲咳不扬，仍以前法加减。

前方去赭石，加蛤壳、赤苓、雪羹煎。

谢评：宜入前胡、紫菀、竹沥、半夏。

五诊：前方去旋覆花、射干、桔梗，加豆卷。

谢评：未叙病情，据用药，度呃、咳已除，加豆卷者轻宣余邪耳。

六诊：便泄数次，黏腻垢污，胃浊以下行为顺，未始不美，故连日沉迷嗜卧，昨宵便惺惺少寐，但少寐则神烦，自觉有不安之象，且屡起更衣，愈觉倦乏不堪耳。今便泄未止，舌苔仍白，身热已和，酒客中虚湿胜。拟和中化浊，仿子和甘露饮。

野于术　洋参　赤苓　泽泻　滑石　藿香　枳椇子

葛花　木香　橘红　通草　竹茹

邓评：便泄黏腻垢污，为痰热下行，心不受蒙，反觉有火扰之苦，是神烦不安，惺惺少寐，理所当然。何谓中虚湿胜，如沉迷嗜卧，湿胜有诸，今独惺惺少寐，似觉太讲不去矣。此时用枳椇解酒，亦属迂缓用事。

孙评：酒客中虚湿胜，肺气失其宣布，而见以上诸症，是此病之根。此方宜见效矣，盖治病求本也。

谢评：六诊托出酒客，盖酒客湿热素蕴，复感风邪，阴虚湿热，中虚不健，湿热蕴中，病机繁复，剥茧抽丝，始露虚象，俟邪衰则参、术以善其后也。

七诊：病已退，湿未楚，前方加减。

前方加参须、神曲、谷芽。

谢评：湿胜之体，盖平素脾不健运，感邪如油入面，缠绵难解，虽上手精调，其湿未楚，平复尚冀健脾耳。

凡证于阴阳虚实疑似之间，最当详审。此证音低神倦似虚，而便泄臭水、中脘按痛实也；肢冷脉细似阴，而小便热痛阳也。至于舌白谵语，乃痰蒙火郁之征；而日暮烦躁，为阴虚阳盛之兆。鄙意百般怪证，多属乎痰，痰蒙火郁，清化不解，须从下夺。即使正虚，而虚中夹实，亦当先治其实耳。

羚羊角　天竺黄　石菖蒲　胆星　鲜石斛　茯神　橘红

郁金　竹沥　姜汁

另，滚痰丸。

诒按：议论明快，立方切实，的是此道中高手。

邓评：此云苔白，想必舌苔白而底不绛，更兼脉细肢冷，何谓阳盛？虽则内有伏热，当必有寒邪湿痰错杂，用羚羊须佐桂枝。尝读叶氏案内，舌白溲少而神志不清者，方用五苓汤合万氏牛黄丸甚善。但此多中脘按痛，宜参枳实泻心，或导痰汤均可。

谢评：证类少阴三急下之热结旁流，方施宣白承气之类如何？大实有羸状也。

再诊：风火炽盛，痰迷窍络，神昏不语，耳聋目张，痉厥之兆立至。证属两候，正在关节之期。勉拟一方，以尽人事。

犀角　羚羊角　鲜石斛　鲜生地　石决明　茯神　玄参　天竺黄　石菖蒲　胆星

邓评：此案苔脉不见，想必依然舌白脉细，立方究嫌甘寒。不知其内伏之邪热因寒遏而愈沉入，其湿痰得甘润而更加弥漫。

谢评：浊热解之痰火，必不中鹄，浊热不除，神何时清，其谵语暮燥者，岂非阳明积热乎？失下浊热无从出，如进甘寒似又失一程。

三诊：无形之风火鸱张，故神志昏蒙不醒，而有形之痰浊上泛，故舌苔反见浊厚。清开不应，拟进苦泄，再望转机。

川连　枳实　胆星　半夏　石决明　橘红　赤苓　滑石　竹沥　姜汁　羚羊角

另，当归龙荟丸。

邓评：苔反浊厚，即甘寒太过之咎。其湿痰弥漫之势更盛，则昏蒙何由而苏？。此方虽略转笔，终属寒凉性重；即使有枳、橘、胆星能导湿痰，其功力实为凉性所夺。

谢评：当下失下，苔厚神昏，议苦泄而药非硝黄，大承气遗之九霄乎？

四诊：有汗发痉，胃之柔痉。痉盛神昏，风淫火炽极矣。夫内风多从火出，欲息其风，先须清火；欲清其火，必须镇逆。考古有风引汤一法，多用石药。其原论云：痉发不止，医不能疗，风引汤主之。良由风火炽盛，草木诸药不能平旋动之威，非用石药治剽悍滑疾者，不足以胜之，故曰医不能疗也。病极凶危，医宜尽力，其然其否，尚祈高明裁正。

石膏　寒水石　紫石英　灵磁石　紫蛤壳　滑石　钩钩　石决明　生地砂仁拌炒　阿胶赤石脂拌炒　牛膝炭　竹沥　姜汁

诒按：迭进清火豁痰三方，而病势未平，仍有昏痉之状，不得已而出此方。窃思温邪乃伏气内发之病，每多已发之邪化热而为痉厥，未发之邪仍旧郁伏不动。及外一层，经清化而解，然后内伏之邪，再逐层外露。故于清化之后，再用透托者有之，再用下泄者有之，再用清营通络者亦有之。此证病情如此，疑其尚有伏邪在内所致。《金匮》风引汤所治之证，究与时邪发痉之证有别。姑存之，以备一法可也。

邓评：医者，意也，用意不正，则愈谬而愈盛矣。噫，为医之难也，如先生之高明犹不能方方中的。先生于《西溪书屋夜话录》中亦尝知过而自叹之，语云：学问从虚心长。先生其庶几乎。

柳师于伏气温病苦心讲求，详著《温热逢源》一书，足补前人之未逮；如此波折，悉系亲历。所论阳虚伏温，用麻、桂、附子于地、斛、犀、芩内，固亦在透托之例，此症亦近似之。有自少阴而归聚阳明者，须续下而续透，甚至下及十次八次乃愈也。

孙评：温邪为伏气外发之说，始详于王士雄，然是兼有之证，必初起即舌干红而神昏者。此症舌苔浊厚，是湿遏热伏，不得外化之象，与柳云伏气之说殊不相合。

谢评：邓具慧眼，“有自少阴而归聚阳明者，须续下而续透，甚至下及十次八次乃愈也。”初诊即宜下之，至风动仍未出承气方，先生未睹少阴三急下之文耶?

素有肝胃病，适挟湿温，七日汗解，八日复热，舌灰唇焦，齿板口渴，欲得热饮，右脉洪大数疾，左亦弦数，脘中仍痛，经事适来。静思其故，假令肝胃病，木来乘土，气郁而痛，若不挟邪，断无如此大热。又大便坚硬而黑，是肠胃有实热，所谓燥屎也。考胃气痛门无燥屎证，唯瘀血痛门有便血。而此证无发狂妄喜之状，又断乎非蓄血也。渴喜热饮，疑其有寒似矣，不知湿与热合，热处湿中，湿居热外，必饮热汤而湿乃开，胸中乃快，与真寒假热不同。再合脉与唇观之，其属湿温挟积无疑。《伤寒大白》云：唇焦为食积。此言诸书不载，可云高出千古。

豆豉　郁金　延胡　山栀　香附　瓜蒌皮　连翘　赤苓　竹茹

外用葱头十四个、盐一杯炒热，熨痛处。

原注：病本湿温挟食，交候战汗而解。少顷复热为一忌；汗出而脉躁疾者又一忌；适值经来，恐热邪陷入血室，从此滋变亦一忌。故用豆豉以解肌，黑栀以清里，一宣一泄，袪表里之客邪；延胡索通血中气滞，气中血滞，兼治上下诸痛；郁金苦泄以散肝郁，香附辛散以利诸气，二味合治妇人经脉之逆行，即可杜热入血室之大患；瓜蒌通

腑，赤苓利湿，加竹茹、连翘，一以开胃气之郁，一以治上焦之烦。外用葱、盐热熨，即古人摩按之法，相赞成功。

诒按：此等证最易混淆，案语层层搜剔，可谓明辨以晰。唯既见挟积，方中似应加用枳实、山楂。此证汗解复热，凡伏气发温、逐层外出之证，往往有此，不必疑其别有他邪也。用药两疏表里，大致亦合。唯既见舌灰唇焦，则中焦有浊积无疑。疏里之药，尚宜加重。倘苔灰而燥，即大黄亦可用也。

邓评：果系食积，脉应沉滑，今右脉洪数，非积也，合诸左脉弦数，当有肝脏之气火内扰，以左脉参之，唇焦便黑，更知其有瘀血内蓄，不必有狂妄之状，乃为蓄血也，是则固不独湿热为患矣。至于食积，未必然也。此方殊轻灵无疵。予尝见肾虚本拔之人，为肝火内灼，致唇焦有燥矢，唯脉必左弦，或尺部软弱，误用攻下，变端立至。因虚而脱者有之，正溃邪陷者有之。

谢评：栀豉汤，阳明经方，今邪热上扰，又逢湿邪阻遏，湿温生焉，用药较热扰胸膈深了一层，其实调胃承气亦可加入。唯议云食积，何弃焦三味？

再诊：服药后大便一次，色黑如栗者数枚，兼带溏粪，脘痛大减，舌霉唇焦俱稍退，原为美事。唯脉数大者变为虚小无力，心中觉空，是邪减正虚之象。防神糊痉厥等变。今方九日，延过两候乃吉。

香豉　青蒿　沙参　赤芍　川贝　郁金　黑栀　竹茹　稻叶　金橘饼

诒按：大解后热平，脉转弱小，倘内伏之热邪已净，或稍有余热，而不甚重，则从此各候俱平，祗须清养而已。若停一二日，伏邪再炽，则脉随病变，或仍转数大，亦未可知。若热势盛而脉虚小，是邪盛正虚之重候，仍当随见证治之，不得以九日两候等语为凭也。

邓评：前方并无导积，积何以下？今大便之色黑如栗，想系瘀血下行，以前方有延胡行瘀也。蓄积无多，下则营气转虚，肝阳减威，故脉即变为虚小，心中觉空耳。此方宜增细生地、归身以助营气。

孙评：伏气发温之症，由于暑邪内伏，至秋凉则热郁于内，凉风外束，不能一发便尽，每多逐层外达之象，近来长见，若“冬寒内伏，至春而发”之说，殊属罕有。细考叶氏，即阴气本伤，肾水素虚，一水不胜五火，外邪直入于营，以风引火，故发即昏愦，而为难治之症，与伏气之说亦欠贴切。柳氏混以秋深伏暑，与春日之阴虚温病不分清楚，合而为一，且即以春温阴虚之证，为伏气之候，而选于一门，不知另有本否？

陈平伯《外感风温篇》力辨伏气之非，卓识名言，人人佩服。其所辨亦未指明何人创此伏气温病之说，唯叶氏《小儿论》中亦露其机，但云前人。并未申明何人，因前人之言亦近于理，故不加重斥。然细按之，总与春温不甚贴切，下即另立主议，余已辨明于后。柳氏或本于此，亦未可知。然叶氏当日门诊若市，日日不间，无暇立言，前辈皆知。即其《温热论》于洞庭舟中口授，门人录记笔削。由此可知，叶氏不克细辨矣。论舌苔，唯叶氏有此爽健笔力，断非他人所能学步，宜切记之。

谢评：三贤议论精细，皆医林上手，所论振聋发聩，唯邪随实去，虚象大显，党参、太子参应予参入。

暑病门

素有痰饮咳嗽，今夏五月，曾经吐血，是肺受热迫也。兹者六七日来，伏暑先蕴于内，凉风复袭于外，病起先寒慄而后大热，热势有起伏。表之汗不畅，清之热不退。所以然者，为痰饮阻于胸中，肺胃失其宣达故也。夫舌色底绛，而望之黏腻，独舌心之苔白厚如豆大者一瓣，此即伏暑挟痰饮之证，而况气急痰嘶乎？据云廿六日便泄数次，至今大便不通，按腹板窒，却不硬痛，小水先前红浊，今则但赤不混。此乃湿热痰浊聚于胸中，因肺金失降，不能下达膀胱，故湿浊不从下注而反上逆，为痰气喘嗘之证也，病机在是。病之凶险亦在是。当从此理会，涤痰泄热、降气清肺，乃方中必需之事；但清肃上焦，尤为要务耳。

葶苈子　枳实　郁金　杏仁　羚羊角　川贝　胆星　连翘　赤苓　竹沥　姜汁　枇杷叶　滚痰丸绢包入煎

诒按：案语精当，方药亲切，迥殊率尔操觚。

邓评：凭证推源，切实不泛。

方自切病，唯脉形实大者宜之。

孙评：川贝易蒌皮何如？

谢评：按舌象，薏仁、菖蒲、前胡似可入伍。

暑乃郁蒸之热，湿为濡滞之邪。暑雨地湿，湿淫热郁，唯气虚者受其邪，亦唯素有湿热者感其气。如体肥多湿之人，暑即寓于湿之内；劳心气虚之人，热即伏于气之中。于是气机不达，三焦不宣，身热不扬，小水不利，头额独热，心胸痞闷，舌苔白腻，底绛尖红。种种皆湿遏热伏之征，显系邪蕴于中，不能外达。拟以栀、豉上下宣泄之，鸡、苏表里分消之，二陈从中以和之，芳香宣窍以达之，冀其三焦宣畅，未识得奏微功否？

六一散　黑栀　薄荷　豆豉　半夏　陈皮　石菖蒲　赤苓　郁金　蔻仁　通草　竹茹　荷梗

诒按：议论亲切，用药得轻、清、灵三字之妙。

邓评：底绛恐有伏热灼营，可加青蒿、白薇。

谢评：医理文理畅达，用药精炼，诚医林妙手，方中隐约菖蒲郁金汤意，症中隐伏窍闭之机欤？

再诊：形体丰肥者必多湿，肌肉柔白者必气虚，况暑病必有湿邪遏伏，中气受戕。前用微苦微辛宣通三焦，服后大便通调，胸中宽畅，原得小效。要知湿性濡滞，本难霍然即愈。若用辛雄燥湿、苦寒泄热，是亦一法，然恐非肥白气虚者所能胜任。拙见仍守前法，毋存欲速之心，反致耗气之弊，唯高明裁之。

前方去薄荷，加杏仁。

邓评：恐是湿退热存。

孙评：辛雄燥湿，如茅术、厚朴之类；苦寒清热，如川连、黄柏之类。

谢评：湿性黏滞，身具肥白，内外合邪，唯宜宣化分利，苦燥反致邪滞。

三诊：白苔渐退，而舌心反见裂纹，是湿转燥矣。不饥不思食，小便仍不爽利，余热犹滞。三焦之气未尽宣达也。三焦者，一气之周流而各司其职，上焦主纳而不出，下焦主出而不纳，中焦则输其出纳。清阳出上窍，浊阴走下窍，三焦自协于平。今议从中升降其上下，所谓升降者，亦升其清而降其浊耳。

葛根　杏仁　赤苓　陈皮　紫菀　薏仁　川贝炒黄　泽泻　血珀　竹茹　大麦　稻叶

邓评：叶氏云：舌白底绛者，当先泄湿透热，防其即干也。今舌心反裂，却与叶语不背，何不略参甘凉，如鲜地、芦根之属。

方药不甚清切，有若思而无精义。

孙评：伏暑湿温，正气已伤而湿恋未化，用此清灵升降之法最合病机，选药亦锋利无双。

谢评：湿化转燥，从药度症，似有肺气失宣之咳存焉，虽云舌心见裂，用药甘凉反少，虑其复恋湿乎?

外有寒热起伏之势，里有热结痞痛之形；上为烦懊呕恶，下则便泄溏臭。此新邪伏邪，湿热积滞，表里三焦同病也，易至昏呃变端。拟从表里两解，佐以芳香逐秽，冀其转机为妙。

柴胡　瓜蒌仁　黄芩　半夏　赤芍　蔻仁　枳实　石菖蒲　大黄　川连　郁金

诒按：颇合病机，药品亦切实不肤。

邓评：呕恶溏泄，究挟湿邪，芩、连、枳实以轻下合度，用大黄峻攻则不妥。

谢评：寒热起伏，里有热结，大柴胡化裁可也，然烦懊呕恶、便泻溏臭，何若参入栀、豉、调味承气直截了当？虽云湿热积滞，但以热为主耳。

再诊：投两解法，得汗得便，竟得安然两日。昨已起床照镜，启窗看菊，须臾之间，渐渐发热，热甚神糊，两目上视，几乎厥脱。迨至黄昏，神志渐清，热势渐减，然脉沉不起。据述热时舌色干红，热退舌色黄腻，此乃湿遏热炽，将燥未燥，但阳证阴脉，相反堪虞。勉议河间甘露饮子，于涤热燥湿之中，更藉桂以通阳、苓以通阴，复入草果祛太阴湿土之寒，知母清阳明燥金之热，未识得奏肤功否？

寒水石　石膏　茯苓　泽泻　茅术　桂枝　葱白头　猪苓　草果　知母　姜汁

诒按：此是正气已衰，余邪复聚之证。所拟之方，大致颇合。但嫌药味粗犷，未能丝丝入扣耳。

邓评：热退太速，阳气受伤，伏热再发，陡陷不伸，阳气有逼迫不安之势，故几至厥脱。俟热蒸半日许，阳气渐苏，热较升越，是以神志渐清，此皆急于寒下之咎。今参川桂，意亦在是。热缓即显黄腻苔者，挟湿之征也。险矣，幸矣。

孙评：此真伏气为病，乃后一层之邪外发耳；并非脉之相反，乃邪郁极重候也。伏暑重症，每每如是。

谢评：方投两解而汗便神清，足映方证合拍，但热复鸱张，神昏而舌红苔黄，又忖先治泄热不彻，实非寒下之咎，投鼠忌器，邪复盛焉，一句脉阴，才露正气已伤，证情繁杂如此，通阳未必尽功。

年过花甲，病逾旬日，远途归家，舟舆跋涉，病中劳顿，雪上加霜，欲询病原，无从细究。刻诊脉象沉糊，神志蒙昧，舌强色白，中心焦燥，身热不扬，手足寒冷，气短作呃，便泄溏臭。凭理而论，是属伏邪挟积、正虚邪陷之象。深恐有厥脱之虞。勉酌一方，还祈明正。

人参　大黄　附子　柴胡　半夏　茯苓　陈皮　黄芩　丁香　当归　枳实　柿蒂　泽泻　竹茹

诒按：虚寒积热，层层照顾，处处着力。此等方，非学力极深者，不能下笔。

邓评：舌白心焦，与黄而焦者大异，虽则参苦寒以下积热，故务须温补通阳以驾驭之，否则积未去而阳先亡也，更有因寒泻太过，而症见如此者，必先开痰通阳，大黄并不宜用。

谢评："伏邪挟积、正虚邪陷"二句点出病机，方从小柴胡、大黄附子汤出，用心良苦。

再诊：证势尚在险重，拟方再望转机。

柴胡　桂枝　人参　白芍　半夏　川连姜汁炒　枳实

丁香　橘皮　炙草　蔻仁　竹茹

邓评：既有神志昏糊、气短呃逆，柴胡升阳，殊属不妥，此后动风指牵，是其咎也。

谢评：仅云险重，必有上述神昏不减，脉无起色，撤去大黄、附子，仍寓柴桂汤意，略透温胆之味，祛邪于外，扶正于中，豁痰于胸。

三诊：伏暑化燥，劫津动风，舌黑唇焦，鼻煤齿燥，神志昏糊，手指牵引。今早大便自通，据云病势略减；然两脉促疾无伦，阴津消涸，邪火燎原，仍属险象。

鲜生地　鲜石斛　犀角　玄参　钩钩　连翘　天竺黄　北沙参　通草　芦根　竹叶　羚羊角　六一散　枇杷叶

另，珠黄散冲服。

诒按：幸得大便自通，尚有一线生机。

邓评：如此证脉，终属正溃邪炽，于法不救。盖虚实寒热，集于一身，本难治疗者也。

孙评：亦是暑伏于内，层层外发之病。

谢评：从出方审视，外邪已入里，真阴将竭，风动在即，一派滋阴息风凉血之味，证险如是，尚冀一息真阴未绝，存得一分阴液，便有一分生机，仁心仁术历历在目。

伏暑为病，湿热居多，阴虚之体，邪不易达，此其常也。然就阴虚而论，大有轻、重之分。须知此证，虚亦不甚，邪亦不多。即据耳鸣眩悸，苔浊胸痞，微寒微热，脉形弦数，立方未便着手大补，亦不可重剂攻邪，但得脉情无变，可保无虞。慎勿徒自惊惶，反增他变。

洋参　茯神辰砂拌　甘菊　蔻仁　陈皮　青蒿　钩钩　刺蒺藜　半夏　秫米　豆卷　竹茹

诒按：不沾沾于补虚，不斤斤于泄邪。而所用药品，按之证情，无不丝丝入扣，所谓成如容易却艰辛，非学识两深者不易办此。

邓评：虚不甚，邪不多，于法宜先彻邪。洋参可不必也，余药俱轻灵中窾。

谢评：阴虚湿热，胶着难解，渗之则耗阴，滋之则恋邪，颇为棘手，处方平稳，轻灵不浊，颇能面面俱到。

余邪、余积，虽留恋而未清；元气、元阴，已耗损而欲竭。暂停苦口之药，且投醒胃之方。化滞生津，忌夫重浊，变汤蒸露，法取轻清。效东垣而化裁，希弋获以图幸。

清暑益气汤加荷叶、稻叶。

蒸露，一日温饮四五小杯。

诒按：伏暑久淹，正虚邪恋，胃弱不胜重药者，此法当仿。

邓评：此等按语，却以文才见胜。

谢评：用药清灵纯正，可师可法，不失学验俱丰之识，示人规矩也。《诗·大雅·桑柔》有“如彼飞虫，时亦弋获。”文才见胜若此，非饱学之士能言此耶？

疟疾门

伏邪挟积，阻塞中宫。疟发日轻日重，重则神糊烦躁，起卧如狂，此乃食积蒸痰，邪热化火，痰火上蒙，怕其风动痉厥。脉沉实而舌苔黄，邪积聚于阳明。法当通下，仿大柴胡例。

柴胡　黄芩　川朴　枳实　瓜蒌仁　半夏　大黄

诒按：脉舌与证合参，大柴胡是的对之药。

邓评：凡寒热疟邪必夹寒湿痰涎，虽有积热，硝、黄究难善用，如枳实、泻心为妥。即不得已而用硝、黄，亦须参以姜、桂温药，否则当时速退，后必转剧。

谢评：以方测证，其便当结，仿大柴胡例，又寓宣白承气之韵焉，浊邪利其速去。邓评有失偏颇，当下须急下，免却变生枝蔓。

再诊：下后热净神清，竟若脱然无恙。唯是病退太速，仍恐变幻莫测。拟方再望转机。

川连姜汁炒　半夏　陈皮　豆豉　黄芩　枳实　瓜蒌仁

郁金　神曲　竹茹

原注：病退太速，仍恐变幻，老练之言宜省。凡下后方法，总以泻心加减，仍用瓜蒌、枳实，想胸痞未舒、舌苔未化耳。

邓评：急则生变，此之谓也。斯时若即参姜、桂通阳以运痰湿，变虽不免，势亦较轻。

孙评：宜增青蒿。

谢评：食积、痰热内蕴，虽有形之邪随下去，但无形之痰热仍盘踞，方实小陷胸框架，脉有浮滑之象，症有痞满按痛。

三诊：昨日疟来，手足寒冷，即时腹中气胀，上塞咽喉，几乎发厥，但不昏狂耳。此乃少阳疟邪挟内伏之痰浊，上走心胞为昏狂，下乘脾土为腹胀。前日之昏狂，病机偏在阳明，故法从下夺；今腹胀舌白脉细，病机偏在太阴，法当辛温通阳、转运中枢为要矣。随机应变，急者为先，莫谓用寒用热之不侔也。

干姜炒黄　陈皮　茯苓　草果　熟附　川朴　蔻仁　槟榔　丁香　通草

原注：前方用寒，后方用热，随证用药，转换敏捷，不避俗嫌，的是一腔热血。

诒按：此人必中气素虚，故痰浊乘虚上僭也。

邓评：不至上走心胞，而但下乘脾土，殆即寒下太过，邪机遏陷之故耶？

转换敏捷，却是心灵手巧。尝记先生于《夜话录》内谓：上热未除，中寒复起，病家问昨寒今热，既答以随机应变等语，想即此案也。

孙评：阳明宜寒，太阴宜温，从腑脏本性发挥，要言不烦。然亦暑伏于内，层层外发之症。宜增姜、夏。

谢评：热去寒生，腹胀舌白脉细，症变治亦变，夫实则阳明，虚则太阴。病性急转，方亦应变而更之。

四诊：投果附、达原、神香、二陈合剂，服药后喉中汩汩有声，上逆之气即平，腹胀遂松。今脉缓大，神气安和，腹中微觉胀满，痰多黏腻。脾脏阳气虽通，寒湿痰涎未化。仍从前法，轻减其制。

前方去附子、槟榔，加大腹皮、半夏。

邓评：温通之后，余邪复张。危极转机，仍见先生之识略。

谢评：治随证变，唯证是凭，轻车熟路，非老练莫能御之。

五诊：腹中之气稍平，湿热余邪未尽。所以微寒微热，仍归疟象，头胀身疼，知饥能食。法拟疏化，兼调营卫。

青蒿　豆卷　半夏　陈皮　谷芽　秦艽　神曲　茯苓

姜 枣

邓评：病情已归到至稳，故方亦但取轻灵。头胀身疼，风湿为患，蒿、卷、秦艽自合。拟再增威灵仙以走经络之邪。

谢评：用方轻灵，于微寒微热间求其平复，用二陈守中，俾湿积痰涎去而中气复，营卫调矣。

陈无择云：疟家日久，必有黄痰、宿水聚于胸腹膈膜之中，须得脾土旺而后宿水自行，元气复而后湿痰自化。余见久疟有泄水数次而愈者，即宿水自行之效也。

六君子汤加炮姜、木香、神曲、砂仁。

诒按：前曾见治老疟之法，用逐痰泻水之药，入鸡子中煮服，得泄黄水即愈。其意与此正同。但用药有虚实之分耳。

邓评：久疟必多留痰聚饮，宿水即饮也。法取温运，自是合度，凡中虚痰疟，宜仿此例。

孙评：逐痰泄水治疟，须饮食不减者可用。

谢评：盖脾主运化水湿，脾运健则水湿除，王道之法，内寓仲圣病痰饮者，当以温药和之之余绪。

三疟久延，营卫两伤；复因产后，下焦八脉空虚。今病将九月，而疟仍未止，腹中结块偏左，此疟邪留于血络，聚于肝膜，是属疟母。淹缠不止，虑成疟劳。夏至在迩，乃阴阳剥复之际，瘦人久病，最怕阴伤。趁此图维，迎机导窾，和阳以生阴，从产后立法，稍佐搜络，以杜疟邪之根。

制首乌　杞子　地骨皮　当归　白芍桂枝炒　冬术　川芎　青皮　香附　乌梅

另，鳖甲煎丸。

原注：用四物汤去地，换首乌，从产后血分立脚。

邓评：凡疟久阴伤，却熟地不如首乌，以其能祛风痰，为虚疟之要品。今疟母结于产后，瘀留必多，所用乌梅宜商，恐太酸敛也。

谢评：邓评要言不繁，非久历临床者不能出此言也，盖产后血虚，腹中又有结块，扶正之中，鳖甲煎丸亦须量力而行，毕竟攻伐之品。

再诊：疟久结癖，夏至前投和阳生阴，通调营卫，参入搜络方法。节后三疟仍来，但热势稍减，癖块略小；然口渴、心悸，营阴大亏，情怀郁勃，多致化火伤阴。木曰曲直，曲直作酸，疟来多沃酸水，盖肝木郁热挟胃中之宿饮上泛使然。夫养营阴须求甘润，理肝郁必用苦辛。久疟堪截，癖块宜消。唯是体虚胃弱，诸宜加谨为上。

党参　鳖甲醋炒　当归　茯神　枣仁　香附　川连吴萸炒　冬术　陈皮　牡蛎　三棱醋炒

诒按：因病化裁，颇不沾滞。方中白芍似不可少。

邓评：拟将枣仁易白芍，再加半夏一味。

谢评：白芍亦宜酒炒，煅瓦楞子亦可入，川连（吴萸炒）易黄连水炒吴萸更入彀。

另，用川贝一两、半夏一两、知母一两，研末，姜汁、醋各半，泛丸。每服三钱，开水送下。

诒按：此半贝丸成法也。增入知母一味，嫌其偏于凉润，尚有可商。

邓评：虚者责之，实者责之，足见良工苦心。

谢评：半贝丸妙在姜醋合制，姜以和胃，醋以入肝耳。半贝丸出《重订通俗伤寒论》，主治疟疾、风痰咳嗽、痫眩，先生师古而不泥，且活学活用之。

但寒不热，此为牝疟，柴胡桂枝汤主之。

柴胡　桂枝　干姜　半夏　陈皮　茯苓　川朴　草果　炙草　姜　枣

邓评：但寒之疟，不归少阳，柴胡堪不用。

谢评：牝疟成法，用柴胡入肝也，何尝弃之？

再诊：疟发间日，但寒不热，口腻多涎。乃寒痰郁于心下，阳气不得宣越故也。

蜀漆　桂枝　半夏　陈皮　茯苓　羌活　石菖蒲

另，用独头蒜一个、黄丹一钱、雄黄五分，共捣丸，朝向东方服。

邓评：因寒聚痰，而成牝疟，此乃阳气弱痹者患之。

此丸治痰疟相宜。

谢评：更方度其效欠彰，复师蜀漆散，舍云母、龙骨而独任蜀漆加味，方随证出，白芥子、制南星亦可参入，“朝向东服”一句虽据五行东方属肝，搜循奥理，殊难法之，盖法外之法焉。

三诊：舌白脘闷，背寒独甚。拟宣通阳气，以化痰浊。

麻黄　桂枝　杏仁　炙草　半夏　茯苓　陈皮　鹿角霜　石菖蒲

原注：以上三方，皆《金匮》法。

邓评：背寒独甚，知太阳之气不宣，立法固不越温通，特进加麻黄、鹿角霜，以通太阳之气，而寒邪始解，其牝疟乃止。

孙评：从背寒着笔。

谢评：机圆法活，麻黄汤合二陈汤，又寓阳和汤之韵焉，一本温药和之之理。

四诊：疟止，当和胃气。

半夏　茯苓　甘草　陈皮　白蔻　姜　枣

诒按：牝疟不多见，大略由乎阳虚痰聚，阻遏邪机，不得外越所致。用药总以通阳宣浊为主。

邓评：疟止后用此法以和胃气，而尽其留痰余邪，殊能合度。

谢评：循序渐进，步步为营，非临证老手焉得如此，可师可法，疟止而善后，斡旋中焦，但虽云宣阳，拟留桂枝、鹿角霜，更入黄芪、党参、于术岂不妙哉？

少阳过升，阳明失降，疟来烦闷痞呕，当变柴胡之制，而为泻心之法，和阳明即所以和少阳也。

川连姜汁炒　半夏　陈皮　蔻仁　藿梗　生姜　竹茹姜汁炒

原注：此病舌色，左半边光红，右半边白苔，湿滑如水晶粉团之色。因过服柴胡升阳以劫其营，而痰浊又恋于胃，以致痞呕。故用泻心之法，初用生姜一片无效，后加至三片，痞呕乃止，疟亦不来。

诒按：用古法而能通其意，心灵手敏，此为善读书人。

邓评：孟英治时疟呕恶，以生姜泻心为妙剂，今从其法而化裁，尤觉妥善无弊，能和阳明之逆气，泄少阳之旺气也。

左半舌光，为肝胆阳亢阴损见象，再用柴胡以升其阳而劫其阴，岂不大谬也哉？

此剂虽用泻心法，其实与黄连温胆汤参合。

谢评：邓评如老吏断案，非饱学妙手不能言此，胜读三年书矣！临床柴胡升阳以劫肝阴，诚如斯言，以醋制之，可弭此弊。

素有痰饮咳嗽，近复凉风外薄，食积内停，寒热似疟，脉弦数，额角痛，胸脘痞胀，大便不通，是有表复有里也。拟以疏里解表。

柴胡　黄芩　半夏　枳实　川朴　大腹皮　橘红　竹茹

诒按：立方用药，不深不浅。如初搨黄庭，恰到好处。

邓评：头角痛非是风邪，即属阳升。柴胡一味，虽为似疟而设，究与久嗽不宜。

谢评：大便已不通，是表里并重，可直行大柴胡汤，然观其方虽显平稳；但通下力度欠缺焉。

再诊：脉弦数，两手掌心独热，大便五日不通，舌苔薄白不黄。燥屎尚未全结，欲通其腑，缓法为宜。

川连姜汁炒　枳实磨冲　蒌仁研　半夏　莱菔子炒　竹茹

诒按：先用缓法通腑，此亦病机所在，不可不知。

邓评：咳嗽有素，阴气自损；掌心独热，恐是阴虚生热；大便不通，未免液枯肠燥。悬揣其旨，此法亦难尽善，且薄白之苔，更非川连相宜。

谢评：五日不通，径直下之，里和表自解，宣白之类可也，清灵反不利邪速去焉。

黄疸门

三疟止而复作，腹满平而又发。今目黄脉细，面黑尿少，防延黑疸。然疸而腹满者难治，姑与分消。

茵陈　山栀　赤苓　滑石　陈皮　大腹皮　附子　通草　麦芽　瓜蒌皮

谢评：方从《医醇剩义》茵陈术附汤增损，直予《金匮要略》硝石矾石散如何？

再诊：面色黧黑，腹满足肿，脉沉而细。此脾胃之阳不化，水湿阻滞于中。证防增重，且与通阳渗湿。

肉桂去粗皮研，五分　茯苓　猪苓　泽泻　大腹皮　白术　川朴　广皮　神曲　细辛　麦芽　香橼

诒按：此肉桂五苓散加味，温中疏湿。前人所谓阴黄，想即指此等证而言。

邓评：疸而腹满者，古法用茵陈蒿汤，今良以三疟而兼脉细，阳虚已甚，虽有湿热，当非原制相宜，减大黄，增附子，诚然不谬。

拟参用肾气丸以温煦肾阳。盖面色黧黑，苟非瘀热，即属溢饮，否则必是肾气之虚。今足肿而脉细，固为肾阳虚衰之一验也；与溢饮之情状虽同，而却有虚实之异。如腹皮、神曲、香橼等，尚不免通套之俗弊。

孙评：《金匮》治黑疸用硝石矾石散急泻湿热，因少腹满故也。今腹满者宜仿之。

谢评：首诊径直与茵陈、术附辈加三皮、焦三仙，兑服硝石矾石散一钱匕。山楂、滑石甚不宜也；二诊肉桂不及桂枝通阳，且参、附、芪可参入，缘久病正虚，脉沉且细也，虽“通阳不在温，而在利小便”，奈何正虚难支也。

两目及身体皆黄，小便自利而清。此属脾虚，非湿热也，名曰虚黄。

黄芪四两　白芍三两　地肤子二两　茯苓四两　酒浸服

诒按：此疸病中另自一种，以小便清利为据。证不多见，录之以备一格。

邓评：虚黄小便清利者，古法以黄芪建中为要剂，是方虽不越其范围，究乏温运之力矣。所谓以备一格，固亦诚然可也。

孙评：此《金匮》之建中证，宜增桂枝。

谢评：小便自利而清，最具辨证关键，自别之黄疸也，则两目及身黄为脾色外现，虚之甚矣，处方虽平稳，但建功尚显乏力，宜大剂黄芪建中汤加人参、炒山药、炒扁豆、鹿茸粉、鸡内金。

伏暑湿热为黄。腹微满，小便利，身无汗。用麻黄连翘赤小豆汤。

麻黄　连翘　豆豉　茵陈　赤苓　川朴　枳壳　通草　神曲　杏仁　赤小豆煎汤代水

诒按：此湿热在表而无汗者。

邓评：果尔小便清利，虽有湿热，阳气自虚。若谓在表，腹满里证也。此法终非所宜。

谢评：仅云湿热为黄、小便利，而未云小便黄、目黄，不为真黄疸也，抑或湿热初蕴，未至黄疸全显耳。

面黄无力、能食气急，脱力伤脾之证也。用张三丰伐木丸加味。

皂矾一两，泥土包固，置糠火中煨一日夜，取出候冷，矾色已红，去泥土净　川朴五钱　茅术一两，米泔切炒　制半夏一两　陈皮二两，盐水炒　茯苓一两　炙甘草五钱

共研细末，用大枣肉煮烂为丸，每服二钱，开水送下，饮酒者酒下。此方颇效。

诒按：此方以皂矾为君，合以平胃、二陈，明为消除垢积之剂。案云脱力伤脾，便与此方不合。当云脱力脾困，瘀湿不化乃合。然此方用之颇灵，其功效自不可掩。

邓评：脱力黄而能食者，此法诚然相宜。但既已不用醋丸，或加以木瓜可也。

柳师明辨以理，功过立判。

孙评：病因能食，而用此伐木之法。若不能食而气急

者，即不可用。忆前哲治一黄病，误认其虚而补之，愈补愈滞，后亦用此法而痊。然病虽痊而色未变，延为终身之累。可见湿病与补之不宜也如是。

谢评：孙评极具法眼，面黄为脾虚之极，皂矾极具补血功能，伐木丸合陈平为之，然日久虚极，纵湿病亦须辨证补之运之，方可为功。

痹气门

胸中为阳之位，清阳失旷，则胸痹而痛，下午属阴，故痛甚也。用苓桂术甘汤加味。

茯苓　甘草　桂枝　白术　瓜蒌　薤白　半夏　陈皮　干姜　白蔻

诒按：方药均亲切不浮。

谢评：方融瓜蒌薤白半夏汤和甘草干姜汤，实则阳微阴弦，饮邪不特犯清阳，胸阳亦不振矣。

再诊：胸痹痰饮，脘痛，甚则呕酸，脉细。胃阳不布。先以通阳。

吴萸　干姜　白蔻　炙草　桂木　瓜蒌　薤白　枳实　半夏　茯苓　陈皮

诒按：胸脘阳微而窒，立方兼治上、中，而以中焦为主。

谢评：既药后弗论清阳，则头眩已矣，复以中焦寒盛为主，胸中胃脘合治，振阳豁痰逐饮为法，亦灵活平稳。

三诊：胸痹腹痛，夜甚昼安。清阳不振，浊阴僭逆。法必通阳。

党参　茯苓　冬术　炙草　陈皮　半夏　桂木　川椒　干姜　川附

诒按：此六君加桂、附、姜、椒也，用药可谓切实矣。

邓评：此病阳为阴遏，固非通阳不可，但每挟肝有郁火，药难过温，于是乎不救者多矣。何以见之，其尿色必黄也。

谢评："胸痹腹痛"一句，要言不繁，处方极具法度，附桂理中合二陈，其随证辨治，足堪师法。

脘腹痛门

肝胃气痛，痛久则气血瘀凝；曾经吐血，是阳明胃络之血，因郁热蒸迫而上也。血止之后，痛势仍作，每发于午后。诊脉小紧数，舌红无苔。乃血去阴伤，而气分之郁热仍阻于肝胃之络，而不能透达。宜理气疏郁，取辛通而不耗液者为当。

川楝子　延胡　郁金　香附　茯苓　陈皮　旋覆花　山栀姜汁炒　白螄螺壳　左金丸

诒按：方法轻灵，自然中病。

邓评：方自轻灵合度，不佐养营柔肝者，为恐有痰饮错杂耶？

孙评：血去阴伤，加归、芍以养之，何如？

谢评：午后痛作，且发血止之后，未必尽责阴伤，瘀血致病亦在情理之中，宜入失笑散。

肝气与饮邪相合为病，脘腹作痛，呕吐酸水。拟苦辛泄木，辛温蠲饮。

川连吴萸炒　陈皮　木香　丁香　蔻仁　干姜　川楝子　延胡　香附　川椒

诒按：肝气病兼证最多，须看其立方融洽处。

邓评：肝胃气痛，如此病源最多。此种方法，极宜效用。观其温重于寒热，痰饮甚于气火也。

谢评：立法颇精，蠲饮微显不足，宜参入小半夏加茯苓汤，其效或许更速。

脉双弦，有寒饮在胃也。脘痛吐酸，木克土也。得食则痛缓，病属中虚。当和中泄木祛寒，小建中汤加味主之。

白芍　桂枝　干姜　炙草　半夏　橘饼　川椒　党参

白术

诒按：大、小建中合剂，方药稳切。

邓评：得食痛缓，甘药以补中可也，参以镇纳可也。今既有吐酸，甘草恐太甜，减去为是；增旋、赭、牡蛎以镇纳其逆气较当。

谢评：既云寒饮在胃，方中逐饮之味颇少，宜入吴萸（黄连水炒）、茯苓。方实理中汤合大、小建中，虚寒并重也。

脘痛，肢冷脉伏，头汗淋漓，防厥。

金铃子　五灵脂　延胡　旋覆花　赭石　乳香　没药　丁香　蔻仁　香附

诒按：此肝气挟瘀之证，故立方如此。

邓评：此肝厥痛，乌梅丸可以急救，倘属阴寒内结，直须姜、附等以温通。

谢评：肝寒，宜温之，应入理中汤或良附丸，邓评极是。

再诊：脘痛甚则防厥。

姜黄　半夏　陈皮　茯苓　香附　吴萸　旋覆花　赭石　蔻仁

邓评：前方重于祛瘀，此方重于导痰，想必有痰瘀挟阻。

谢评：临证姜黄主肢痛者多，用诸胃痛亦颇效，《本草正》云姜黄“除心腹气结气胀，冷气食积疼痛。”深信景岳诚不我欺也。

肝木挟下焦水寒之气乘于脾胃，脘痛攻胁，呕吐酸水，脉细而弦。拟温中御寒、扶土抑木方法。

炮姜　川椒　吴萸　党参　桂枝　白芍　白术　茯苓　香附　砂仁

诒按：此肝气挟感寒治法，用药颇精到。

邓评：此系脾胃寒，肝气拂逆。方用建中佐以泄木，其症见苔白尿清、喜热恶寒，亦从可知矣。

孙评：肝逆内郁不伸，冲激胃脘之痰饮于上，故脘痛吐酸。方中参入清肝之味，如左金丸之类何如?

谢评：述病立法用药，环环相扣，盖以寒水为肝木冲激而成，孙评欲入左金似不可法，倒是加入焦三仙顺当，或参入黄连水炒吴茱萸。抑或《医方集解》导气汤如何?

素有肝胃气痛，兼有寒积，脘痛胀满，痛及于腰，刻不可忍，舌苔白腻，渴不欲饮，大便似利不利，脉象沉弦而紧。按证恐属脏结，颇为险候。非温不能通其阳，非下不能破其结，仿许学士温脾法。

干姜　附子　肉桂　川朴姜汁炒　枳实　大黄

邓评：痛及于腰，肾亦伤矣；大便似利，气复陷矣。

虽有姜、附等热药，然大黄究非所宜。

孙评：略参通气之品何如？

谢评：宜入白蔻、炒薏仁、炒于术、广木香。

再诊：脘腹胀满，上至心下，下连少腹，中横一纹，如亚腰葫芦之状。中宫痞塞，阴阳格绝，上下不通，势濒于危。勉进附子泻心法，通阳以泄浊阴，冀大便得通为幸。否则恐致喘汗厥脱，难以挽回。

附子　川连姜汁炒　川朴姜汁炒　大黄酒浸　长流水煎

再服备急丸（干姜、大黄、巴豆霜）七粒，砂仁汤下。

邓评：既已下之不通，则此方未便再下。

谢评：温下两施，胀满依然，不若以醋炒胡葱热敷大腹，俾通阳温运以助之？

三诊：两投温下，大便仍然不通，胸腹高突，汤水下咽辄呕，肢渐冷，脉渐细，鼻煽额汗，厥脱堪忧。按结胸、脏结之分，在乎有寒热、无寒热为别。下之不通，胀满愈甚，乃太阴脾脏受戕，清阳失于转运。崔行功有枳实理中一法，取其转运中阳，通便在是，挽回厥脱亦在是。

人参　枳实　炮姜　川附　陈皮　冬术

诒按：两投温通重剂，不得小效。枳实理中力量不及前方之大，恐未必能奏效也。阅《夜话录》中所载一证，与此相似，治之未效。后拟用温药下来复丹，未及试用，正可与此参观。

邓评：脱象毕具，势亦危矣，进此参、附回阳，未识能挽其厥脱否?

太阴胀满，下之必甚，故仲景深戒之。

若用来复丹，较为胜着。

孙评：彼此对勘，愈推愈广。凡遇危证，须得如此，或可挽回。

谢评：方治虽出，以冀力挽危倾，殚思竭虑，尽心尽力矣，虽未言服药后如何，但度无回天之术矣。

三四年来，腹痛常发，发则极甚，必数日而平。此脾脏有寒积，肝经有湿热，故痛发则腹中觉热。拟温脾法，兼佐凉肝。

金铃子　延胡　陈皮　茯苓　白术　川椒　干姜　白芍吴萸炒　神曲　砂仁

邓评：郁火腹痛，自必寒热错杂，但发则腹中觉热，用温不可太重。

谢评：邓评极是，虽云寒热错杂，然终属寒多热少之证。

再诊：腹中寒热错杂而痛，古方越桃散最妙；变散为丸，常服可耳；稍为加减，以合体气。

干姜　山栀　吴萸　白芍　炙草

共为末，神曲糊丸，每服三钱，开水送下。

原注：越桃散唯姜、栀二味。加吴萸、白芍者，复以戊己法也，甘草者，取其调和也。

诒按：病邪错杂，用药却须一线乃佳。如此丸方，即合法也。

邓评：终属寒重火轻之治，想必舌苔色白，脉弦不数。

谢评：方更越桃散，想必上方疗效一般，结症在温之太轻耳，不若先直以附桂理中合金铃子散。刘完素越桃散仅栀子、良姜二味。

腹痛便溏，脾阳弱也；周身疼痛，卫阳弱也。补中土，益卫气，黄芪建中汤主之。

黄芪　桂枝　白芍　白术　炙草

治按：方案俱老到。

邓评：此阳弱而更兼寒湿，再参升阳除湿之法，似较灵动。

谢评：腹痛以黄芪建中入法，而便溏则直入附桂理中，参入砂仁、茯苓、吴茱萸则取效更速焉。

便血之后，余瘀凝于肝络，余热留于小肠，故少腹疼而小便热痛也。化瘀泄热为治。

桃仁炒黑　丹皮　鲜生地　木通　黑栀　滑石　归身

楂炭　生蒲黄　新绛

另，回生丹一粒。

诒按：理法双清。

邓评：未免是肝经之气火内阻，如景岳化肝煎最属稳治，参用导赤亦可。

观其用回生一粒，想是病或系起于产后。

谢评：既云化瘀泄热，抑或予旋覆花汤合导赤散亦可也。如系产后，可合傅青主先生生化汤。

用五积合通圣，温通散寒，便通而痛未止，脉迟，喜食甜味，痛在当脐，后连及腰，身常懔懔恶寒。此中虚阳弱，寒积内停。拟通阳以破其沉寒，益火以消其阴翳。

四君子去甘草，加肉桂、附子、木香、乌药、苁蓉、玄明粉。

诒按：方中玄明粉一味，不甚妥恰，拟去之。

邓评：此阳虚积寒，病在脾肾，立方殊能切实；唯玄明粉不伦；虽为温下之法，究非虚寒所宜。

孙评：玄明粉或延胡索之误。

谢评：诸贤俱述玄明粉用之欠妥，既云中虚阳弱，寒积内停，若下之，亦宜姜汁合食醋炒少许，以通为度耳，亦温下法也，民间呼阳虚寒积为寒火。

疝气门

中阳虚弱，厥阴寒疝僭逆，腹痛筋急，大便坚结，痛甚则呕吐，拟大建中汤。

川椒　炮姜　党参　附子　半夏　橘饼

诒按：此寒疝证之偏于虚者，故用药专于温理。

邓评：此乃阳虚寒疝之立法，固能精切不泛；唯筋急便坚，还须防有肝火；想是有舌白脉迟之见象，故堪大剂温热，无所顾忌耳。

谢评：附子、半夏反药相佐，附子粳米汤余蕴。艺高胆大，拟入小茴、川楝、桂枝更妙。

寒湿伏于厥阴，久则化热，两胯凹筋胀，左睾丸偏坠，发作则身有寒热，而囊皮肿胀出水，此谓湿疝也。屡发不已，防有囊痈之变。

川楝子巴豆二枚同炒焦，去豆，三钱　茴香盐水炒　吴萸　黄柏　楂炭　黑栀　橘核　萆薢　荔枝核

诒按：湿郁则化热，故须寒热互用。既属湿疝，似宜参用苍术、薏仁燥湿之品。

邓评：此等方法却是有识胆；唯少腹胀痛者，乃为确合。苍、薏燥湿，亦在所需。

谢评：处方灵巧，妙在巴豆炒川楝子，可师可法。方

中亦可参入延胡索、橘核、木瓜、桂枝、茯苓。

又疝气方：

川楝子巴豆七粒同炒焦，去豆，五钱　小茴香盐水炒，三钱　青皮炒，三钱　木香晒，不见火，三钱　当归酒炒，三钱　全虫酒洗，炙，七个　昆布漂淡，炒，三钱　楂炭三钱

共研末，用韭汁一杯、葱头汁一杯、丝瓜络煎浓汁，二两泛丸，每日服一钱。

诒按：此方温肝通阳，驱邪理疝，用意颇佳，可以为法。

邓评：药不瞑眩，厥疾不瘳，此种是也，固非识学兼优者不能办。

谢评：邓评首肯，立法准而制方精，足资后辈师法。尤其全虫一味，堪值深思。

子和论七疝，都隶于肝。近因远行劳倦，奔走伤筋，元气下陷，其疝益大。盖筋者，肝之合也；睾丸者，筋之所聚也。大凡治疝，不越辛温苦泄；然劳碌气陷者，苦泄则气益陷，当先举其陷下之气，稍佐辛温，是亦标本兼治之法。

补中益气汤加茯苓、茴香、延胡、全蝎、木香。

邓评：七疝都隶于肝，旨哉斯言。

远行劳倦，发病之因也；湿热寒邪，致病之源也。标

本兼治，诚然不谬。

孙评：恐用升举，而以苦泄佐之，以减其升清之力。指明其原，学者有下手之处，非学有本源、功夫老练者，安得有此？

谢评：盖古人论疝，常赅腹痛也，亦广义之疝哉，狭义之疝，仅少腹睾丸挛痛耳，此二案方中用全蝎，妙在止痛，《本草纲目》载全蝎"治大人痎疟，耳聋，疝气"。临床急则止其痛，缓则益其气，三层茴香丸治疝亦妙。又，睾丸者，除筋之所聚，《内经》云垂，又为奇恒之腑焉。

又丸方：

党参　白术　茯苓　吴萸　乌药　川楝子　木香　茴香　当归　苁蓉　枸杞

诒按：论病亲切不浮。

邓评：此方较前为妥善。

谢评：方实四君、暖肝煎加减，既为丸药，当入人参、黄芪、鹿茸。其效始恒宏也。

瘕癖门

前年秋季患伏暑，淹缠百日而愈，病中即结癥积，居于左胁之下。入春以来，每至下午必微热，清晨必吐痰，食面必溏泄。此必当时热邪未尽，早进油腻面食，与痰气互相结聚于肝胃之络。当渐消之，否则或胀或鼓，均可虑也。

柴胡盐水炒　青皮巴豆同炒黄，去豆，一两　三棱醋炒，五钱　雄黄一两　大黄皂荚子三粒同炒黄，去子，一两　莪术醋炒，五钱

上药为末，神曲糊丸，每服一钱，橘红汤下。

午后服六君子丸三钱。

诒按：用药思路可取。

邓评：此癥结，想是疟母。下午微热，肝营已损；溏泄吐痰，中阳复戕。方用大黄、棱、莪，恐太峻猛。拟方枳实消痞，参以柴胡、归、芍等，较为王道耳。或竟服鳖甲煎丸同六君子丸，并进亦可。

孙评：似宜再参消积之药，如枳实、楂肉之类，何如?

谢评：邓评极是，尤其雄黄一味，用之尤加小心为是。

少腹两旁结块，渐大渐长，静则夹脐而居，动则上攻至脘，旁及两胁，八九年来如是。据云，当年停经半载，皆疑为孕，及产，多是污秽臭水，嗣后遂结此块。想系水寒气血瘀聚而成。当溯其源而缓图之。

甘遂面包煨，三钱　香附盐水炒，一两　三棱醋炒，一两　莪术醋炒，一两　桃仁炒，五钱　肉桂另研，一钱　五灵脂醋炒，五钱　地鳖虫酒浸，廿一个　川楝子巴豆肉七粒同炒，去豆，

五钱

共研末，炼蜜为丸，每服十丸，一日三服。

诒按：久病缓攻，方法颇稳。

邓评：此等方药，力能消块。唯究属年深，总以消补并进为妥。

孙评：因产污秽臭水而立此导水消瘀之方。经停而起，加当归、川芎，何如？

谢评：上下攻动，其病为瘕，经年累月而成，且年久必耗正气，孙评意入归、芎，余意参、术、鹿角霜、沉香亦可入丸为助。又，四乌贼骨一藘茹丸合鳖甲煎丸、枳术丸亦可。

脐以上有块一条，直攻心下作痛，痛连两胁。此属伏梁，为心之积，乃气血寒痰凝聚而成。背脊热而眩悸，营气内亏。法以和营化积。

当归　半夏　瓦楞子　香附　丹参　茯神　陈皮　木香　川楝子　延胡　砂仁

诒按：方亦平稳熨帖。

邓评：和营化积，为不易之法。他如牡蛎、白芍，尚宜加入。

谢评：宜入酒白芍、全蝎、肉桂、木瓜、沉香。

再诊：投和营化积，伏梁之攻痛稍缓，而脊背之热亦减。久延络虚，当以缓图，无事更张，仍从前制。

前方去茯神、瓦楞子、木香，加茯苓、玫瑰。

邓评：以病气稍缓，故方亦稍平。

谢评：络既虚，宜补之，于术、山萸、鹿角霜、西洋参宜加入，以事缓图。

肝之积在胁下，名曰肥气。日久撑痛，痼疾难图。

川楝子　延胡　川连　青皮　楂炭　归须　五灵脂　莪术　三棱　茯苓　木香　砂仁

诒按：用药精当。

邓评：肝积日久撑痛，脾土不免受戕。《经》所谓有者求之，无者求之，实者责之，虚者责之。苟专责其实，专求其有，多致偾事。

谢评：积之日久，必耗正气，宜入党参、黄芪、白术坐底，否则正虚不耐攻伐。换种思维，化肝煎合推气散未尝不可投也。

再诊：左胁之痛已缓，夜增咳嗽寒热。邪气走于肺络。拟肺肝同法。

旋覆花　三棱醋炒　杏仁　茯苓　川楝子　猩绛　半夏　款冬花　莪术醋炒　陈皮　青葱管　归须

诒按：畅气疏瘀，平肝通络。此等证，用药不过如是。

邓评：增咳与寒热，有入损途之虑。想由肝营已伤，阳失潜藏耳。何不加归、芍、丹皮等治之。

谢评：病有肝着之虞，故施旋覆花汤增损，邓评独具慧目，久病耗营，有损途之虞，则潞党参、黄芪、白术、黄精等药宜入。止咳散结开闭，紫菀入伍如何？

少腹结块，渐大如盘，上攻则痛，下伏则安。此属肠覃，气血凝滞而成。拟两疏气血法。

香附　丹参　红花　当归　泽兰　桃仁　延胡　广皮　砂仁　五灵脂

另，大黄䗪虫丸，每服二十粒。

邓评：块之上攻，必挟厥气不和，须兼疏泄厥阴。

用此丸药，当有女子不月之故。

谢评：攻痛用肉桂、酒芍、木瓜、吴萸佳。或汤送下枳术丸可否？以除如盘之积。

久患休息下痢，或作或辍。四月下旬，痢止数日，忽然气攻，胸腹板痛，上下不通，几乎发厥。及至大便稍通，板痛递减。匝月以来，大便仅通三次，今又不通十余日矣。而其脘中之板痛者，结而成块，偏于右部，是脾之积也。脉极细而沉紧，面色晦滞。阳气郁伏，浊阴凝聚。当与温通。

附子　干姜　川朴　陈皮　茯苓　香附　延胡　大腹皮

另，东垣五积丸、沉香化气丸。

邓评：气攻板痛，起于痢止之后，当必有邪积余留。所用五积丸与沉香化气丸，颇能药病相当，宜乎获效。

孙评：此方妙在丸药灵动活泼。

谢评：方中拟入焦三仙、酒芍、当归、桂枝若何？脾之积，名曰痞气，出《难经·五十六难》。

再诊：大便已通，脘腹之块未化，脉象沉弦而紧，面色之晦滞已明。阳光一觇，阴凝渐通之象。仍以温通。

附子　干姜　陈皮　茯苓　木香　砂仁　通草　水红花子　白蛳螺壳

诒按：凡阳气郁伏者，与阳虚不同。于温药中宜兼清泄之意，乃妥。

邓评：此方未必能化其块。宜兼清泄诚然。

孙评：阳气伏与阳虚不同，非得力于《内经》者不能道。清泄法如左金丸之类，东垣五积丸亦是清泄之意。

柳氏如此指点，真能有益后学，开豁心思。

谢评：柳按极是，唯清泄当指行气疏理耳，非寒下之意。水红花子、白蛳螺壳、附子功兼化块耳。脘腹有块，宜合枳术丸也。

脉迟细，脘中有块，纳食撑胀，腹中辘辘有声，嗳腐吞酸，大便坚结。此脾胃有寒积也。当以温药下之，仿温脾法。

茯苓　大黄　附子　干姜　桂木　川朴　陈皮　枳实　半夏

诒按：小承气合二陈，加姜、桂、附，驱寒饮、导积滞，立方简当。

邓评：此块此积，当必由气郁所致。

方亦太峻。

谢评：盖寒积者，非温不通，非下不行，坚结甚者用少许巴豆霜亦收桴鼓之效。盖先生师遵《千金方》，柳师溯源《伤寒论》，故题目有歧耳。但薪火源流，一清二楚，略感行气尚弱也。

脉右关滑动，舌苔黄白而腻，是痰积在中焦也。左关弦搏，肝木气旺，故左肋斜至脐下，有梗一条，按之觉硬，乃肝气入络所致。尺寸脉俱微缓，泄痢一载，气血两亏，补之无益，攻之不可，而病根终莫能拔。病根者何？痰积、湿热、肝气也。夫湿热痰积，须藉元气以运之外出。洁古所谓养正积自除，脾胃健则湿热自化，原指久病而言。此病不为不久，攻消克伐，何敢妄施？兹择性味不猛而能通能化者用之。

人参　茯苓　于术　青陈皮　炙草　泽泻　枳壳　神曲　茅术　当归土炒　白芍吴萸三分，煎汁炒　黄芪　防风根

诒按：拟加金铃、延胡、木瓜以疏肝，较为周到。

邓评：议论高超，立法精当。唯略有所嫌者，右关脉滑，人参恐不能受。柳师加味极是。

谢评：舌苔黄白而腻，症属湿热无疑，宜清化而虑正虚，益正气又恐恋邪，进退维谷，求之中焦，俾中运则邪却，应入白蔻、炒薏仁、桂木、炒谷芽。

又丸方：

制半夏三两，分六分一分木香二钱煎汁拌炒，一分白芥子二钱煎汁拌炒，一分乌药三钱煎汁拌炒，一分金铃子三钱煎汁拌炒，一分猪苓二钱煎汁拌炒，一分醋拌炒。炒毕，去诸药，仅以半夏为末，入雄精三钱（研末）、麝香一分、独头蒜三个（打烂），用醋一茶杯打和为丸，每晨服一钱五分，开水送下。

诒按：丸药制法精巧，开后学许多悟境。

邓评：法固奇妙，亦必能愈是病也。

谢评：方虽奇构精妙，度临床施仿之亦不易也。盖医者意也，久病未愈，肝气为之不舒，加之虚而自滞，情怀不快，施如此繁复之剂，一如法炮制而知之者未服药亦心中愉悦而病去半矣，有病不治，常得中医焉。

心之积，名曰伏梁。得之忧思而气结也。居于心下胃脘之间，其形竖直而长，痛发则呕吐酸水，兼夹痰饮、肝气为患也。开发心阳以化浊阴之凝结，兼平肝气而化胃中之痰饮。

桂枝　半夏　川连吴萸炒　茯苓　陈皮　蔻仁　郁金　延胡　川楝子　石菖蒲　瓦楞子

诒按：论病立方，精到熨帖。

邓评：兼挟痰饮、肝气，是老眼无花。所用方法，极为中正。

谢评：方从二陈、金铃子散、左金丸加减，拟入焦槟榔、炒谷芽、香附若何？邓君系柳门高足，多读王旭皋先生书，动辄从肝思维也，有时过犹不及！

病由肝气横逆，营血不调。腹中结瘕，脘胁攻痛，渐致食减内热，咳嗽痰多，当脐动跳，心悸少寐，口干肠燥。是皆血痹虚劳之象，极难医治。姑仿仲景法。

党参　茯苓　枣仁　乳香　没药　桃仁　当归　川贝　香附　地鳖虫酒制　白蜜

邓评：种种见证，营气内损已甚，何堪此乳、没、地鳖之猛攻。虽有党参，亦难驾驭耳。

谢评：宜入生龙牡、白芍、柏子仁、海沉香、广木香、紫菀、焦三仙。

再诊：前方养营化瘀，得下血块两枚。腹满稍软，内热咳嗽未减。今且和营启胃，退热止咳，再望转机。

党参　茯苓　丹参　陈皮　川贝　杏仁　当归　阿胶　血余炭　地鳖虫

诒按：前两方仿《金匮》血痹治法，确有见地。后来咳嗽不止，已属内热伤肺之象；腹中满痛，肝气不平也。愚意仍用润肺疏肝、清阴养血法治之。

邓评：血块即下，是或气之失固，窃恐其病机有进无退耳。

孙评：川贝消痰，人皆知之，解郁则知之者罕。方中灵巧，乃在地鳖一味。

谢评：余意继入焦三仙、紫菀、旋覆花、地骨皮。孙评启人茅塞，悟境后学者也。中成药脾肾两助丸中即参地鳖虫，《本经》云其“主心腹寒热洗洗，血瘕瘕，破坚，下血闭。”药有个性之长，方有合群之妙，此之谓欤？

评选环溪草堂医案下卷

无锡　王泰林（旭皋）　著

肿胀门

病起咳嗽，咳止而反气升，入暮尤甚，面跗庞然浮肿，腹虽未满而按之不软。此属肾风。盖风邪乘虚而入于肾，肾气上逆，故入暮而气升为甚。用五苓通膀胱，导出肾中之邪，加细辛以彻少阴之寒风；晚上再进都气丸以安其肾，庶几，久蕴之邪得解而肾脏无伤。切勿轻视此病，须防腹满之虞。

五苓散加大腹皮、陈皮、细辛、肉桂。

另，晚服都气丸，盐汤送下。

诒按：肾风之名，出于《素问·风论》。其所列证状与此不甚符合，但理可相通。此案所立治法，亦颇有精意。盖邪入于脏，必借所合之腑为出路。以五苓加味治其膀胱，以导出肾邪，随用都气以培肾脏之本。邪正虚实之间，面面周到，率尔操觚者，固不能办此也。

邓评：肾风一症，世不多见，非有识者不能道。特有所疑者，腹未满而不软，未必然也。想腹形软膨而满及两腰者方是(系参拙见)。立方选药，殊属的当。但入暮气升，肾纳乏权，细辛似太冒险。

尝见有止发无常，经年累月不愈者。发则面必先肿，阳物不兴，呼吸不利，艰于言语，一起饮食起居悉如平日，此亦肾风之状也。病类风水，而非《金匮》法所能治者，各有受病之不同也。

孙评：暮而气升，则肾失收纳显然。都气最妙，汤、丸有如司其职之功。若汤中兼进收摄，恐风反摄入于肾矣。

脏以腑为出路，指明益人悟境。

谢评：三贤皆杏林翘楚，学识广博，议论精确，读者自无复他言，阅之如食肴馔，回味无穷，胜读十年书也。《素问·风论》云肾风“以冬壬癸中于邪者为肾风”。症见面部浮肿、腰痛、色黑。《奇效良方》治之用升麻胃风汤加肾之引经药，如细辛。

风湿相搏，一身悉肿，咽痛发热，咳而脉浮，拟越婢法。

麻黄　石膏　赤苓　甘草　杏仁　大腹皮　通草

诒按：咳而咽痛，肺有郁热，故用越婢。

邓评：《金匮》所用越婢法以治风水，为肺、脾、膀胱经病也。风乃阳邪，肺热不清，故令咽痛而咳。投以麻黄、石膏，自能药到病所，风息而水波不兴，何虑其浮肿不退哉！

谢评：方证合拍精准，紫菀、桔梗可参入。

风水者，在表之风邪与在里之水湿合而为病也。其证头面肢体浮肿，必兼咳嗽，故为风水。更兼食积，其腹必满。三焦不利，法当开上、疏中、达下。若不避风，恐其增重。

羌活　防风　枳壳　莱菔子　杏仁　橘红　川朴　茯苓　泽泻　大腹皮　桑皮　葱　姜皮

诒按：证属外风与内湿相合，故用药从表里两解之法。

邓评：风水必兼咳嗽，而腹本不满，今腹满者，更兼食积也。此等案语，具见关键，岂可草草读过。

方药看似平常，却能丝丝入扣。药病相当，何愁无效。

谢评：述病清冽，立法准确，用药灵巧，看似平淡，平中见奇，足资效法。

内有湿热，外着风邪，风与水搏，一身悉肿。此属风水。当发汗。

羌活　香薷　陈皮　防风　赤苓　焦六曲　通草　生姜　葱白

邓评：前后数案，同一风水，而能随机应变，绝不拘泥，洵火候工深，熟极而流者，岂庸手所能及耶？

孙评：案语简洁。

病在暑月，故用香薷；若冬月，则用麻黄。

谢评：邓言中肯，非操觚熟手不得如此，孙评点出香薷临床之用亦熟稔之径，读之如啖醯醢矣。

水肿自下而起，腿足、阴囊、大腹、胸膈、咽喉，无处不受其灾，水势泛滥，浩浩莫御矣。今先从上泻下，盖肺主一身之气，又曰水出高源；古人开鬼门、洁净府，虽曰从太阳着手，其实亦不离乎肺也。

葶苈子　杏仁　川朴　陈皮　茯苓　椒目炒出汗　姜　枣

另，控涎丹，每服七分，姜汤送下。

诒按：病象已剧，用药自须从猛。但控涎丹药力猛锐，不宜过于多服，须酌之。

邓评：肺主皮毛，太阳主一身之表，故二经每相因而病。

观其立法用药，当有痰饮、咳喘之症。

孙评：初起不久，正气未败，唯此急法，或可挽回；若日久正虚，自下而起者，又当从温化矣。

谢评：古人开鬼门，专事发汗，此则汗发不力，专事泻肺也，肺为水之上源，亦丹溪提壶揭盖之意。

病后脾虚气滞，浮肿食少，大便溏泄。法当温运脾阳。

党参　茯苓　泽泻　木香　冬术　炮姜　薏仁　神曲

砂仁　麦芽

诒按：病后浮肿属虚，故兼培补。以上诸案，均属浮肿之病，与臌胀、单腹胀诸证之关乎脏气者，轻重浅深，迥乎不同，临证者当细意分别，勿混视也。其有脘腹坚硬结块者，须与积聚痕癖门各案参看。

邓评：病后浮肿，因当责之脾虚。而用药之松灵合度，迥非庸工所能及也。

如此混视之弊，诚然有之。今为柳先生道破，梦梦者不啻一棒喝醒。

谢评：柳案揭出真谛，为医者欲伏其所主，先其所因，必先五胜，有者求之，无者求之，方能疏其血气，令其调和。此案立法颇周全，但用药宜入肉桂、附子、吴萸、炒山药之属。

湿热内阻肠胃之间，横连膜原；膜原者，脏腑之外，肌肉之内，膈膜之所舍，三焦决渎之道路。邪留不去，是为肿胀。胀属气，肿属水，是必理气而疏决渎，以杜肿胀之萌。

黑白丑各五钱　莱菔子一两　砂仁一两　用陈葫芦一枚，将上三味纳入，再入陈酒一大杯，隔汤炖一炷香，取葫芦中药炒研为末，再以葫芦炙灰，共研和，每服二钱。

诒按：立方取义颇佳，凡肿胀初起者，可以取用。

邓评：思路精巧，足以取法。唯是舌苔浊腻，二便窒塞者，然后进此法，得肆其攻导之力。

谢评：二丑逐水，陈葫芦亦行水，莱菔、砂仁行气，妙在制法奇巧，然云湿热内阻，何不直予三仁汤兑服五苓散？

痢后阳虚，水湿不化，腹满，面浮足肿，而色青黄，脉细，虑延臌胀重证。拟温通脾肾之阳，疏利决渎之气，冀其胀消肿退为妙。

川附　肉桂　白术　泽泻　茯苓　猪苓　川朴　陈皮　通草　冬瓜皮

诒按：病后阳虚肿胀，故用胃苓法，加温运之品。

邓评：凡肿胀因于阳虚者，通阳即是补虚；若拘拘乎补药，适恐助其壅耳。

孙评：痢后每有邪恋不化、流入于络者，仍宜清除留邪。此案全以面青黄、脉细为凭，则阳伤而中气已败，故用温通兼培为治；仍以利湿为主者，正恐邪未清泄也。

谢评：肿为虚肿，脉见不沉而细，重在气虚，何以舍参、芪耶？若无培气之品，渗利益伤其正耳。或直与真武汤加参、芪何如？

腹暴胀而足肿，纳食则胀益甚。湿热挟气，填塞太阴，臌胀重证。

川朴　赤苓　大腹皮　青皮　泽泻　枳壳　楂炭　黑丑

甘遂面包煨　通草　姜皮

邓评：纳食则胀甚，务宜疏导脾胃湿热。今乏灵效者，或少苦以泄热之品欤？

谢评：水气泛溢，黑丑、甘遂皆峻利之品，可取一时之宽松，但伤正亦速，不可不慎之也。

再诊：腹满稍宽，足仍浮肿。运脾化湿，冀其渐平。

川朴　茯苓　大腹皮　椒目　泽泻　通草　陈皮　黑丑　苍术　神曲　枳壳　姜皮

谢评：腹暴胀已缓，故撤去甘遂，虽云运脾化湿，以通促运，拟入于术、党参、炒山药之属。

三诊：腹满月余，得食则胀甚。两进攻消运脾之法，胃脘之胀已松，大腹之满未化，再议疏通消导。

旋覆花　五加皮　泽泻　鸡金内　赤苓皮　槟榔　木香　黑丑　通草　砂仁

诒按：此三方，治腹胀之由乎湿积者，初起通用之法。

邓评：加旋覆一味，亦觉无甚精义。

谢评：二诊以陈平汤增损缓图之以积久功，三诊仍议消导，但月余攻逐渗利虽宽松一时，终伤其气也，此时宜入参、芪、术之属，旋覆、五加似可不必。

附录：叶天士按云：徐姓小儿，单胀数月，百药不效。余用肥儿丸、万安散、磨积丹、鸡肫，药俱不效。余谓气分不效，宜治血络，所谓络瘀则胀也。用归须、桃仁、延胡、山甲、蜣螂、䗪虫、灵脂、山楂之类，为丸，十日全愈。

诒按：此等证，本不多见；但已经治验，自可存之，以备一格。

邓评：络瘀则胀，因为仅有之症；小便利、大便黑，此其候也。

谢评：络瘀发胀，成人多而小儿少见，既载之于书，又长一见识，然必山根青而腹隐青筋，形羸而纳差也。

附录：吴按云：肿胀久延，腰痛带下。浊阴尚盛，元气已衰。补则恐其助胀，渗则虑其伤元。拟早上服《金匮》炒焦方，但取其气，不取其味，亦有离照当空，阴霾四散之义；晚仍进清渗之方，以膀胱为气化运行之腑也。表里兼治，渐次图功。庶木德盛行之候，不致加剧耳。

诒按：病难着手者，不可无此巧法。有以五苓、五皮煎汤，送炒黑《金匮》肾气丸者，正与此相似。

邓评：此亦无法之法，尽其意而已矣。

谢评：夫医者意也，能意会而不可言传。如此之症，必形羸弗能服药，实法外之法，方外之方，仁人之心日月共鉴也。

疟后湿热内蕴于脾胃之中，热上蒸而为口糜，湿内

蕴而为腹胀。拟和中清化湿热为法。

川连酒炒　川朴　焦曲　赤苓　枳壳　大腹皮　泽泻　陈皮　黑栀　砂仁

诒按：案方俱平正通达，特未知能否奏效耳。

邓评：若但湿热并甚，犹可分消而愈，苟其阴阳并伤，即难治疗矣。

孙评：口糜为热蒸于胃所致，宜加知母。

谢评：方案平实可师，既论口糜不若参入黄柏、薏仁踏实。

病由肝郁，木横克土，湿热不化。先有淋浊，愈后渐渐腹胀，左胁微觉隐痛，身微有热，脉象细弦。木郁不达，虑延臌胀，勿轻视之。

柴胡　茯苓　白术　香附　川芎　山栀　神曲　丹皮　白芍　青皮　川朴　香橼

另，左金丸。

诒按：立方精当，虽不见出色，而已恰到好处。

邓评：此柴胡疏肝饮法，善治肝郁胁痛。今唯脉细腹胀，脾阳必弱，拟加姜、陈、泽泻，以运脾祛湿可也。

谢评：邓云柴胡疏肝饮法，实寓逍遥、越鞠框架，处方巧妙，云身有微热，不若加黄芩、川楝子。症不见吞酸，左金蛇足焉。

气郁于胸为膈，气滞于腹为臌。饮食不纳，形肉顿瘦。阴气凝聚，阳气汩没，脉细如丝，将何疗治？姑与扶正培土、通阳化气为法。

党参　熟附　肉桂　泽泻　白术　茯苓　大腹皮

另，来复丹一钱。

诒按：病已造乎极重，此方药力之猛足以制之，从此得效，尚可勉图。

邓评：为膈、为臌，均为大症，今一身而兼患两病，其危殆亦云极矣。

方意高超。但何以用党参而不用人参，想由贫病相连故也。

孙评：风、劳、臌、膈为四绝症。一身而兼两绝，其能免乎？

用来复丹调和阴阳，不特心灵尖巧，非有功夫古书者，不克出此。

谢评：形肉顿瘦，几若风消，加之脉细如丝，臌、膈并至，纯阴无阳，几至殁期，方虽出而可下咽乎？聊尽人事而已矣，华、扁亦不能生将绝之人也。

痞块，由大疟日久而结，多因水饮痰涎与气相搏而成，久则块散腹满，变为臌胀，所谓癖散成臌也。脉细如丝，重按至骨乃见弦象，是肝木乘脾也。口干，小便短少，是湿热不运也。匝月，腹日加大，急宜疏通水道，泄木和中。

五苓散加川朴、川连姜汁炒、青皮、陈皮、大腹皮、木香、车前子、通草。

邓评：煎方却合题旨。

另，服古方厚朴散。川朴姜汁炒，三钱　枳壳三钱，巴豆七粒合炒黄，去巴豆　木香晒干，研，三钱　青皮醋炒，三钱　陈皮盐水炒，三钱　甘遂面包煨，二钱　大戟水浸晒干，三钱　干姜炒黄，三钱

共为末，每服一钱，用砂仁、车前子泡汤调下。

诒按：此治癖散成臌之妙剂。凡遇此等大证，必乘早图治；若日久正虚，便费周张矣。录此以为临证者一隅之取。

邓评：既已脉细如丝，恐不胜此散之攻消，莫若煎方为妥。

谢评：脉细如丝，正气已如风中残烛，加之水气泛溢，臌象毕见，纵立方奇妙，度取一时松快，终不能克也，但应兑饮生脉、参附少少与之，冀尽人事以延时日也。

暑湿挟积，阻滞肠胃，中州不运，大腹骤满，腹中时痛，痛则大便黏腻，色红似痢，小水短少，诊脉沉而滑数，是积之征也。拟大橘皮汤送下木香槟榔丸。

橘红　白术　赤苓　泽泻　猪苓　大腹皮　滑石　木香

砂仁　川朴

另，木香槟榔丸三钱。

诒按：病兼滞利，故须先从肠腑疏导。

邓评：见证与脉合参，内有湿热食滞，不由正虚无疑，设非疏导不可。

谢评：立法用方虽稳妥，不若香薷、小承气径直与之，少绕弯子。

再诊：气与水相搏，大腹骤满，小便不利，大便欲泄而不泄。法以疏气逐水。

香薷　茴香　泽泻　枳壳　赤苓　莱菔子　甘遂　大戟　黑丑　白丑　生姜

诒按：此方专逐水积，力量颇猛，想其正气尚旺，故可放手用之。

邓评：此与前方同一疏导，唯有水气者，以此方为较胜耳。

谢评：方入香薷，想必暑湿仍未清焉，暑轻水重，故遂、戟、二丑同施也，此等水积之证，恐非新感暑湿所能致此，度原有水聚而新感暑湿于夏至后欤？

头痛门

情怀郁勃，肝胆风阳上升。右目昏蒙，左半头痛，心嘈不寐，饥而善食。内风掀旋不息，痛势倏忽无定，营液消耗，虑其痉厥。法以滋营养液，清息肝阳。务宜畅抱，庶克臻效。

大生地　玄精石　阿胶　天冬　羚羊角　石决明　滁菊　女贞子　钩钩　白芍

邓评：方法平善，唯不挟痰湿者宜之。

谢评：方寓羚角钩藤汤增损，据症应入赭石、桑叶、夏枯草、草决明、天麻、珍珠母以冀阳潜风止。此即王氏治肝三十法中息风和阳法。

再诊：服滋阴和阳法，风阳稍息。第舌心无苔，心嘈善饥。究属营阴消烁，胃虚而求助于食也。议滋柔甘缓。

大生地　石决明　麦冬　阿胶　火麻仁　女贞子　洋参　白芍　茯神　橘饼

诒按：此养阴柔肝之正法。与前人复脉、定风、阿胶鸡黄等法，用意相合。

邓评：转方进退有法，步伐井然。拟用黄连阿胶汤，与此证颇合。

孙评：火旺亦能消食。

谢评：王氏乃治肝高手，二诊用三十法中滋阴缓肝法，处方用药足资师法，机圆方活，如柳按云，用方皆出神入化，原流活水无板方之迹，至臻至善矣。

诸窍门

郁怒伤阴，木火上乘窍络。耳生瘜肉，名曰耳菌，最属淹缠；久久不已，防有血出翻花之变。

生地　丹皮　北沙参　玄参　远志　钩钩　羚羊角　石决明　刺蒺藜　滁菊

另，用藜芦、腰黄、硇砂。

上三味，皆少许，为细末，点入耳中立效。

邓评：瘜肉之生，想由邪火郁结。滋润清肝，固亦合法，或参细辛，薄荷以散之。

谢评：方论自成一体，格调自不一般，然从叙症，不若直以龙胆泻肝合五味消毒饮直截了当。点耳，则腰黄、硇砂足矣。

胆热移脑为鼻渊，肝热移肺为鼻痔。病根日久，难以卒效。

羚羊角　丹皮　黑栀　甘菊　玄参　辛夷　苍耳子　石决明

另，用雄黄、月石 、冰片研末，搐鼻。

诒按：耳菌、鼻痔，均属外证，须另用专方治之。先生长于外科，故用药自然丝丝入扣。

邓评：学识兼优，有水到渠成之趣。

于此等症，外治之法亦宜牢记。

孙评：增入青菊叶、夏枯花，何如?

此末药是治痔，而非治渊也，宜分晰之。

谢评：大家示人以法焉，王氏内外科皆精，其外治之方示不传之秘焉。孙评末药治鼻痔，极是，治鼻渊则枘凿之嫌，反致偾事。

暑邪湿毒走入营中，遍身骤发紫黑蓝斑，鼻血龈腐，此属发斑牙疳之险证，倘至壮热神昏，不可挽矣。

羚羊角　犀角　黑栀　丹皮　银花　连翘　鲜石斛　鲜生地　知母　芦根

诒按：此证于清营中宜稍参疏透之意。

邓评：此毒蕴阳明，升麻、石膏理所宜加。

谢评：湿毒窜入营血，犀角地黄汤加味凉血清营，冀望透热转气，方选余师愚清瘟败毒之大剂者亦可。

少阴肾水不足，阳明胃火有余，牙宣出血，晡时微寒壮热，而其脉极细。此素体之阴亏也。当凭证论治，用景岳玉女煎。

生地　知母　牛膝　川连　石膏　麦冬　薄荷　芦根

诒按：此证之脉细，想系素禀如是。若云阴虚，未必脉细也。总之，须见证确有可据，乃可舍脉从证，未可冒昧以将事也。

邓评：此症而见脉细，有不治之虑焉。

谢评：邓评多虑，虽脉细，乃阴虚之甚者，症无险恶，何虑之不治耶？

痧疫门

烂喉痧证，来势甚暴，甫周一日，丹疹密隐，咽喉已腐，壮热无汗，大便泄泻，烦躁渴饮，脘腹按之痛。邪不外达，炽盛于里，燎原之势不可响迩。恐其遽尔内陷，昏喘生变。现在方法，辛凉透散，通同一律，无所短长。鄙见莫若且用凉膈散，上者上达，表者表达，里者下达，庶几热从外出而痧透，火从下泄而躁安。按《内经》病机，暴注下迫，皆属于热；仲景方论，急下之法，正以存阴，幸勿拘泥患泄泻而遂谓不可再下也。虽然智愚千虑，各有得失，尚祈高正是荷。

凉膈散加牛蒡子、桔梗、枳实。

诒按：既患丹痧，则营络中心必有热邪。方中丹皮、鲜地、银花、玄参等味，断不可少。

邓评：此证温毒深郁，务须清透得法，凉膈尚在应用，急下断乎不可。

孙评：脘腹按痛，故可用军下达；若无此证，当以辛凉泄透为宜。此则心思灵而功夫深也。

泄泻而脘腹按痛，是有积蕴于中，热结旁流之象，本宜以调胃承气以达之。

谢评：温病下邪热，伤寒下燥屎，温病下不厌早，如此内外邪热充斥，首选凉膈散，法眼独具，应加入大青叶、紫草、升麻。或以余氏清心凉膈散亦中窾。

再诊：投凉膈散，烦躁略安，脘痛已止；胸膈之燔，稍衰其势；而咽喉红肿，干咳呛逆，上炎之火，未息其威。况丹痧一片，点粒模糊。证交三日，正属邪张之际，尚在险途，未归坦境。拟方再望转机为妙。

犀角　连翘　玄参　川贝　桔梗　鲜石斛　牛蒡子　鲜薄荷根　芦根

邓评：此为正法。

谢评：此清瘟解毒饮出入，机圆法活，辨证脉络鲜明。

痧回热减，温邪初退之余，咽喉反腐，虚火又从而附之。良由久患喉痹，阴虚火亢，热淫摇动，亢焰复张，用方最宜加谨。过清恐伤脾胃，早滋恐恋余邪。姑拟甘凉法，平调肺胃，冀得上焦清肃。

鲜石斛　大贝　玄参　生草　丹皮　沙参　羚羊角　扁豆　穞豆衣　雪梨

诒按：看似平淡无奇，实已斟酌尽善。

邓评：阴气受伤，余焰复炽，方却滋清合度。用扁豆者，想因胃虚故也。

孙评：过清、早滋二层，浅学最易于犯。

谢评：此证现代呼为猩红热，先生三诊辨证施治，丝丝入扣，立法选方颇精，足堪效法。

脚气门

暑雨潮湿，湿从下受，入于经络，两足腿股酸楚，不能屈伸，起卧转侧，均觉艰难。此属脚气。适值经行之际，少腹窒塞，小便涩痛，湿热自气伤营，故舌苔白而底绛，脉形濡，身微寒热，虑其有气逆冲胸之变。拟东垣防己饮加减。

防己　薏仁　萆薢　秦艽　独活　桑寄生　牛膝　木通　防风　归尾　延胡　威灵仙　泽兰　丝瓜络

诒按：此湿热注于经络之病，与载入类伤寒中之脚气，宜用鸡鸣散者不同。

邓评：药味通套，却与病机不悖。

鸡鸣散治脚气，唯有冲逆之势者，最相宜也。

孙评：适值经来，则自气及营无疑；而又小便涩痛，少腹室塞，是其的据矣。

谢评：柳按极是，鸡鸣散所主之脚气不特有冲逆之势，且肿胀亦甚，不可不知。此案选东垣防己饮，不若二妙、三妙、四妙、五妙诸方手顺。

再诊：两足稍能行动，湿热有流通之机，仍宗前法增损，兼参健步丸意。

防己　萆薢　独活　牛膝　杜仲　晚蚕沙　木瓜　当归　延胡　秦艽　桑枝　丝瓜络

邓评：加减亦合步骤，而选药较前方为精简耳。

谢评：宜入五加皮、鸡血藤、伸筋草之属，治法用药不出补肝肾、强筋骨、祛风湿、通经络藩篱。

遗精门

病由丧子，悲愤抑郁，肝火偏盛。小水淋浊，渐至遗精，一载有余，日无虚度。今年新正，加以左少腹睾丸气上攻胸，心神狂乱，龈血目青，皆肝火亢盛莫制也。《经》云：肾主闭藏，肝司疏泄，二脏皆有相火，而其系上属于心；

心为君火，君不制相，相火妄动，虽不交合，精亦暗流而走泄矣。治法当制肝之亢，益肾之虚。宗越人东实西虚，泻南补北例。

川连　黑栀　延胡　赤苓　沙参　川楝子　鲜地　知母　黄柏　龟板　芡实

另，当归龙荟丸一钱，开水送下。

诒按：遗泄有专属乎肝者，此等证是也。此方可引以为例。

邓评：淋浊遗精，由于肝火扰动者甚多，世医每昧于此理，而日与填补涩精，非徒无益，而反令火不外泄耳。

虽系肝火亢盛，此方究太寒凉，拟当略参桂心，更加牡蛎。

孙评：最妙在丸以泄肝火而导之下行。

谢评：遗泄一症，粗工皆责于肾，而忽乎肝耶，殊不明肝之疏泄与雷龙之火动耳，三贤言之甚善，唯方中赤苓一味似可不必，倒是莲须应入。盖遗泄一症，年轻调肝，中年调肾，老年填精，总为大法矣。

再丸方：川连盐水炒，一两　苦参烘，二两　白术米泔浸晒，二两　牡蛎煅，三两

共研末，用雄猪肚一个，将药末纳入肚中，以线扎好，以水酒各半煮烂，将酒药末共打，如嫌烂加建莲粉拌

干作丸，每朝服三钱。

诒按：此刘松石猪肚丸方也，加川连一味。

邓评：精浊由于湿热下陷、相火妄动者，此方自是相合。

谢评：此等药法，别开眼界，然制作繁复，不易施用也。

左尺极细，寸关微而似数，右三部俱弦滑，下有遗精暗疾，肛门痒而出水，上则头眩耳鸣，舌苔粉白。以脉合证，肾阴下亏，而湿热相火，下淫上混，清窍为之蒙闭。法当补肾之阴，以清相火；清金和胃，分利膀胱，以化湿热。

大生地蛤粉炒　龟板　牡蛎　怀山药　麦冬　萆薢　泽泻　赤苓　丹皮　知母　黄柏　半夏

诒按：病源分析极清，用药亦熨帖周到。

邓评：肝胆之相火与脾胃之湿痰相混，故脉之弦大，每每见右手三部也，务宜清理湿热、化导痰火，或疏风于脾家，或泄木于土中，若拘拘乎肾虚阴亏，而徒与滋补无益也。

此二方尚称平善。

谢评：议病精细，方出于知柏地黄汤框架，唯舌苔粉白不宜过于寒凉。方中拟入于术、茅术、枳壳、陈皮如何？

又丸方：

大生地砂仁、陈酒拌蒸　冬术土炒　黄连盐水炒　苦参

天麻　怀山药　丹皮盐水炒　牡蛎　麦冬元米炒　龟板酥炙　川芎　半夏　芡实　萆薢盐水炒　泽泻盐水炒　赤苓　黄柏盐水炒　知母盐水炒

上药为末，用建莲粉四两、神曲四两，煮糊捣丸。

诒按：此方用丹溪大补阴丸合封髓、猪肚、分清等法而成。肾虚有湿热者，用之颇合。或乃以苦寒疑之，是未识制方之妙义也。

谢评：既出丸方，度上方初效，故宜丸剂缓图之，宜入山萸肉、西洋参、炙猬皮、莲须、桑螵蛸之类。

小便门

先腹痛数日，遂至小便不利，少腹胀满如鼓。今已半月，屡用通利之药，小便虽通不爽，少腹胀满益甚。诊脉弦紧，舌苔白腻，饮食少纳，身无寒热，大便频泄，黏腻如痰。此中阳不足，水湿泛溢，膀胱气化无权。法当温土以御水寒，通阳以化湿浊。

干姜炒黄　肉桂　茯苓　泽泻　茅术　木香　茴香

诒按：因舌腻便痰，故知其为寒湿。唯先曾腹痛，则方中又宜兼通气分。拟再加牛膝、乌药。

邓评：证脉来源，当必兼挟肝郁，郁则生火，一味温燥，恐有妨碍。

孙评：方从舌腻便泄着笔。此案小便不通，为最急之症，而用药则全不用分利之味。可知治病总以病之来源着笔，不得以肤浅了事。喻氏所以有“先议病、后议药”之说也。

谢评：立法用药颇精，二香行气以止胀满、行滞气，俾气行则水行，合之姜、桂通阳化气，则痛止而便利矣。白蔻、附子、炒薏仁亦可加入。

再诊：张先生用平胃化胃中之湿浊，五苓通膀胱之气化，简净的当，无从增损。愚意复入半夏一味，暗合通彻阴阳之路，使水湿痰涎从小便出，是亦古人加减成方之心法也。

半夏　茅术　川朴　陈皮　甘草　茯苓　猪苓　肉桂　泽泻

谢评：平胃者，平胃中之不平也，通阳不在温，而在利小便，水湿去则阳自复也。五苓中桂枝不可或缺也，入半夏又寓胃苓方义，通彻阴阳是为臆测，倒是《本草衍义》云其“益脾，盖能分水故也”。

肾虚精关不固，湿热混于坎宫，精从尿后而出，左脉虚细、右脉洪大。阴亏而相火胜也。补肾阴、化湿热，用凉八味法。

凉八味汤加萆薢。

另，威喜丸三钱，淡盐汤送下。

邓评：右脉洪大，盖阳明湿火内盛，滋补之剂有所不受。

谢评：凉八味汤即八味肾气丸，水煎凉服，缓其热性也。而威喜丸茯苓、猪苓、黄蜡同用，补者自补，清者自清，化者自化矣。

再诊：精浊稍止，而两足重坠无力，咳嗽胸痛。金水两亏，湿热不化。拟清暑益气以化湿热，兼固肾阴。

洋参　黄芪　茯苓　五味　神曲　麦冬　苍术　白术　陈皮　前胡　通草

另，知柏八味丸。

邓评：得滋补而湿火愈炽，不特下陷，并且上熏，是以咳嗽胸痛。然所用参、芪、麦、味，仍非合剂。

孙评：黄芪似嫌呆滞，恶心未始非因此而起。

谢评：病机繁杂，治方曲尽心机，虽精浊止而肺金虚鸣，虽然更方，仍不忘滋阴清热，知柏八味丸宜炒焦服。

三诊：精浊已止，腿足重坠无力，舌苔白而恶心。坎宫之湿热虽清，胃家之湿热犹恋。拟和中化湿法。

豆卷　半夏　茯苓　陈皮　麦冬　沙参　扁豆

另，资生丸。

邓评：苔白恶心，皆滋补以助胃湿之咎。

孙评：增入川连、枳实何如？

谢评：方制和中化湿，但腿足仍无力，参、芪似不可撤焉，佐资生丸为缓图妙招，广笔记此方甚妥。苔白无力，川连、枳实忌入。

四诊：肾虚胃湿，胸闷恶心，口沃清水，凡大便时则精窍自渗如腻浊。拟渗胃湿、固肾精。

熟地　五味　苍术　白茯苓　沙苑　炮姜　黄柏　建莲

另，威喜丸。

诒按：凡肾虚胃湿之病，用药甚难着手。第一方专顾肾，第二方肾胃兼顾，第三方专治胃，第四方两层合治，从黑地黄丸加味，最有巧思。

邓评：见证重在湿，而木之不达，水之不升，皆脾胃之中枢不灵。尝考黄元御之论，与此症适相符合。

方内熟地、五味，究非所宜，其余数味，以及丸药，均可效用。

谢评：柳按提纲挈领，要言不烦，实火眼金睛者。喻西昌云黑地黄丸“苍术为君，地黄为臣，五味为佐，干姜为使。”且干姜一味，四季用量有别。邓评责之脾胃，亦切中要害，但弃熟地一说似可不必，盖熟地少用则闷，于中湿不洽，多用则不闷矣。

淋浊日久不痛，口常甜腻。此肾虚而有湿热也。

苍术四两，分作四分，一分用米泔水浸透晒，一分用盐水炒，一分用酒炒，一分用补骨脂三钱研末拌炒，去补骨脂。黄柏四两，分作四分，一分盐水炒，一分生晒，一分酒炒，一分用益智仁末三钱拌炒，去益智仁。莲芯须　马料豆　制首乌　茯苓　生草

共研细末，怀山药粉煮糊为丸。

诒按：肾虚而兼湿热者，用药甚难。观此方取意极佳，唯于肾虚一面，尚可增入沙苑、菟丝、龟板之类。

邓评：此等方法，灵巧鲜弊。

孙评：口甜，胃中有湿，宜入半夏。

谢评：方虽二妙出入，但制法别出机杼，用心良苦窔辽，同服炒黄焦之知柏地黄丸更妙！

肾开窍于二阴，前有淋浊之新恙，后有肠红之旧疾。皆由于阴虚而有湿热也。寓育阴于利水清热之中。猪苓汤合加味槐花散主之。

茯苓　猪苓　阿胶　生地　槐米　六一散　血余炭　枳壳　侧柏炭

诒按：两证贯串一线，用药自然亲切。

邓评：由于阴虚而有湿热，可谓要言不烦。而用药亦最为好选。一举两得之品，如生地、牡蛎、砂仁、黄柏之类。

谢评：议病选方平稳，二方各司其职，淋浊为新恙，应入萆薢、土茯苓、石苇。

再诊：便血已止，淋浊未清，今当固本。

芡实　炙草　洋参　麦冬　黄柏　生地　茯苓　沙苑　砂仁　莲肉　怀山药

另八仙长寿丸，每服三钱，开水送下。

邓评：前方偏重便血，故血止而浊未清。转方专于治浊，然恐因固补太过，使湿热无出路。

谢评：叙证简略，既云固本，当有根本不固之象，如此高手，绝不至于湿热盛而施之以固本焉。

小便频数，溺后有血丝、血块。此膀胱有热，肾虚有火，逼冲任之血而下走前阴也。法当通涩兼行。

生地炭　阿胶蒲黄炒　川连　龟板　赤苓　黄柏盐水炒　大黄醋炒成炭　血余　车前子　藕

另，血余炭二钱、血珀一钱，研末分两服，鸡子清调下。

邓评：毕竟通重于涩，自为中窾之方。

谢评：用药灵巧，融通利、清滋、凉血于一方，至精至善矣。

再诊：血止，小便频数，气坠。拟补阴升阳法。

生地　牡蛎　茯苓　龟板　怀药　丹皮　杜仲　党参　建莲　鹿角霜

诒按：两方用药，极为周到。所嫌者，平实而已。

邓评：转方自能合度，唯是湿热未清者，稍嫌其板实。

谢评：云补阴升阳，实寓潜阳者，如牡蛎、龟板之属，用杜仲、鹿角霜亦阳中求阴也。方虽平实不华，度其有奇效也。

淋浊三年不止，肾虚湿热不化，阴头碎痒，筋骨微疼。六味补肾能化湿热。耐心久服，莫计效迟。

大生地　怀药　茯苓　萸肉　丹皮　泽泻　五味　麦冬　益智仁　湘莲肉

诒按：六味能化湿热，其理颇精。拟再加黄柏、牡蛎。

又按：此证阴头碎痒，筋骨微疼，疑有疮毒内恋而然。

邓评：五味不合，益智亦谬，其余尚称平善。如柳师所加极是。谓疑有疮毒内恋，诚阅历有得之言。予尝见有过用寒凉，致余毒内恋而然者，治以六味合通关滋肾，加白蒺藜、秦艽等辄效。

谢评：云六味，实麦味地黄耳，麦、味、益智如邓评似与症不合，宜入苦参、白蒺藜、萆薢、黄柏之属。尤其疑有毒疮内恋，苦参、土茯苓乃必用之品。

杂药乱投，诸病不除，中气早戕，故腹中不和，大便不畅。至于本病精浊淆混，亦脾虚湿热所致。

萆薢　益智仁　半夏　陈皮　党参　黄柏　石菖蒲

乌药　菟丝子

诒按："精浊淆混"四字，将病情包括无遗，用药亦清灵不滞。

邓评：中气受戕，谅由滋寒太过。

谢评：杂药乱投，必具原由，头痛医头者也，杂药伤中而胃气受损，虽精浊淆混，总归之脾胃，应入焦三仙、茅术、于术、山药、茯苓。

痢疾门

从来肺有积热者，大肠必燥，以相为表里故也。三五年来，屡发喉证，肺热可知。今秋龈肿出血，多服凉药及西瓜等物，遂患下痢赤白，常有干粪夹杂其中，延及百日。近见坚栗，而痢反更甚，此必有故。夫脾受瓜果之寒湿，既下流于大肠而为痢，则大肠之燥当除。今独不然，竟若燥与湿，各树旗帜，相为犄角之势。岂非以脾属中土而主湿，大肠属燥金而主津，津亏则燥益坚，脾虚则湿愈甚耶。昔秦氏论痢，有湿火伤气，燥火伤血之分，此则湿燥两伤。拟撰一方，润燥兼行，气血兼理，或通或塞，均非所宜。

全瓜蒌六钱　当归一钱五分　木香五分　川连酒炒，五分

甘草四分　升麻三分　藕一两　陈火腿足骨炙灰，一钱

诒按：论病切实不浮，方亦稳适。微嫌气分药尚少，恐机关不能灵动耳。

邓评：方论均有思路。唯既受瓜果之寒遏，川连有所不宜，桃仁、苁蓉拟可加入。

孙评：此等案当作古书读。

兼服猪肚丸、脏连丸似亦相宜。

谢评：论病精辟不华，处方亦力深不俗，唯燥湿之并治何不参入大剂茅术？邓评川连不宜，而川连有苦燥止痢之勋焉。

伏暑湿热之邪，挟积内蕴，胸痞呕恶，发热舌燥，通腑之后，变为下痢。痢色红白腻冻，仍然痞塞呕恶，饮食不纳，势成噤口重证。须得胃开纳谷、痢减不呕为妙。阅诸高明方，层次转折，各有主意。姑拟一方商正。

川连酒炒，五分　黄芩酒炒，八分　白芍炒，钱半　青皮八分　川朴五分　陈皮盐水，炒八分　神曲三钱　茯苓三钱　北沙参四钱　砂仁八分　生熟谷芽各二钱　玫瑰花二朵

原注：此病嫌其两脉虚濡，脾胃元气大弱，似乎宜参入扶正为善。然下痢一证，古称“滞下”，起于湿热居多，早补早敛，往往受累。此河间苦辛宣通腑滞之法，所以为痢门必采之方。若夫深刻功夫，补阴补阳，治脾治

肾，都为久痢而设，尚非此时议论。所以宁落轻浅，不用深重之剂。盖行远自迩之意云尔。

诒按：阅是方者，有病重药轻之疑，故方后申言其意。

邓评：舌燥非真燥也，仅属液不上承。既用通腑变痢，中阳必损，还宜参入炮姜、白术、炙草之类，合黄连理中法。

常论如是，通便则不然。

谢评：文理清晰，医理精细，选方亦平妥，唯病性由热转寒，趋于虚寒，如邓评宜入理中辈耳。

奔走远行，伤饥饮酒，脾胃受病，病成休息下痢，痢经两载不愈。许学士香茸丸最妙，但嫌其价昂，且药肆无此现成丸料。今姑师其意而变汤服。

木香　丁香　杜仲　当归　白芍　炮姜　茯苓　砂仁　鹿角霜　菟丝饼

诒按：此脾肾两治，而专重于肾者。查原方皆用鹿茸、沉香、麝香，无用丁香者。煎剂中宜改用沉香为稳。

邓评：此法宜于虚寒者。苟有湿热留积，则犹嫌其太温。

谢评：痢经两载，正气已耗，气血两调，脾肾同补，可师可法，诃子、山药、茯苓、陈皮、白术应参入。

《脉经》云：代则气衰，细则气少，多指阳气而言。

今下痢而得是脉，脾肾之阳微特著，况形衰畏冷，而小便清长乎。唯下痢赤者属血分，腹中痛者为有积，立方当从此设想。盖寻其罅而通之、补之，亦治病之巧机也。

附子枳实理中汤送下驻车丸。

诒按：看病于虚中求实，极其精审，方亦的当。

邓评：经文虚者责之，实者责之，此之谓也。方法却精切不泛。

孙评：看似寻常轻浅之案，今人已属罕见之语。

谢评：论病循经，立法从证，虚实兼顾，通补互助，示人机巧矣。

便痢白腻，如水晶鱼脑色，小便不利，少腹偏右板窒，诸医以为肠痈，固亦近是。然考肠痈为病，有寒有热。《金匮》并出二方，如大黄牡丹汤、薏仁附子败酱散，概可见矣。此证则属寒积。试观脉弦紧而不数，面色青而不渴，是其征也。鄙意宜用温通，备候商订。

肉桂五苓散加砂仁、楂肉。

邓评：果属肠痈，腹必痛甚拒按。

谢评：临床寒性肠痈亦有如是者，宜入吴茱萸、炒薏仁、肉豆蔻以温化之。又，楂肉应炒焦，俾燥化之。

再诊：温通已效，仍从前法。

原方：加炮姜、木香。

邓评：须知治病不必拘定名目，但能识透来源，源清则流当自洁。

谢评：加木香者，必少腹板窒不通，吴萸、附子亦可施之。

三诊：欲尿不爽，尿后气向下坠，便痢白腻虽稀，然腰尻酸痛如折。全属阳虚气陷之象。仿东垣意，参入前法。

党参　升麻　肉桂　茯苓　泽泻　冬术　炮姜　木香　诃子煨　砂仁　鹿角

原注：此证并非肠痈，乃寒积下痢耳。因诸医皆云，余只得委曲周旋。但从肠痈为病有寒有热，轻轻转笔，折入温通方法，既不碍诸医，又与病相合，不得不然之事也。此方连服三剂，大便白腻全无，脾胃已起。

诒按：认证已确，用药自然针芥相投。

邓评：补之、升之、温之、通之，深得制方之妙。

谢评：一句阳虚气陷，辟出虚寒结局，五苓两施之便仍不爽，方责之气虚失化，譬如初诊即力排众议而温补之，抑或其效更捷也，省得多诊之繁复也。

休息下痢，延及半载，色红而黏，脉弦。是风邪久羁于肠脏营分之中，而莫能出。近日畏风身热，是又感新风于外也。补中升阳，兼凉血为法。

党参　白术　防风　蚕砂　茯苓　升麻　神曲　砂仁　陈皮　炙草　椿根皮炭

另，驻车丸。

诒按：方中于新感一层，未曾顾到。肠中有风邪，唯蚕砂能治之，煎方中宜加黄芪。

邓评：究下痢之源，不越虚实寒热。今色红而黏，热也；脉弦，实也。实而有热，已非参、术所宜，况挟新感而有畏风身热之症乎。

谢评：风可胜湿，防风一味最妙，益之以楂炭、白头翁、地榆炭如何？邓评裁身热痢红为热欠妥，盖痢久半载，正气已伤，柳按加入黄芪甚佳，方寓玉屏风以却畏风，义遵东垣甘温除热也。

阳枢之疟邪，转入阴枢为痢，痢色红而后重气坠，肛门觉热，是下焦广肠有热也，白头翁法甚当。然今疟止又来，仍从阴枢达出阳枢立法，佐以和中，使以泄热。

四逆散、异功散、黄芩汤加生熟谷芽。

诒按：推论病机，转折极清，立方自然熨帖。

邓评：肛门热痛，其为热痢可知，亦不易之关键处。此等方法，并顾不背，治疟可治痢，亦无不可。

孙评：由疟转痢为重，自痢变疟为轻。

谢评：热痢下重，白头翁汤首选，黄芩汤乃二阳合利，不若白头翁汤直截了当。虽疟又来，但如孙评痢变疟为轻，先止热痢为好。

痢而滑脱，证已险逆。温固脏真，一定成法。然须得效，庶可回春。

熟地　杞子　龙骨　茯苓　萸肉　苁蓉　杜仲　乌梅　炙草　山药　鹿角胶赤石脂炒　龟板禹余粮炒　谷芽　煎汤代水

诒按：用药极其切当，唯病象已深，未识能挽回否？

邓评：此方温固下焦，肾虚滑脱者宜之，唯嫌不利于胃关耳。

孙评：乌梅最巧，既能收敛，又有生发之气。拟去龙骨、苁蓉，而加参、附以扶阳而固脱，何如？

谢评：痢而滑脱，证已险逆，不若直捣窠臼，径直参、附、芪、萸、术，固其真元，庶获逆流挽舟之效，孙言不差。

红痢三年，腹中结块，板硬不移，按之则痛，辘辘有声，即便下利。此淤凝寒积，久留于肠腑，当以温通下之。

川附　当归　苍术炭　枳实炭　地榆炭　茯苓　通草　桃仁炒黑　大黄

诒按：温通瘀积，方极稳当。唯病久正伤，或再加扶正之品，更为周到。

邓评：凡久病用下，须加入人参以驾驭之。

孙评：按之有声即痢，是有痰饮内伏，宜参涤饮之味，如川椒、半夏之类，何如?

谢评：疾已三年，正气耗伤，岂耐大黄之荡涤，应炒为炭，人参、山药、白术、沉香、楂炭加入亦在情理之中。

疟邪挟积，内陷为痢，痢下红腻，腹中阵痛，舌苔黄掯，疟势仍来，形容大削。元气内亏，虑有变端，治之不易。

神曲　川朴　茯苓　秦皮　川连　黄芩　白头翁　柴胡　白芍　枳实　炙草

诒按：此白头翁汤合四逆散。是由疟转痢，湿热挟积之的方。

邓评：见证却有邪积，唯芩、连宜合姜用，归身亦堪增入。

谢评：黄芩汤亦合其中，唯云元气内亏，宜参入益气之品如参、芪，未雨绸缪，并行不悖也。又，掯，掯阻，阻碍之意，衬苔黄也。

红痢匝月，仍然腹痛后重。据云先曾发疟三次，此属中虚表邪传里。现今脉细肢寒，中焦阳气已弱，小便艰难，膀胱气化又钝。拟连理兼化其湿热，柴苓以解其表邪，是亦表里两解之法也。

柴胡　桂枝　茯苓　泽泻　川连　木香　党参　白术

炮姜　炙草　砂仁

诒按：论病立方，均熨帖老到。此理中汤加香、连，五苓散加柴胡。

邓评：市医遇此，竟无从下手。

谢评：虽表里同病，但表轻里重，柴桂以解表，非柴苓以解表，学者细看自明。

肝胃不和，湿热积滞为痢。延及半载，仍然腹痛、脘胀、恶心。治以苦辛，泄肝和胃，佐以分消运化。

川连　茯苓　川朴　木香　楂肉　陈皮　青皮　赤苓　白芍　砂仁

另，驻车丸二钱、乌梅丸一钱，和服。

邓评：方极松灵，唯用川连，亦须佐以姜、萸为稳。

谢评：方虽松灵，应加入茅术、干姜，恶心治以小半夏加茯苓汤。

再诊：痢减，腹中犹痛，肝胃不和也。现值经来，脉弦寒热。血虚木郁，拟议养血疏肝。

归身　白芍　香附　茯苓　冬术　木香　陈皮　神曲　川芎　生熟砂仁

另，驻车丸一钱、乌梅丸一钱、归脾丸一钱，和服。

诒按：前后两方，均亲切不浮。此方中可加醋炙柴胡五分、醋炒青皮一钱。

邓评：转方加减，亦能平善，如归脾丸仍可不必。柳师加味极妙。

孙评：因脉弦寒热，故柳氏欲加柴、青以提邪外达也。况值经来，尤宜提前向外，不致内陷入血。

谢评：三贤按评颇亲切，痢减经至，犹恐其热入血室之变，故入柴胡耳。三丸各一钱，面面俱到，实炉火纯青之举，驭重若轻之措。

便血门

痔血虽自大肠来，亦属脾虚湿热。至于大疟，古云邪伏三阴。薛立斋云：三阴者，脾也。上年疟止，直至今夜复作，未免又有暑邪内伏。近日痔血，相兼为患。拟用清暑益气汤加味，内化湿热，外解新邪，总以益气扶中为主。俾中枢一运，自然内外分消矣。

党参　炙草　黄芪　苍术　冬术　当归　麦冬　五味　青皮　陈皮　神曲　黄柏　葛根　升麻　泽泻　防风　蜀漆　赤苓　煨姜　大枣

诒按：宿病兼新邪而发，须先治新感，仍照顾宿病，乃能得手，此方是也。《经》云：三阴疟疾。此三阴专指太阴脾脏言，与统指肝、脾、肾三脏者不同。

邓评：究宜从营阴疏邪为主。

谢评：邓评极是，痔而下血，宜入凉血之品如槐花、地榆、芥穗炭、椿根皮炭等。

再诊：素有便血之证，而患大疟日久。凡患大疟，其始必有寒邪，邪入三阴，大疟成焉。若阴虚之人，寒久必化为热，热陷三阴，便血作焉，而三阳之寒仍在也。温三阳之阳，以少阳为始；清三阴之热，以少阴为主。然血既由大肠而出，又当兼清大肠。方用棉子肉，内具生气，温少阳之阳也；鲜首乌性兼润血，清少阴之热也；柿饼灰性凉而涩，清大肠之血也。标本并治，虽不中不远矣。

棉子肉炒黑，四两　柿饼灰四两　二味研末，用鲜首乌二斤，捣自然汁，取汁去渣以汁调。神曲一两，煮烂将上药末捣丸，每服三钱，枣汤下。

诒按：凡久病气偏，寻常汤药性味牵制不能奏绩，必用性味专简之方，乃能见效。此方即用此意。

邓评：予拟柴、芩、归、芍、术、草、乌梅、首乌、青皮等药，最相得而不相背。

孙评：三阳以少阳为始，三阴以少阴为主，得《内经》之奥及仲景之旨，非古书烂熟者不能道。

棉子肉养阴而含生气，故调经家多取之。因此也，盗汗者用棉子汤服即止，养阴之功也。

谢评：此方虽奇巧，但获效未必如愿，而以槐花散合黄芩汤，参入熟地炭、山萸、山药、地榆直截了当。孙评三阳以少阳为始，少阳属阴也，三阴以少阴为主，少阴属阳也。

脾虚不能摄血，便后见红；脾虚不能化湿，腹臌足肿。病根日久，肾阴亦伤。肾司二便，故小便不利，是皆脾、肾二经之病也。法以温摄双调。

熟地　炮姜　茯苓　泽泻　陈皮　车前子　川朴　茅术　五味　丹皮　山药　阿胶

诒按：凡脾肾两伤者，当斟酌于润燥之间，用药极难。古方唯黑地黄丸最佳，方亦从此化出。

邓评：于温养脾肾内，兼以疏化湿热，为此症之定法，总不越黑地黄之范围。

谢评：方不出六味地黄与黑地黄丸藩篱，宜入地榆、当归、血余炭。

再诊：熟地　茅术炭　白头翁　黄柏盐水炒　炮姜炭　阿胶　五味　秦皮

邓评：方内白头翁、秦皮似欠适当。

谢评：二诊方中以黑地黄丸为主，加入白头翁汤，想肠热已盛，下血必鲜红。

三诊：山药　川连酒炒　泽泻　车前子　茯苓　川朴　陈皮盐水炒　伏龙肝煎汤代汤

炒黑肾气丸合黑地黄丸，加阿胶、虎骨、鹿角霜、益智仁。

原注：第一方用黑地黄丸加阿胶，治脾肾两虚，兼以摄其阴血。第二方用白头翁汤，清厥阴之热以止血。第三方暗用平胃散以化湿，治其腹鸣外，合车前子、泽泻、山药，乃用六味地黄意补其肾，以利膀胱而通水道也；又再加伏龙肝，乃暗合黄土汤意，治少阴便血，层层回顾如此。

邓评：此二丸加味，想系四次复方。

谢评：虎骨、鹿角霜、益智仁有蛇足之嫌，三诊撤去白头翁汤，度热已不甚，加黑药者，度其血仍下，三变其方，阅后有缓滞之感。

便血肠燥，脉大气虚，补气则清阳自升，清肠则便血自止。

黄芪炒黑　防风根　阿胶　地榆炭　当归炭　荷蒂炭　五味

另金银花炒黑，一两　柿饼灰一两　槐米炒，一两　猪胆汁泛丸

每朝服一钱。

诒按：立方用药，颇有思路可取，丸方尤佳。

邓评：此法极是。即将丸方三味，参于煎剂之内，亦殊灵妙，但五味不如乌梅。

孙评：脏连丸尤佳。

谢评：较之上案，此案简明快捷，治法选方流畅，加入大剂生白术更妙。

肠胃有湿热，湿郁生痰，热郁生火，大便下血，晨起吐痰，热处湿中，湿在上而热在下。治上宜化痰理湿，治下宜清热退火，用二陈合三黄为法。

半夏　陈皮　茯苓　川连　黄芩　胡黄连　地榆炭　杏仁　侧柏叶　百草霜

诒按：两面周到，于此可得上下合治之法。

邓评：拟加炮姜、茅术、乌梅、白芍，似更面面切实。

谢评：立法用方老练，朴实无华，如邓评加法更好，炮姜未必用也，倒是楂炭、大黄炭应参入。

肠痔脱肛便血，其根已久，有时举发，而脉象细数，营阴大伤；面黄少神，脾气大困；兼之腹中鸣响，脾阳且不运矣。一切苦寒止血之药，非唯少效，抑恐碍脾。拟东垣黑地黄丸法。

熟地砂仁拌炒炭，一两　炮姜四分　黄芪炙，三钱　茅术米泔浸炒，一钱五分　五味炒，一钱五分　党参三钱　荷叶蒂两个

又原方：加阿胶、伏龙肝。

诒按：方极正当。凡阴虚而脾阳困顿者，当取以为法。

邓评：方法切中肯綮。唯五味嫌太重用，恐有留湿之弊。

谢评：脱肛而脉细数，宜入西洋参、升麻炭、归身、焦三仙。唯先生学识渊博，惋致张冠李戴耳，黑地黄丸出自刘完素《素问病机气宜保命集》卷下，非东垣方，但先生遣之娴熟也。

虫病门

阅病源，是属虫病无疑。虫由脾土不运，湿热蒸化而生。其发于月底之夜，乃由脾胃虚寒，寒属阴，故夜发也；寒久化热，土虚木强，其发移于月初。必呕吐胸热，乳下跳动，虫随酸苦痰涎而出，多寡不一，时或见于大便。腹中微痛，虽渴甚不能咽水，水下复呕，呕尽乃平，至中旬则康泰无恙矣。所以然者，月初虫头向上，且病久多呕，胃阴亏而虚火上炎，故胸中觉热也。虚里跳动，中气虚也。中气者，乃胸中大气，脾胃冲和之气皆归所统。今中气虚甚，故跳跃也。病延一载，虫属盘踞，未易一扫而除。图治之法，和中调脾以杜生虫之源，生津平肝以治胸热口渴，化湿热、降逆气以治呕吐。久服勿懈，自可见功；欲求速效，恐不能耳。

川楝子　芜荑　党参元米炒　白术　使君子肉　半夏　陈皮　青皮　白芍　茯苓　焦六曲　干姜　榧子　蔻仁

诒按：论病颇切实，唯立方专于顾本，似难取效。拟另服杀虫丸药以佐之。

邓评：证情属肝热胃寒，何不与乌梅丸并进。

孙评：病之源由一一点出，岂浮泛者所能道只字。唯于《金匮》有切实功夫者，乃能如此亲切有味、言言警觉也。

拟去六曲、蔻末，加乌梅、川连，合乌梅丸意何如？

谢评：虫病之治，仲景立乌梅丸，临床习用，盖虫之作祟，得酸则降，得辛则伏，得苦则下，杀虫之方古今无出其右者，此案虽论病细腻，选方未入俗套，自成思路，足以备览焉。

喜食生米，积聚生虫。腹痛面黄，口流涎沫，虫之见证无疑。先拟健脾化虫。

茅术米泔水浸　青皮　鹤虱　榧子炒打　芜荑　槟榔　陈米炒黄

诒按：此治虫病初起，最轻之方。痛时口流清水，是虫病的据。

邓评：湿积生虫，专家脾病，此方足以治之。

孙评：凡虫病，总以乌梅丸加减为法。或病久正虚者，煎剂则培扶为主，而以乌梅丸服之亦可。

谢评：虽立法健脾化虫，证见面黄腹痛，应以孙先生意，以六君、理中之类煎汤送服乌梅丸，痛解虚复再予杀虫诸药为妥，否则脾虚不受虫药也。

内痈门

热在中焦部分，时吐红痰带臭，不甚咳嗽，病在于胃。有留热伏于中宫，法当清泄。

犀角　射干　桃仁　当归　薏仁　冬瓜子　连翘　银花　川贝　大黄　玄明粉

诒按：药味太峻，须胃脘作痛者相宜。

谢评：位定中焦，一个“吐”字，一个“胃”字，托出病情全貌，苇茎汤合大黄牡丹皮汤构架；通腑清泄以疗痈，度有腑气阻滞症状。

再诊：不咳嗽，但吐红痰如脓，自觉灼热在于胃脘之中，将及三月。非肺痈也，乃瘀热留于胃中也。当以清化。

当归　薏仁　冬瓜子　沙参　连翘　川贝　石斛　银花　赤小豆　芦根

邓评：瘀热留于胃中，此语诚然。

此方较为平善，何以将桃仁亦并去之？

谢评：非肺痈而用肺痈方，病同治亦同，二诊撤去硝、黄及血分药，专事清化，病已轻浅回头。方中石斛、银花相伍清热尤佳，《验方新编》四神煎尝用之。

三诊：吐痰如脓已止，脘中之热已退，时觉微寒微热。余火未清，仍从前法加减。

党参　当归　薏仁　杏仁　沙参　冬瓜子　丹皮　黄芩　甘草　茅根　芦根　赤小豆

诒按：此病得力在第一方，故知其非肺痈。然红痰如脓而臭，究与脘痈无异。作胃脘痈治，当不敢误。

邓评：微寒微热，尚是瘀热未尽。导瘀之品，略宜加重。

若胃脘僵痛者，防成胃脘痈也。

谢评：三诊清余火而入丹皮，度尚有瘀热，但不若一诊即投入。三诊环环相扣，用药精练无芜杂之感，胃脘痈者仿之可也。

暑邪挟积，阻滞肠胃，脘腹疼痛，大便泄出如脓、如血。证属盘肠流注，非轻证也。

川连　木香　槟榔　当归　楂肉　神曲　黄芩　枳壳　赤芍　砂仁

诒按：脓血痢而名流注，说颇新奇，阅方仍是治痢之药。忆《蒋问斋医略》中论痢疾一证，谓是肠中作脓，当用外疡治法，与此案正相合也。

邓评：症在疑似之间，故用药但取并顾不背为稳。

谢评：柳按是，虽新奇名曰盘肠流注，仍为痢疾之症，方从木香槟榔丸出入，白头翁汤亦可也。既云暑邪，应入香薷、滑石、佩兰之属。

外疡门

多年湿毒，左足前臁腐烂。今则膝骨臀股，上及缺盆，疼痛而木肿。此湿得热而蔓延，循经窜络，病在阳明，名湿毒流注。口苦带腻，脉缓而小。湿胜于热，热伏湿中，仿防已饮法。

防已　苍术　黄柏　南星制　木通　威灵仙　防风　归身　独活　红花　萆薢　羚羊角　滑石

诒按：此治外疡正法，是疡证之偏于阳者。

邓评：见证属湿热溜于关节无疑。

谢评：内服之方稳妥，唯其前臁腐烂应以粉甘草为细粉，调纯正蜂蜜外敷，里外合治方佳，方中应入川牛膝、石斛、银花、远志、生薏仁。

再诊：前用防已法，宣通关节以化湿热，膝股之痛稍缓。唯缺盆处咳嗽引痛不平。拟参以清肺化痰。

前方去羚羊角、防风、木香、红花，加薏仁、杏仁、川贝、沙参。

邓评：肺主治节周身，此病自当从肺经疏利。

谢评：去木香当为去木通之误也，薏仁入驻略显迟缓，立法清肺，羚羊角不必去也。

周身碎痒而痛，似疥瘰状，心中烦热，肤上出脓水。证属肺风。

马勃　象贝　荆芥　黄芩　杭菊　蒺藜炒

诒按：此湿热走于血分之病，当兼疏血络，拟加归须、丹皮、赤芍、忍冬藤、浮萍、细生地。

邓评：此风、火、湿三气为患，如防风、羚羊角亦堪加入。

孙评：痒痛，地肤子、连翘为必用之品。

谢评：柳按思维周全，此等之症，清湿热、祛风邪、疏血络为大法出入。苦参、白鲜皮、防风、地肤子、千里光等皆可参入。

寒痰凝阻，颊车不利，高而肿硬，色白不红。此属阴寒骨嘈，与色红身热者不同。

熟地　麻黄　桂枝　防风　制蚕　白芥子　当归　秦艽

诒按：此病挟肝火者十之八九，此独不然。于此可悟辨证之不可胶执也。

邓评：以色红白辨阴阳，最无遁情。

孙评：参入独活、桑枝、川芎何如？骨碎补亦可用。

谢评：色白不红属阴，阳和汤法，应入红花、生牡蛎、鹿角霜、制南星、乌蛇、全蝎、王不留行。

湿久蕴于下焦，气血凝滞而结疡。生于合纂之旁，滋蔓肛臀之际，初起数日即溃，火甚、毒甚可知。溃后烂孔极深，迄今四五十日，新肉虽生而嫩，肛臀余肿仍僵；久卧床褥，脾胃之转输自钝；刻当痛楚，形容之色泽尤枯。调治方法，自宜补益，高明见解，大略相同。愚意虚处固虚，而实处仍实。拟用煎、丸二方，各走一经，虚实兼顾。

六君子汤去半夏、茯苓，加黄芪、归身、白芍、谷芽。

又丸方：

川连酒炒，一钱　胡连酒炒，一钱　苦参炒，一钱　黄柏一钱　当归三钱　乳香一钱　没药一钱　白芷一钱　犀黄二分　血珀四分　白矾三钱　刺猬皮炙，一钱　象牙屑二钱　海螵蛸三钱

共为末，用黄占[1]烊化作丸，每朝服五分。

原注：凡极苦之药，直入下焦，坚阴而化湿热，用猬皮、牙屑之专消漏管者，引入患处；更用黄占以涩之、固

① 黄占：蜜蜡中黄蜡的别名。

之，俾上、中不受苦寒之药气，俾入下焦，其性始达。

诒按：丸方用意极精。

邓评：佐以丸药，缓消其实，亦虚中夹实之一法。

谢评：此外痈内治方法，虚实兼顾，类肛瘘外发，虽丸方用意极精，恒久乃冀其效也。但汤方中半夏、茯苓未必去，倒是以三甲、生牡蛎可以参入。

湿热结疝，初起肾囊红肿，渐至气上攻胁，胁肋肿痛，已及半月，防成肋痈。病在肝络，肝性善升，甚则恐致气升发厥，非轻证也。

川楝子　延胡　青皮　香附　楂炭　枳壳　旋覆花　桃仁　赤苓　猩绛　葱管

诒按：方治疝气，而肋痈即在其中。内病、外疡，一以贯之也。

邓评：若见寒热，则肋痈便成矣。

宜合柴胡疏肝饮治之。

谢评：方出香附旋覆花汤合金铃子散，行气通络，拟入三妙散如何？

木郁不达，乳房结核坚硬，胸胁气撑，腰脊疼痛。气血两亏，郁结不解，论其内证，即属郁劳；论其外证，便是乳岩，皆为难治。

党参　香附　川贝　当归　白芍　青皮　橘核　狗脊

杜仲　砂仁

诒按：论病简洁老当。

邓评：皆肝经之气火攻窜郁结，宜增宣络之品。

孙评：结核坚硬，似可再加通灵之品，如丹皮、蒺藜、黑栀、川楝子之类，以解郁火。

谢评：此等难治之症，非短时可拔，既云结核坚硬，应入鳖甲、壁虎、全蝎、生牡蛎、三棱、莪术，川贝易为浙贝耳。

乳房结核坚硬，虽皮色不红，而推之松动。此非乳痰，仍属乳痈，肝郁所致。身微寒热，防滋蔓难治。

柴胡盐水炒　当归　白芍　黑栀　川贝　香附　瓜蒌皮

另金针菜炙脆，三钱　皂荚子炙，三钱　射干炙，三钱

研末，分三服，饮酒者酒下，否则砂仁汤亦可。

诒按：煎方用逍遥散，亦通套方也。好在有末药以佐之。

邓评：用煎剂以解肝郁，佐末药以散痰结，此等方法，极堪效用。

谢评：一句“推之松动”，平了惊心动魄，方选神效瓜蒌散，疗效亦佳。

再诊：乳痈已溃，寒热亦止。第余块未化，唯和其气血，调其郁结而已。

当归　白芍　香附　川贝　远志　砂仁　丹参

邓评：当此初溃，唯取其平调而已。

谢评：二诊远志可不必，而瓜蒌皮不必撤也，酌入公英、橘叶、生牡蛎、王不留行、生薏仁之属。

肝郁结成乳痰，延及旬月，坚中带软，顶色转红，势将穿溃。溃后见脓乃吉，若血多脓少，非所宜也。

川楝子　当归　青皮　白芍　橘红　川贝　香附　茯苓　砂仁

邓评：势将穿溃，故亦不越和调为法。

谢评：先生两案三诊均用砂仁，考《仁斋直指方》以砂仁治肿满，《医林纂要》谓“开郁结”，盖此意欤？

再诊：乳痰穿破，有血无脓。乃气虚不能引血化腐为脓也。防变乳岩，不易收功。

党参　归身　白芍　茯神　枣仁　川贝　香附　陈皮　牡蛎　砂仁　甘草　橘叶

诒按：此等郁痰证，须正气不亏，更能旷怀自遣，乃可医治，二者缺一，不可治也。

邓评：气虚不能作脓，自非补气和营不可。

不成乳岩犹可，成则不救。

谢评：既云气虚，黄芪托疮不可不投之，且川贝不及浙贝，陈皮亦当大量用之。此方砂仁之四施之也，独到之用法。

又单方：

川贝三钱　橘红五钱　莱菔子炒，三钱　莲蓬皮另炙灰，五钱

邓评：单方非不善也，特非气虚者所宜。

谢评：单方另辟一法，聊备临证选用焉。

痰疬二载，自颈延胁，或已溃，或未溃，或溃而不敛，或他处续生，累累然如贯珠，如叠石，溃后色黑而脓稀，外软而内坚。诊脉不甚虚，饮食尚可。细询病由气郁而起，郁则肝胆三焦之火循经上走于络，结成疬核。小则为疬，大则为痰，收功非易。必放开胸襟，旷观物理乃佳。

夏枯草五钱　昆布三钱　山慈菇三钱　远志甘草汤煮，三钱　玄参二钱　川贝二钱　归身二钱　天葵草三钱　香附一钱五分　功劳叶二钱

诒按：此病亦与失营证相类，幸脉实能纳，故用药专从痰火着想。

邓评：清痰软坚，降火散郁，斯为不易之治法。唯见脓稀色黑，似宜兼养营气，拟加参须、生地之属。

谢评：夫百病皆生于气，气凝则痰阻津停，瘰疬痰核生焉。所幸脉不甚虚，且胃气尚可，先生虽出方治，获效实难望也。

翻花肾岩，法在难治。怡情安养，庶几可图，然非易事也。

鲜首乌一两　马料豆一两　银花一两　甘草梢一两

煎浓服。

西黄一分　川连五分　血珀五分　药珠三分　灯心灰五分　大贝二钱　人中黄一钱

研末，分十服，每朝一服。

诒按：此肾虚而兼疮毒之变证也。

邓评：煎方、末药，均能平正通达。

孙评：大贝必误。

谢评：云肾岩翻花，虽不骤死，延年亦非易事，汤法简洁易取，末药不若径直投之西黄丸，此等之症，西黄丸卓有殊功。

先天元气不足，胎中伏毒因虚窜络，颈项结核，或已溃，或未溃，或溃而不敛。兼以耳聋鼻塞，脑门遇阴雨则胀痛咳呛，牙关不利。皆阴虚阳亢，毒邪上蒙清窍之见端也。若徒治其虚，伏毒何能宣化！拟养阴化毒。

北沙参三钱　花粉三钱　当归三钱　海螵蛸三钱　仙遗粮三钱　川贝二钱　防风一钱五分　银花三钱　穞豆衣三钱　珠粉一分　血珀五厘　西黄五厘

诒按：鼻塞、脑痛，皆余毒内恋之象。拟再用化毒丹佐之。

邓评：胎中伏毒，并参合方药，想其父母曾患杨梅毒，而得此胎也，最难医治。

孙评：项核之药太少，拟再加海藻、夏枯花、丝瓜络之类，似乎周到。

谢评：此等恶症，处方可谓精细，未云再诊，难测其预后也。

广风自头而起，渐延遍体。湿热秽毒之邪从鼻而受，为日既久，未易扫除。拟用金蟾脱甲酒意。

金银花三两　蟾蜍去肠，一只　苦参三两　大黄一两　皂荚子十粒　川芎一两　白鲜皮二两　一本有蛇脱一两　甲片二两

用陈酒五斤，浸七日，每日饮杯许。

诒按：此与前条之证，皆系余毒所致。

邓评：殆即《金匮》所谓浸淫疮之类乎？方药殊能着力；盖此等症非轻剂所能治也。

孙评：加仙遗粮亦可，当归、丹皮之类亦宜用。

谢评：此等顽症，恐非药酒所宜也，《重订严氏济生方》当归饮子加仙遗粮、苦参、黄柏较宜。

肝经郁火，乘犯阳明，牙龈痒痛出血，而发牙疳。舌红碎裂，头眩心烦，是营阴内亏；而纳谷气撑，又属

脾气虚也。犹喜大便燥结，可用清滋法，先平其炎上之火。

羚羊角　鲜生地　鲜石斛　玄参　麦冬　石决明　女贞子　茯苓　枣仁

诒按：立方专于养阴息肝，愚意再加广皮、鸡内金，以健运脾气，似更周到。

邓评：纳谷气撑，是亦肝木之气逆于胃中所致，未必脾气虚也。

既用羚羊角，如石决明似可不必。柳师加味相宜。

孙评：旱莲、茜草之类，似亦当用。

谢评：如此之症，不若直接予玉女煎加羚羊角、大黄。

阴亏火亢，绕颈生痰；寒热似疟，而实非疟也。少阴水亏，不能涵木，少阳火亢，更来烁金，金木交战，乃生寒热。饮食少，脾胃弱，虑延劳损。

六味地黄汤加牡蛎、党参、麦冬、柴胡、白芍、五味。

诒按：方以六味滋肾，生脉保肺，合柴、芍以清肝，立方周到熨帖。愚意拟去温肝之萸肉，再加清胆之茹、芩。

邓评：既有痰疬寒热，五味究嫌太敛。

孙评：加丹、桑可也。

谢评：饮食既少，须顾护脾胃，则内金、白术、焦三仙宜加之也。另，方实柴芍地黄汤合生脉，而柴芍地黄汤出自清代凌授曾《饲鹤亭集方》，较之王氏晚数十年。

牙龈渗脓，二载不愈，此属牙漏。肾虚而胃有湿热所致。

六味丸三钱　资生丸二钱

相和，每朝四钱，淡盐汤送下。

诒按：六味补肾固佳，资生清湿热，似嫌力量不到。

邓评：用二丸以兼顾，却能平稳无疵。

谢评：一句“二载不愈”，耗及脾胃矣，二丸固肾之本，养脾之元，实久图之良方哉！

本原不足，兼挟风温发热，颈间结核成痰，二十余日，不红不肿，不消散，亦不作脓，属半虚半实。《慎柔方》有良法，用四君子加牛蒡。世所未知，余曾验过。

四君子汤加牛蒡子、象贝、桑叶。

诒按：四君补虚，加蒡、贝以消风化痰，桑叶以清肺通络；虚实兼顾，绝不犯手。

邓评：究宜清散风痰，补则不免留邪。

谢评：一句本原不足，钩出体之虚也，补虚以四君子，消核以牛蒡子、象贝，亦外科托、消、补之方法，既曾验过，即可师之。

再诊：昨用《慎柔方》，是托散法。服下若汗出热退，则数剂可消；若汗不出，仍发热，则数剂成脓，亦易溃敛。

前方：加钩钩。

邓评：用法虽善，特恐与是症不合耳。

谢评：既守方，度有微效，钩钩不及陈皮、山慈菇，参入消瘰丸亦可。

三诊：三岁孩童，但哺乳汁，不进谷食，脾胃虚弱可知。颈结痰核，而有寒热，必挟风温，属半虚半实。今将一月，热退复热，其块不消，不作脓，大便溏。脾胃不足，气血两虚。

党参　冬术　陈皮　荆芥　黄芪　归身　防风　葛根　砂仁　桑叶

诒按：因《慎柔方》不效，转拟此方，其实远不及前方之灵动也。

邓评：想此症未必能作脓矣。

谢评：三诊始托出三岁孩童，盖小儿此证，生则一夜之间，消散匝月无功，如邓评，本不易作脓也，宜外治法，独角膏之类。脾胃虚弱可予异功之类或肥儿散，汤剂小儿殊难调服矣。

疡漏久而成管，用消管丸缓缓治之。

胡黄连一两　刺猬皮一两，炙　象牙屑一两　五倍一两，炙　蟾酥酒化，三钱　陈硬明角灯二两，炙

上药为末，炼蜜丸，用上好雄精三钱泛上为衣，每朝服三钱，金银花汤送下。

诒按：方意极佳。唯蟾酥大毒走窜之品，拟减半用之。

邓评：此等症似须专方治之，学者宜记之不忘。

谢评：王氏内外俱修，学验皆精，拟方奇特，足以备取。又，陈硬明角灯形质多种，有羊角、牛角、象牙、犀角等，皆具软坚之力。

妇人门

目之乌珠属肝，瞳仁属肾。病因经行后，腰痛，口干，乌珠起白翳，怕日羞明，瞳神散大。此肝肾之阴不足，而相火上炎也。补阴之药极是，再稍参清泄相火之品。

女贞子　旱莲草　生地　杞子黄柏三分，煎汁炒　潼沙苑　谷精草　丹皮　玄参　桑椹子　黑芝麻

另，磁朱丸。

邓评：杞子用黄柏汁炒殊妙。

谢评：论病遣方精辟，但此等症临床俗套以知柏地黄丸、杞菊地黄丸成药。

再诊：血虚则木旺，木旺则脾衰；脾衰则痰湿不化，肝旺则气火易升。是以腹中时痛，脐右有块，目中干涩，口常甜腻，舌苔白，而经水不调也。治法不宜制肝，制则耗其气，但当养阴以和肝；不可燥湿，燥则劫其阴，

只宜和脾以运气。此仲景治肝补脾之要法也。

党参　当归　白芍　茯苓　冬术　半夏　陈皮　丹皮　香附　橘叶

邓评：前方生地等，不免滋以助湿。

孙评：腹中痛，黄柏太寒，不宜可知。

谢评：此等症习以逍遥散加味，如此归芍六君治重在脾，仲景谆谆告诫“见肝之病，当先实脾”，此治遵之。孙评跳出黄柏当是丹皮之误矣。

三诊：脉轻按虚微，是为元气之虚；重按细数，是属营阴之损。左尺细弱，肾水亏也。历诊病情，每遇经来，其热辄甚，舌上即布白苔。良以胃中湿浊，因里热熏蒸而上泛也。少腹有块攻痛，聚散无常，是名为瘕。瘕属无形之气，隶乎肝肾为多。揆其致病之由，因目疾过服苦寒，戕伐生生之气。胃受寒，则阳气郁而生湿；肝受寒，则阴气凝而结瘕；阳气郁于胸中，故内热；阴气凝于下焦，故腹痛；经事过则血去而阴虚，故其热甚，甚则蒸湿上泛，故舌苔浊厚也。刻下将交夏令，火旺水衰，火旺则元气耗而不支，水衰则营阴涸而失守，唯恐增剧耳。图治之法，补脾胃以振元气，培肝肾以养营阴，是治其本也；稍佐辛温，宣通下焦阴气，是兼治其瘕痛之标也。

党参　黄芪　冬术　茯苓　炙草　归身酒炒　萸肉酒炒

首乌　木香　白芍吴萸三分，煎汁炒　马料豆　生熟谷芽

诒按：三案论病，则委曲周至，用药则细腻熨帖，看似平淡无奇，实则苦心斟酌以出之。诚以调理内伤久病，与治外感时邪之不同。病久正虚者，病机必多错杂碍手之处，用药必非一二剂所能奏效。故立方必须四面照顾，通盘打算，不求幸功，先求无弊。此等功夫，非老手不能擅场。

邓评：参、芪、吴萸等总嫌温补。

孙评：经来热甚，热伏营中，当清营热，以宣其伏热，如生地、丹皮之类。

拟增延胡、橘核之类，似觉灵动。

谢评：三诊仍沿二诊思路，唯论理精致，增益气之黄芪应脉之虚微，增山萸、首乌应脉之细数，木香以通下焦之气，面面俱到矣，临证非轻车熟路者不能御达也。

崩后不时寒热，腹中有块，口发牙疳。营虚有火，气虚有滞，调之补之。

党参　陈皮　当归　白芍　丹皮　茯苓　麦冬　玄参　黑栀　女贞子　建莲肉

邓评：论病极正，方亦稳适。

谢评：用方轻灵畅达，腹中有块，宜兑入鳖甲胶。

再诊：血虚木横，两胁气撑胀痛，腹中有块，心荡而寒热，病根日久，损及奇经。《经》云：冲脉为病，

逆气里急；任脉为病，男疝女瘕；阳维为病苦寒热，阴维为病苦心痛。合而参之，谓非奇经之病乎？调之不易。

党参　黄芪　当归　白芍　沙苑　茯神　杞子　香附　陈皮　白薇　紫石英

诒按：拟再加牛膝、青皮、沉香。

邓评：证见两胁胀痛，肝经有气火郁窜。立方当稍责重泄肝一面，似更妥善；但能兼顾无遗，已足取效耳。

孙评：柳氏加青、沉，因两胁撑胀故也；然心荡则营阴大虚，失于涵养所致，理气之品，香附、陈皮足矣，不宜再加。

谢评：此汤上午送服逍遥丸，下午送服人参归脾丸可否？

三诊：和营卫而调摄奇经，病势皆减。唯腹中之块未平，仍以前法加减。

前方去杞子，加砂仁、冬术。

诒按：古无专属奇经之病，亦无专入奇经之药。考《内经》八脉行度，及前贤议论，均谓十二经气血有余，则溢入奇经，有病者亦必日久病深，由正经而侵入之。然则用药治病，自当仍以正经为主。学者须明此意，勿为近贤议论所蒙也。

邓评：方能合病，自有效验。

孙评：此论亦是一格，有和平之概。

谢评：柳按高瞻，大开眼界。案中三言痞块并未入药，三诊入砂仁、冬术亦示缓图之意，愚意少许醋三棱、醋莪术、炙鳖甲之类亦可加入。或鳖甲煎丸、十全大补丸、大黄䗪虫亦可间服之也。

内热日久，经停两月。投养阴调血通经之剂，得热减经行，可谓效矣，然犹未也。脉数不和，舌仍光赤，乃阴津未充，虚阳未敛也。仍宜小心安养为善。

生地　当归　白芍　丹皮　阿胶　香附　党参　茯苓　陈皮　地骨皮

诒按：平正妥帖。

邓评：按症用药，当必克收全功。

谢评：方从八珍汤增损，两调气血，宜入黄芪、冬术，绮石云黄芪为墙垣、白术为基址，理虚之妙着。

再诊：脉数已和，舌色光红已退；但有时尚觉微热。仍以前法增损。

前方去丹皮、阿胶，加麦冬、狗脊。

邓评：不识经血能通行否？

谢评：脉平舌复，阴津已复之兆，加狗脊当有脊痛，则枸杞、首乌、炒杜仲、巴戟等味亦可为伍。

经事不来，足肿腹满，脐下偏左有块，上攻作痛。

此瘀凝气滞，病属血分，虑延成臌。

三棱醋炒　莪术　香附　当归　神曲　楂肉　延胡　砂仁

另，大黄䗪虫丸每服五粒，日三次。

诒按：此气血两疏之法，用药切实不浮，好在丸药缓攻，不嫌其峻。

邓评：方法合度；然终宜参以导水之品。

谢评：虽病属血分，然血不利则为水，如邓评直入利水之品，如益母草、泽兰、茯苓、桂枝、泽泻等。

再诊：经停腹满，形瘦色黄。气血瘀凝，防其成臌。

香附　延胡　枳壳　茯苓　苏梗　大腹皮　冬瓜皮　川朴

另，大黄䗪虫丸。

邓评：较前方轻灵。

谢评：导水之味才入，略显迟滞。唯形瘦色黄，宜入参术归芍辈。大黄䗪虫丸量宜至十粒，黑地黄丸亦可间服之。

忧愁抑郁，耗损心脾之营；而肝木僭逆，胸中气塞。内热夜甚，经事两月不来，脉沉而数，热伏营血之中。拟用柴胡四物汤，和营血以舒木郁。

党参　冬术　生地　当归　白芍　香附　青蒿　白薇　生熟谷芽

诒按：此等证调治失当，最易入于损途。拟再加丹皮、丹参。

邓评：方以青蒿易柴胡，为胸中有气塞，恐柴胡太升也。参、术不妥。

谢评：此症成方，十全大补丸合丹栀逍遥丸亦可。

经后少腹痛连腰股，肛门气坠，大便不通，小便赤涩。拟泄肝经之郁热，通络脉之凝涩。

金铃子　延胡　郁李仁　归尾　黑栀　柴胡　龙胆草　大黄酒炒　旋覆花　猩绛　青葱管

诒按：病情于小便上得之。

邓评：痛于经行之后，血虚则有之。然两方似嫌攻导太峻。

孙评：拟去旋覆、葱、绛，加细生地、木通，或龙胆泻肝汤意，以泄肝经之郁火何如？

谢评：此气坠当作气憋理解，盖肝主疏泄，肝气不舒，有化热之虞耳，兼入血分药旋覆花汤，气血两调之态，亦先生治肝三十法中疏肝通络法之应用也，俾气畅络舒，二便则自调矣。

经行后少腹作痛，上及胸脘腰胁，内热口干，大便不通，小便热痛。此肝气挟瘀所致。

川楝子　延胡　桃仁　香附　山栀姜汁炒　泽兰　川连吴萸炒　丹皮

另，当归龙荟丸三钱，淡盐汤送下。

诒按：病情与前条相似，方亦近之。唯当归龙荟丸用得太重，宜减半服之。

谢评：经后诸症，多作虚寒治，岂知此乃气滞乎？度所疏方非达人无有此识，诚不落俗套也，盖酸、苦、辛，泄肝法耳，详见先生《西溪书屋夜话录》。

年将五十，经事频来且多。是冲脉不司收摄故也。防其崩决，补之摄之。

党参　黄芪　当归　于术　枣仁　陈皮　茯神　阿胶　荷叶蒂　藕

诒按：此方从归脾增减，补则有之，摄则未也；拟加牡蛎、龟板、茜草炭、乌贼骨以佐之。

邓评：案语数句，可谓要言不烦，方亦合度。

孙评：摄阴血，白芍似所必用。归脾汤是补中以升清气血，崩势盛者，予每用之，并加菟丝子、白芍立效。

谢评：行年五十，天癸竭而地道不通，今仍频来且多，必冲任不固也，方妥法正，应入高丽参、紫河车以固元气。孙评加白芍，不枉为临证上手，口出金玉，但用量要大，动辄两许，确有良效，《傅青主女科》尝用之不辍。

病起当年产后，虽经调理而痊，究竟营虚未复，是以至今不育。且经事乖而且多，亦营虚而气不固摄之故。

自上年九秋，又感寒邪，入于肺为咳嗽，痰中带血，此谓上实下虚。血随气逆，蔓延旬日，加以内热，渐成劳损。姑仿仲景法，扶正化邪，以为下虚上实之法。

生地　党参　炙草　当归　豆卷　前胡　茯苓　怀药　麦冬　阿胶　川贝　杏仁　桂枝　枇杷叶

诒按：趋步古人，非胸罗经训者不能。时下随证敷衍，乌能望其项背。

邓评：咳久入肾，亦当宗上病下取之旨，不必杂前、杏、枇杷叶等味。

孙评：用仲景薯蓣丸加减。

谢评：此等之症，不治将入肺痨之途，仁心不泯，诚非胸罗经训者莫能为之也。

再诊：进薯蓣丸法，补气血、生津液、彻风邪，咳嗽已减；所谓上实下虚，病情不谬。据云当年产后，腹中常痛，至今未愈。显见营分有寒，已非一日。但内热淹缠，心悸头眩，久虚不复，终为劳损。兹从八珍加减，复入通补奇经。王道无近功，耐心安养为是。

十全去芪、芎，加阿胶、艾、炮姜、紫石英、陈皮、麦冬、款冬花、川贝、神曲、大枣。

邓评：看题清切。苟因有内热而投以滋寒，则去生便远。

谢评：出方平中有奇，面面俱到。

三诊：温补奇经，病情俱减，今仍前制。

十全去芪、芎、草，加阿胶、香附、炮姜、陈皮、吴萸。

邓评：从前方去润降，而加吴萸之温通，想咳热悸眩悉减，而腹痛未止也。

谢评：三诊构方，师法仲景，出神入化，温经汤出入，始终循规蹈矩，安分守己，无丝毫浮华。

两次血崩之后，赤带连绵不断，迄今半载有余。脉象虚微，气血大亏，是以头眩心跳、腹酸足软等症均见也。近日腹痛食减，恐其复致崩决，拟方固摄奇经。

女贞子　乌贼骨　茜草炭　旱莲草　党参　茯苓　白芍　丹皮　阿胶　莲肉　荷叶蒂　藕节

另，震灵丹二钱。

邓评：崩漏赤带，肝营必有余热。

孙评：似须加炒于术。

谢评：血虚当入归地耳，方遵《内经》四乌贼骨一藘茹丸与二至丸增损。

再诊：固摄奇经，病情不减。崩漏不止，腹痛不已。用升阳固阴法。

鹿角霜　沙苑　龙骨　牡蛎　怀药　杜仲　女贞子　杞子　茯苓　棕炭

诒按：固摄不效，进用升涩，此用药转换，一定层次。

邓评：升阳固阴，法亦高超。

孙评：似可加菟丝、于术。

谢评：应入地榆炭、白头翁、白芍、焦白术、仙鹤草，或以次方止崩博雅如何？红参、黄芪、熟地、白芍、当归、山萸、山药、炒于术、黑艾叶、荆芥炭、棕炭、焦杜仲、白头翁、木耳炭。

痛而经来，肝木横也；经事参前，血分热也；色黑有瘀。和而化之可也。

川楝子　延胡　丹皮　当归　白芍　泽兰　香附醋炒　木香　茯苓　楂炭　砂仁

诒按：立方平善。

邓评：就症推源，肝营有瘀热无疑。

谢评：方虽平稳，不及傅氏两地汤顺手。

再诊：经来色黑而痛，当与化瘀。

生地　桃仁炒黑　红花　泽兰　黑栀　香附醋炒　当归　川芎　醋炙大黄炭

邓评：想因前方力量太轻，故尚少灵效也。

孙评：大黄炭似不如竟用回生丹。

谢评：方药治则一以贯之，庶几复原还须逍遥、归脾之属，此为后话。

养血以调经，理气以止痛；补肝之虚以平眩晕，助脾之运以除恶心。

熟地六两，分三分，一分砂仁拌炒松，一分姜汁炒焦，一分陈酒煮烂　当归三两，分三分，一分吴萸一钱煎汁炒，一分茴香一钱煎汁炒，一分酒炒　白芍二两，分二分，一分肉桂一钱煎汁炒，一分炙草三钱煎汁炒　香附四两　分四分，一分黑栀三钱煎汁炒，一分盐水炒，一分醋炒，一分酒炒　川芎酒炒，一两　沙苑盐水炒，三两　茯苓三两，焙　陈皮盐水炒，一两五钱　党参炒，三两　丹参酒浸晒干，再浸再晒，如此七次，焙研三两

诒按：此方制法精巧，养血、理气两擅其长。木香、砂仁亦可酌增。

邓评：立法精巧，但恐嫌温补以助肝阳。

谢评：如柳先生按，应入木香、砂仁以行之，余以为应入泽泻汤、小半夏煎汤相助以止眩而除恶心也。

咳嗽发热日久，前投补益脾胃之药六七剂，食谷加增，起居略健，但热势每交寅卯而盛，乃少阳旺时也。少阳属胆，与肝相为表里，肝胆有郁热，戕伐生生之气，肺金失其清肃，脾胃失其转输，相火日益炽，阴津日益涸，燎原之势，不至涸极不止也。其脉弦数者，肝胆郁热之候也。刻下初交夏令，趁其胃旺加餐。拟进酸苦法，益阴和阳，清沏肝胆之郁热。考古方柴前连梅煎颇有深意，

录出备正。

柴胡猪胆汁，浸炒五分　川连盐水炒，五分　白芍一钱　前胡一钱　乌梅五分　麦冬二钱　党参三钱　秋石三分　炙草四分　薤白五分

原注：此方服后，热势竟退。此时已经停两月，以后或热或止，喜其能食，至四五月后，方知其有孕。

诒按：此等证最易认作虚损；得此议论，大开后人眼目。

又按：此必有微邪伏于肝胆之间，挟木火而发。煎熬津液，日就干涸，古人所谓劳风者，曹仁伯谓即是此证。

邓评：病势至何时而盛，为何经之病，亦临诊之一诀。

专用柴胡，恐助相火之升；独任乌梅，怕恋深伏之邪。此等方法，岂时流所能望其项背哉。

孙评：苦寒趁其胃旺，则胃败者禁用。可知苦寒伤阳败胃，宜慎如此。

谢评：用方灵巧，套方丹栀逍遥加减亦可，然腹蕴古书而精雕细琢，自然功力非凡也。

寒气客于下焦，瘀凝停于少腹，阻塞胞门，膀胱阳气失化，以致癃闭。产后八日而小便不通，脉细肢寒，腹中觉冷。恐其气逆上攻发厥。法以温通下焦，化瘀利水，冀其应手为妙。

当归八钱　川芎四钱　楂炭五钱　炮姜五分　桃仁三钱

车前五钱

益母草汤同陈酒各一碗代水煎药。

另，肉桂五分、血珀五分、甘遂三分，共研末药汁调服。

诒按：末药方甚佳。煎方中拟加泽兰、牛膝、吴萸。此证甚急，用药能丝丝入扣，迥异肤浮家数。

邓评：产后热闭，瘀滞为多。若拘乎小便清利为蓄血，则此病将何如哉？

瘀滞溲闭，用肉桂、血珀殊妙。若瘀而有热者，则肉桂不宜，即使用之，须合大黄炭乃妥。

谢评：产后，傅山先生之生化汤框架，生者既生，化者自化耳，其小水不利，非转胞，所用末药更有妙意焉。

再诊：小水癃闭已通，瘀凝未下，少腹仍然板满，再以温通泄浊。

肉桂　延胡　红花　桃仁　丹参　两头尖　归尾　楂炭　牛膝　炮姜　冬葵子　车前

邓评：用两头尖，是以浊导浊之意，唯此病似可不必。

谢评：此时予少腹逐瘀汤亦可。

前年小产，恶露数日即止，因而腹痛结块，心神妄乱，言语如颠，此所谓血风病也。胞络下连血海，上系心胞，血凝动火，火炽生风，故见诸证。诊脉弦搏，肝阳有上亢之象，防加吐血。治法当以化瘀为先，稍佐清火可也。

丹参　延胡　五灵脂　川连　川贝　赤苓　蒲黄　黑栀　茺蔚子　香附

另，回生丹一粒。

诒按：疏证病源，切实指点，与肤浮影响者不同。

邓评：审证须如此曲折，乃能归于一线。

孙评：蒲黄生行血，熟止血，须用生者。且须参入芳香之品，如血珀、菖蒲之类。

谢评：小产伤过大产，其言语颠倒，恐有热入血室之虞，吾曾遇之，三月之久折腾，心神不宁，言语妄乱，迫暮即发，三剂小柴胡收功，聊备数言，以供来者印证耳。此方虽四正，应参入小柴胡汤。

产后腹痛年余，营虚木郁，脾胃受戕，时作恶心，时沃酸水。用《千金》当归建中汤。

当归　白芍吴萸炒　炙草　炮姜　肉桂　川椒　南枣　橘饼

诒按：用药切当，无支凑帮贴之病，自是老手。

邓评：恶心沃酸，务宜辛开，不宜甘壅。用当归建中，将饴糖易橘饼，非为不善；而炙草、南枣究亦不妥，去之为是。

谢评：奇方奇效，若非广泛浏览，何觅此方？诒按老手，不虚誉也，唯方中应参入小半夏加茯苓汤、黄连（吴萸水炒）。

再诊：前投建中法，腹痛已止。复因经行之后，劳碌受寒，腹中又痛，加以晡热，饮食减少，舌苔干白。此属血虚肝郁，脾虚木横，用归脾法加减。

党参　黄芪　茯苓　陈皮　冬术　归身　炮姜　木香　砂仁　白芍吴萸炒　橘饼

邓评：苔虽干而色白，故仍须参以温化。丹皮可加。

观此方，用归脾而加减有法，斯为用古不泥。

谢评：血虚肝郁，点睛之笔，想此汤应送服逍遥丸也，邓评加丹皮不及加香附、阿胶也。

产后瘀凝未净，新血不生，身热日久，少腹疼痛，小溲淋漓，带下血筋。此肝经郁热，兼挟凝瘀为患，殊非小恙。姑拟泄肝和营化瘀为法。

鲜生地姜汁拌炒焦，一两　生姜渣鲜地汁拌炒黄，三钱　黑栀　延胡　金铃子　龙胆草　丹参　赤苓　归须　猩绛　甘草梢　青葱管

诒按：恰合病机。唯少腹痛者，于化瘀一层，尚须着意。拟加血珀、乌药、红花。

邓评：认证精确，立法巧妙。

想必小便淋漓且痛，故方内用草梢、赤苓。

谢评：此案郁热，一反生化汤虚寒成法，另辟蹊径，

备临证一法，但产后虚多，证须细辨之也，书须活读，方不致板方一块。

经事来多去少，似崩非崩，是血虚有热也。所谓天暑地热，则经血沸溢。用白薇汤加阿胶主之。

女贞子　白薇　阿胶米粉炒　黄芩醋炒炭　归身炭　沙苑盐水炒　黄柏　白芍　旱莲草　莲心

诒按：立方精到熨帖。

邓评：当是经漏，非崩也。此乃肝热，则血不安藏使然。与东垣治崩漏，须用温补之谓，正不同也。

谢评：邓评确认为漏极是，既为热邪沃血，血色当鲜红，且暑气当值，应入香薷草以清暑气。白薇汤出《普济本事方》，此间仅取白薇、当归，弃参、草。

经停少腹痛，小便淋漓有血缕。此肝火与凝瘀交阻，当导而通之。

龙胆草　小蓟炭　桃仁　大黄酒炒　山栀　冬葵子　延胡　车前子　丹皮　海金沙

诒按：立方切实。

邓评：想脉形弦数，舌赤苔黄，故可直用寒导。倘若苔白脉濡，更当参以温化，恐火被寒湿所遏故也。

谢评：既云肝火，当具口苦溲赤，不若直予龙胆泻肝汤加丹皮、小蓟、白茅根清肝宁血。或此方中参入血珀、虎杖、丹参如何?

经行后，奔走急路，冷粥疗饥，少腹疼痛连腰胁，兼及前阴。此肝肾受伤，又被寒侵而热郁也。《经》云：远行则阳气内伐，热舍于肾，冷粥入胃，则热郁不得伸，故痛也。遵寒热错杂例，兼腹痛治法。

川连醋炒　炮姜　桂枝　白芍吴萸三分，煎汁炒　全当归　木通　香附　楂炭　黑栀　旋覆花　猩绛

诒按：推究病源，亲切不肤。

邓评：若就《内经》之旨，或可用鹿角、茴香、黄柏、肉桂之属。

谢评：临证寒热错杂者极多，如此处方，寒者热之，热者寒之，则热自清而寒自散也，方以度之，必具奇效，方中宜入乌药、厚朴、沉香以行下焦之气。

《内经》有石瘕、石水之证，多属阳气不布，水道阻塞之证。少腹有块坚硬者为石瘕，水气上攻而腹满者为石水。此证初起小便不利，今反小便不禁而腹渐胀满，是石水之象。考古石水治法，不越通阳利水。浅则治膀胱，深则治肾，久则治脾。兹拟一方备采。

四苓散去猪苓，加大腹皮、陈皮、桑白皮、川朴、乌药、桂枝、鸡内金。

另朝服肾气丸二钱。

诒按：煎方治膀胱，丸方治肾。方中桂枝拟改用肉桂。

邓评：如案内有小便不禁之证，则疏导煎剂应可不必，竟多服肾气丸为善。

谢评：论理、论病、论治皆精，阅后有如啖甘饴之感。

体气素亏，频年屡患咳嗽，今春产后悲伤，咳嗽复作，背寒内热，气逆痰多，脉虚数，大便溏，延今百日，病成蓐劳。按产后血舍空虚，八脉之气先伤于下，加以悲哀伤肺，咳嗽剧发，震动冲脉之气上逆。《经》云：冲脉为病，逆气里急，阳维为病苦寒热。频进疏风清热，脾胃再伤，以致腹痛、便溏、食减无味，斯皆见咳治咳之弊。越人谓：上损及脾，下损及胃，俱属难治。姑拟通补奇经，镇摄冲脉，复入扶脾理肺，未能免俗，聊复尔尔。

熟地砂仁炒炭　当归小茴香三分，拌炒　白芍桂枝三分，拌炒　紫石英　牛膝盐水炒　茯苓　川贝

诒按：用熟地、归、茴、牛膝、紫石英温摄冲任，用归、芍以调阳维，用药颇为亲切；拟再加胡桃、人参、山药、沙苑、牡蛎。

邓评：见证无一非虚，虚则补之，斯为定法。唯既有便溏食减，则熟地虽炒炭用，终怕有碍脾胃，想亦出于不得已也。而于脾胃一面，究须多方照顾，如人参、山药，固宜加入；即炙草、姜、枣，亦未可少也。

孙评：川贝清寒肃肺，仍非所宜；柳加大为合格，宜宗之。

腹痛便溏，不但中气受戕，而且命火衰微，不克蒸化，所谓肾为胃关也。宜再加补骨脂、五味子。叶案于此等处论之最详，可参考也。

谢评：三贤所见皆不凡，如此条分缕析，非阅破古书之人莫能为之。方中拟入冬术、太子参、炒山药、炒白果、仙半夏如何?

心胸觉冷，经事数月一来，食入则腹中胀痛。寒痰气郁，凝滞不通。当以辛温宣畅，遵熟料五积意。

半夏　桂枝　茯苓　苍术　白芍　川朴　川芎　归身　丹参　炙草　陈皮　枳壳　高良姜

邓评：确合用古之方，原可效若桴鼓。

谢评：经迟而冷，应入附子、肉桂、鹿角霜、香附、砂仁。

再诊：苦辛温通之剂，而能调经散痞，用之果效。益信古人言不妄发，法不虚立，在用者何如耳。

前方去良姜，加茺蔚子、砂仁。

邓评：凡血气不通而有寒积者，固五积散所能治也。

谢评：五积者，五积皆消，非止一端，临床确具奇效。

乳房属胃，乳汁血之所化。无孩子而乳房膨胀，亦下乳汁，此非血之有余，乃不循其道，以下归冲脉，而为月水，反随肝气，上入乳房，变为乳汁，事出反常，非细故矣。夫血犹水也，气犹风也。血随气行，如水为风激而作波澜也。然则顺其气、清其火、息其风，而使之下行，如风回波转可也；正何必参堵截之法，涩其源而止其流哉。噫！可为知者道，难与俗人言也。

玄精石　赤石脂　紫石英　寒水石　牡蛎　大生地　白芍　归身　茯神　乌药　麦芽　郁李仁

诒按：此等议论，全是精心结撰，毫无依傍，非胸有积理者不能道。于乳汁变化之道，确凿指出，非见理精到者不能。方拟去石脂、郁李，加丹参、丹皮、牛膝。

邓评：见理既清，立言自能精到。唯方内所用赤石脂，仍是堵截之法，去之为妥。柳师加减，胜于原方多矣。

孙评：此等证世所罕见。古有回乳法用麦芽者，以之煎汤代水亦妙。柳氏加减，亲切有味。

统阅妇人门，方方活泼切实，案案论理发挥，真可谓与知者道，不能与俗人言者，可叹也。

谢评：此等乳汁自泌，粗工极易责之气虚不摄，腹无五车之册，难明其理也，学然后知不足，此之谓也。

小儿门

幼稺伏邪挟积，阻滞肠胃，蒸痰化热，肺气窒痹，是以先泻而后咳，更继之以发热也。今者便泄已止，而气急痰嘶，肺气阻痹尤甚。法当先治其肺。盖恐肺胀则生惊发搐，其变端莫测耳。

葶苈子三钱　莱菔子三钱　六一散三钱　枇杷叶三片

邓评：先泻后咳，是湿热由胃熏肺，如千金苇茎汤可用。

莱菔子能导痰降气消积，用以治痰积气喘，应称妙品。

孙评：肺经有邪，便泄则邪有去路，今泄止痰喘，邪反上逆，非急泻肺气不可。

谢评：此等热咳，仲圣麻杏石甘神效，省得许多弯子。

再诊：痰嘶气喘逆，平其大半。热势起伏，退而复作。时下多疟，须防转疟。

白萝卜汁一杯　鲜薄荷汁半杯

二味煎浓去上沫，加入冰糖三钱（烊化）、姜汁一滴（冲服）。

诒按：两方用药，俱清简可法，于小儿尤宜。

邓评：萝卜汁导痰兼能清热，加以薄荷、姜汁，义取散邪，为有热势故也。

谢评：再诊方颇亲切，适配小儿，类今日之糖浆也。

然转疟之论，是属多余。

先痢而后疟，已经两载。面黄内热，腹满足肿，脾气大虚；舌红形瘦，阴液大伤。童劳证也。

党参　茯苓　于术　陈皮　黄芪　泽泻　川连　神曲　防风根

邓评：此脾虚而有湿热，立方当不背谬；拟加茵陈、豆卷。

谢评：首闻童劳一说，总属脾常不足，元气大亏，资生丸早服，六味丸晚服亦可。

再诊：疟痢三年，脾胃元气大伤。脉数舌红，腹满足肿，小溲短少。前投升阳益胃，热势略减。今拟补益脾阴，兼以化浊。然童稚阴亏，病延日久，夏令防其增剧。

党参　怀药　冬术　麦冬　五味　白芍　陈皮　茯苓　砂仁　鸡内金

诒按：小儿虚证，自以后天脾胃为主。然脉数舌红，阴液亦损，亦当稍参养阴之意。

邓评：转方较逊色。就其见证论，湿热壅盛，病不偏虚，五味、山药，恐非所宜，尚当以疏泄为要；况时当夏令，湿热盛行之候也。

谢评：此等之证，小儿汤剂不久受，不若散剂，成药参苓白术散亦可缓图之，辅以推拿之术，获效亦捷。

先天不足，三阴亏损，筋络空虚，两足踡挛，身热骨瘦，童劳痼疾难治。

生地　当归　牛膝　川断　狗脊　薏米　鳖甲　羚羊角　桑枝

诒按：用薏米、桑枝于补剂中，稍参风湿治法。

邓评：肝主筋，肝热则筋挛，故方用羚羊清肝；于滋阴之内，略佐桂枝温通，亦为合法。

谢评：汤法虽稳妥，然于孩童，不若脾肾两助丸久服建功，适时以焦三仙煮汤常饮。

断乳太早，元气薄弱。咳嗽发热，已逾四月。形瘦骨立，疳劳重证。唇红而善食，肠胃有疳虫也。

川贝　杏仁　茯苓　百部　川连　党参　地骨皮　陈皮　芜荑　款冬花　桑白皮

诒按：此方专以杀虫为主，愚意当另拟培元之法以佐之。

邓评：拟增麦冬、知母，取壮水制火之义。

谢评：善食而形瘦，名曰食亦。如《素问·气厥论》："大肠移热于胃，善食而瘦，谓之食亦。"虫积之症，先予杀虫，善后必待培脾调中。单味使君子仁炒香研末服亦可。

马脾风极重险证，危生倏忽，姑与牛黄夺命散。

大黄生切，四钱　槟榔一钱五分　黑牵牛三钱

共研末，分二服，白萝卜汁调服。

诒按：此古方也。病情急重，非此亦无法可挽。或有痰热壅甚者，服越婢或麻杏甘石汤亦效。

邓评：每初起如伤风，故此症最易误事，乘早用吐法殊妙，如土牛膝之类。

谢评：大黄、槟榔、牵牛三峻同施，必大便秘结也，如柳师言麻杏甘石亦妥，参入大黄为五虎汤之制，息风还可加入羚羊粉、全蝎、牛黄之属。马脾风之名出自《医学纲目》，《幼幼集成》云其多因“胸膈积热，心火凌肺，痰热壅盛”。

音哑喘咳，痰声嘤咯。风痰袭肺，肺胀夹惊险候。

麻黄　杏仁　射干　桔梗　枳壳　菖蒲　前胡　白前　紫菀　桑白皮

另，白萝卜汁冲服。

诒按：此证风痰壅闭，与喉科中马脾风相类，治之稍迟，即不可救，学者最宜留意。

邓评：此系金实不鸣，内必包火，何以不加石膏？想或苔白故也。

孙评：凡稚子风痰壅闭夹惊者，均用麻杏甘石加菖蒲汁，即时见效。

谢评：方即仲圣射干麻黄汤出入，孙氏所言甚得仲景章法。

痧后挟积，移热于大肠，腹中热痛，每交寅卯二时则痛甚。拟开肺金之郁，仿丹溪论，参越桃意。

良姜　桔梗　川连　通草　滑石　黑栀　楂炭　砂仁　焦曲

邓评：每交寅卯而痛甚，其挟肝邪所致乎。方药尚非背谬，唯再加白芍、金铃更妙。

孙评：似可用川芎以透其遏抑。

谢评：寅卯而痛，螾然耳，阳气动而无力，虚寒多。故初诊用方不缓其病也。临证小溲黄赤属热，清白则为寒也，宜四诊合参。

再诊：痧后腹痛，甚于黎明，阳气为阴寒所遏，欲升而不得升，故痛甚于黎明也。前用温寒并进见效，今仍以前法加减。

桂枝　干姜　吴萸　木香　延胡　香附　楂炭　槟榔　赤苓　黑栀　白蔻仁

诒按：此寒热错杂之证。大抵热为寒郁，故立方以寒热互用奏功。

邓评：此与前方出入太多。盖阳气内郁，即化为火，今以桂、姜、吴萸重迭温药，仅有黑山栀一味能清郁火，恐不足以驾驭之也。

谢评：余意直接温之，省得许多曲直，虽自觉热痛，并非真热，乃真寒作祟，得热则缓矣。

二十四条 评选爱庐医案

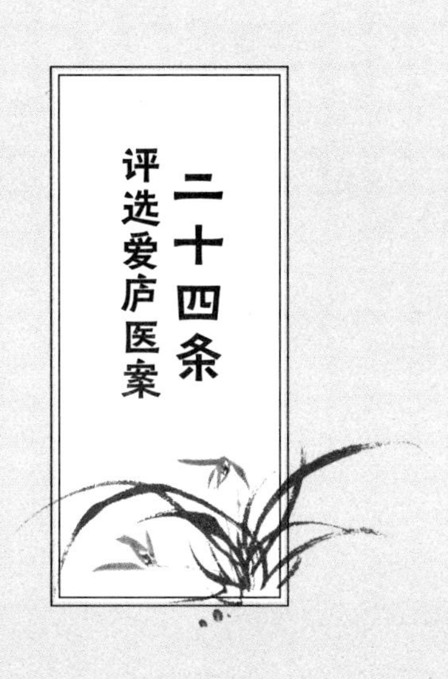

下爱庐医案若干条，胥江张大曦仲华所著也。仲华，道光时人，以医术驰名江浙间。原刻上、下两卷，共一百余案，咸丰时刻于苏州，未几，毁于兵燹，遂少传本。甲午夏，诒于友人案头得见抄本，假归读之，见其论病选药，思路深细，用法精到，颇能独开生面，发前人所未发。唯刻意争奇，不肯稍涉平境，因之议论有过于艰深者，立方有流于纤巧者。窃念方药之道，动关性命，非如词章曲艺，可以随人好恶，各自成家。是必博稽精采，慎所从违，庶几可法可师，不致贻误来学，因就所抄本精选而加评焉，共得二十四条，令门人录而从之。后之学者，苟由此而触类旁通，随机应变，不至如赵括之读书也斯可矣。

光绪己亥七月柳宝诒识

评选爱庐医案

胥江　张大曦（仲华）　著

内伤杂病门

病经匝月，表热解后，杳不思纳，脉静舌净，神倦言懒。既无外感留恋，又非老景颓唐。晴光流动，面色开旷，问所服之药，苦寒沉降者多矣。谅系胃气为药所困，非病也，亦非衰也。且进和中醒中，以悦脾胃，令其纳谷乃昌。

人参须五分　炒麦冬一钱　炒橘白五分　北沙参三钱　甘草三分　霍石斛三钱　生谷芽一两，煎汤代水　野蔷薇露一两，冲服

服药后令煮糜粥，以备半夜病人思纳，切嘱不可多与。

诒按：此方清润有余，尚欠流动。如胃气呆钝，稍加香、砂；胃有寒涎，稍增姜、夏；欲专和胃，加扁豆、莲子；欲兼和肝，加木瓜、乌梅。均可由此方随宜增入也。

邓评：曲审病情，了无遗误。

孙评：此等活泼心思，均从阅历而来。议虽尖巧，用药则平稳。从叶氏养胃阴着笔，不可及之才也。

香稻叶露更佳，得谷之和气也。

谢评：既诊之苦寒沉降多，则中寒不运也，《金鉴》开胃进食汤效宏，或香砂养胃之属，孙评谓从养胃阴着手应接温热后期，此间用方略嫌阴凝。柳按老到沉稳，举笔不凡。

再诊：胃气乍醒，脉形软弱；久饥之后，脏腑之气尚微，纳谷以匀为稳。至于用药，尚利轻灵，须俟胃气日隆，方可峻补。盖凡投补剂，必藉胃气敷布故也。《经》云：百病以胃气为本。又云：安谷则昌。其斯之谓欤？

人参须一钱　益智仁四分　炙甘草三分　石斛三钱　茯神三钱　南枣两枚　北沙参三钱　炒麦冬一钱五分　橘白七分　香谷芽一两

诒按：名言至理。凡进补剂者，须识此意。

邓评：因胃气为苦寒所困，故略加益智以温运中阳，极为合度。

谢评：邓评拽出苦寒所困，想必初诊之方过于偏凉，再诊不应承前方，直宜香砂六君子加焦三仙，省得许多曲折不畅。

竟日悲思，半载纳减。询非恼怒感触所致，在病人亦不知悲从何来。一若放声号泣，乃能爽快，睡醒之际特甚，余如默坐亦然。韩昌黎云：凡人之歌也有思，哭也有怀，出于口而为声者，其皆有不平者乎！夫悲哀属肺，寝则气窒，醒则流通。想其乍醒之际，应通而犹窒焉，是以特甚。揆之脉象，右寸细数而小滑，伏火挟痰有诸。或更有所惊恐，惊则气结，结则成痹，痹则升降失常，出纳呆钝，胃气所以日馁耳。拟以开结通痹为先，毋急急于补也。

旋覆花一钱五分　玄参一钱　炒竹茹一钱五分　瓜蒌皮一钱五分　薤白头三钱　紫菀七分　橘络一钱　安息香三枝　生铁落两许　用铁锤，于擂盆内，和开水研至数百转，取汁冲入一小杯

诒按：推想病情，思路曲折以达。

邓评：此病谓是痰火，人所共知。而归咎于肺，人所不知也。就其悲思纳减，毕竟痰重于火，故立方亦以祛痰为主，抑木降火佐之。

孙评：安息香究可不必，郁金、香附之类足矣；或以鲜菖蒲易之何如？

方虽奇峰突起，细按之仍和平活泼，真是名大家手段。

谢评：通痹开结，方遵瓜蒌薤白汤，遥承仲景余绪，加减亦轻灵，唯症喜悲伤，应入甘麦大枣汤。

再诊：两进开结通痹之后，悲哀之态顿释，咯痰黄厚，

胃纳稍思，脉之滑数亦缓。其为痰火痹结也明矣。拟以清泄通降继之，补不可投，岂妄谈哉。

炙桑皮一钱五分　炒竹茹一钱五分　瓜蒌霜一钱五分　杏仁三钱　黑栀一钱五分　丹皮一钱五分　橘络一钱　冬瓜子三钱　紫菀五分　丝瓜络一钱

邓评：药病相当，有如以匙开锁。盖肺为娇脏，药本宜轻，故前方除铁落外，概取轻药。今仅存痰火余邪，尤须轻灵为合度矣。

孙评：旋覆花仍不可少。

谢评：用药灵巧，若夫痰黄厚，非清不除，宜入黄芩、地骨皮、竹沥、半夏、天竺黄。

内风门

眩晕多年，每发于湿蒸之令。今年初夏，潮湿过重，发亦频频。诊脉濡细，舌苔腻白。考古法眩晕一证，概从《内经》“诸风掉眩，皆属于肝”之论。大旨不外乎风阳上旋，更辨别挟火、挟痰以治之。今按脉证，乃湿郁上泛，挟浊痰腻膈所致。因前人未经论及，而临证亦罕见也。拟辛香运中，以化湿化痰主之。

制厚朴一钱　煨草果四分　炒苏子一钱五分　旋覆花

一钱五分　茅术一钱　制半夏一钱五分　陈皮一钱　白芥子七分　椒目五分　赤苓三钱

诒按：所论病机极合。方中尚宜参入清泄肝阳之品，如白芍、蒺藜之类方稳；苏子似不必用。

又按：黄坤载《四圣心源》中，论此等证最详。每以木燥土湿为言，勿谓前人未及也。

邓评：湿痰阻遏，清阳不得上升，以致眩晕。昔人于方书所尝论及，故《金匮》列眩晕于痰饮门，且恒用姜、桂，何谓前人未经论及耶？

孙评：旋覆花最巧，可借以平风阳也，消痰则次矣。古人云：选药若选将，其斯之谓欤！

用椒目一味，或者有些浮肿乎？

谢评：邓评直率，《伤寒论》《金匮要略》皆有论述，苓桂术甘单刀直入，何须兜许多圈子。若夫各承家技，选方自有差别，苓桂术甘主水湿，此则主痰湿耳，襄入二陈汤加泽泻亦直率。

再诊：眩晕不复作，舌白依然，脉濡便溏，脘中较爽。信系体肥多湿，嗜酒多湿，卧于地坑之上亦感湿，好饮冷茶亦停湿。倘泥于古法而投滋降，不亦远乎？再拟昨方加减，仍守太阴、阳明主治。

茅术一钱　煨草果五分　制半夏一钱五分　土炒白术一钱五分

佩兰叶一钱五分　制厚朴一钱　旋覆花一钱五分　藿梗一钱五分　陈皮一钱　通草一钱

诒按：眩晕由于湿痰壅遏者，亦所时有。然其中必有木火内郁，为痰浊所蔽。治当于疏化湿痰之中，仍参清泄之品乃合。

邓评：脉濡便溏，脾阳失健可知，故加土炒白术以健脾。

孙评：此证近人多以温胆汤加天麻、僵蚕之类。草换术较稳。

谢评：孙评极是，诚临证老手。但观舌白脉濡便溏，是为寒湿，且连述五路湿邪，柳按欲参清泄之品不足师，倒是应参入茯苓、白蔻、石菖蒲。

湿病门

形凛汗渍，脉濡神糊，舌如敷粉，沉睡痰迷。素系嗜酒之体，湿痰弥漫，蒙遏清阳，扰乱神明所致。非陷也，亦非闭也。慎勿开泄，拟达原饮意。

制厚朴一钱五分　煨草果五分　枳实四分，磨冲　炒陈皮一钱五分　茅术一钱五分　白芷一钱　法半夏一钱五分　山慈菇五分，磨冲诒按：论病确凿，方亦的当，宜其效若桴鼓也。

邓评：舌如敷粉，此疫邪中之湿胜者，确合吴又可法。凡疑似难辨之症，每须凭色脉断之，舌白脉濡，概可见矣。经谓察色按脉，先别阴阳者是也。

孙评：山慈菇何不用菖蒲？芳香宣窍相同，究属平稳。

谢评：此等之症，藿朴夏苓合二陈汤亦可。

再诊：汗渍已收，神志转清。药后呕痰盈碗，呕出渐醒。脉犹濡细，舌苔白腻。弥漫之势虽除，尚宜燥湿祛痰，从太阴阳明主治。

茅术一钱　煨草果三分　制半夏一钱五分　椒目五分　厚朴一钱　炒青皮一钱　白术一钱五分　陈皮一钱　通草一钱　白芥子一钱

邓评：此方进后，谅其苔脉必转矣。盖仅属余邪未尽耳。

谢评：夫湿性黏滞，治之不易，既效守方以缓图之，诚显胸有成竹之韵焉，唯所虑者，湿重药轻不易速除耳。

失血门

鼻衄盛发，成流不止者已三日，面赤，足冷至膝，脉数、寸关尤甚。血去过多，心荡神驰。阴亏内热之体，厥阳化火上逆，扰动脉络，血行清道，从高灌注而下，非若吐红之易定。血有几何，岂堪如此长流？拟仿志火升腾治例，用凉血滋降法。

犀角七分　炒女贞子一钱五分　黄连五分　熟地六钱　青铅一枚　炙龟板一两　旱莲草一钱　煨磁石五钱　阿胶一钱五分，蛤粉拌炒　盐水炒牛膝一钱五分

诒按：此证甚险，用药尚称得力。方中当加童便冲入。

邓评：推论病源真切，立方则不免寒镇太急。

谢评：鼻衄之甚者曰鼻洪，出《大明诸家本草》，此案鼻衄不止者三日，竟至心荡神驰，故方从犀角地黄构思又入潜降之品，柳按加入童便一味甚妥。

再诊：鼻衄虽止，而面色唇口皖白；虚阳虽降，而额汗心悸畏明。脉虚而数，舌光而颤。气乏血涵，血无气护，阴阳有离脱之象，气血有涣散之险。急进双补法，庶几有所依附，再佐咸降酸收以摄之。

人参一钱　天冬一钱五分　炒枣仁三钱　秋石二分，烊入　熟地一两　枸杞炭三钱　白芍一钱五分　阿胶一钱五分　茯神三钱　大枣二枚

邓评：额上汗出，阳明之气已衰，殆即寒镇太过之咎乎？

孙评：二方亦不落平境，而有奇峰。

谢评：失血重证，两诊间判若霄壤，冰火二重也。

阳随血脱，直宜大剂独参汤合当归补血汤、净山萸肉、童便、龟鹿二仙胶，庶保无虞。

消证门

乍纳又饥，消烁迅速，如火之燎于原，遇物即为灰烬。病此半月，肌肉尽削。询系失意事多，焦劳苦思，内火日炽，胃液日干，藏阴既损，而充斥之威愈难扑灭耳。姑拟玉女煎加味。

大生地一两　麦冬三钱　玄参一钱五分　阿胶一钱五分　知母二钱　石膏一两　炒白芍一钱五分　女贞子一钱五分　旱莲草一钱　甘草一钱

邓评：此方须脉形数大者相宜。案内未载脉象，想必为是。

谢评：胃津殊少，中消甚而兼下消也，玉女合二至，稳妥之法，黄连、沙参、芦根亦可参入。

再诊：两进甘凉救液，大势仅减二三，渴饮反甚，溲浑而浊，上中之消，又转到肾消矣。三焦兼涉，津液必至告竭，证情极险。再拟从治之法，宗河间甘露法，必得十减七八乃幸。

熟地六钱　石膏七钱　肉桂五分　生地八钱　麦冬三钱

炙草五分　白芍一钱五分　人参一钱　盐水炒黄柏一钱五分

邓评：前方纯阴无阳，阳火因强遏而反陷，液愈不升，是以渴饮反甚，溲浑而浊。今转方加黄柏以清相火，随反佐肉桂以通阳，为从治之法，实是心灵手巧，妙极千古。

谢评：邓评极精，症涉下消，宜入山萸、山药、天花粉、葛根、黄芪。唯黄柏不及黄连，《别录》谓其“止消渴”，唐代《近效方》用其遏“消渴饮水，小便甜，有如脂麸片。”

三诊：从治之法，始也依然，药三进而纳日退矣。小水浑浊转清，舌苔光红亦淡。拟宗前方小其制，仍与上、中、下三焦并治。

熟地八钱　乌梅三分　炙草五分　川连五分　川椒廿粒　生地四钱　肉桂三分　人参一钱　麦冬二钱

邓评：移步换形，立法精妙。

谢评：方遵乌梅丸班底，药虽三进而食纳日退，宜入护胃之品，如白术、扁豆、山药、谷芽之属。

四诊：连进固本从治之法，并参苦辛酸安胃，允推应手。今胃纳安常，诸恙皆平，而津液受伤已极。善后之法，自当立中育阴，以冀其复。

人参一钱　熟地五钱　天冬一钱五分　洋参一钱五分　知母一钱五分　北沙参三钱　麦冬一钱五分　石斛四钱　炙草三分

诒按：第一方力量之大，二方立法之巧，三四方用意之周匝，随机而应，步伐井然。具此见解，庶可谈医，然已难其人矣。

邓评：治病难于中窾，中则必效也。善后之法，平妥无疵。

孙评：白芍、女贞，似不可少。

谢评：方从三才汤加味，此等消渴症，虽认证精而立方周到，终非三二诊可愈，病情既稳，当以散剂缓图之以善其后。

呕逆门

恼怒伤肝，木火犯胃入膈，支撑胸背，呕吐血块痰涎，不纳不便，舌白苔腻。胃为水谷之海，多气多血之腑，性喜通降，所畏倒逆。经此气火冲激，湿浊乘机错乱，倘肆其猖狂，厥势立至。若再侮脾土，胀满必增。左脉弦硬，右脉细软，谷不沾唇者已五日，胃气惫矣。而呕尚甚，中无砥柱，何恃而不恐。诸先生所进苦寒沉降，盖欲止其呕而顺其气，诚是理也。然《内经》云：百病皆以胃气为本。苦寒性味，又属伐胃；胃不能安，药力何藉？拙拟苦寒以制肝之逆，苦辛以通胃之阳，而必参以奠安中气，庶几倒逆之势得缓，幸勿拘于见血畏温之议。

人参一钱　吴萸二分　旋覆花一钱五分　川楝子七分　川椒二分　法半夏一钱五分　茯苓二钱　川连三分

另，肉桂四分、酒炒龙胆草三分，二味同研，饭丸，煎药送下。

诒按：论病颇有卓见，立方亦稳。唯丸方肉桂合龙胆，一寒一热，似不如肉桂合川连，取交济之意更佳。

邓评：既责前医用苦寒之害，而仍不能舍苦寒之品。唯参辛温以通胃阳为异耳。此之谓巧。

谢评：议论病因病机，卓荦不凡，方亦脱胎于吴茱萸汤及小半夏加茯苓汤，功力深厚，更妙者虽识苦寒伤胃在先，方中又少佐苦寒，反佐扼呕更胜一筹。

再诊：呕逆已止，胀痛亦缓，左脉弦硬固平，右脉歇止渐见。土德大残，中气亦竭。急进补中立中，仍参约脾制肝之法，唯望胃纳能醒是幸。

人参一钱五分　肉桂三分　炙甘草三分　白术一钱五分　茯苓三钱　炒白芍一钱五分

诒按：此建中合四君法。

邓评：考仲景治呕吐、胸痹，每每责之痰饮。今此方暗合苓桂术甘汤剂，殆于补中、立中，存祛除痰饮之意乎?

孙评：若合二陈宣通之味，呕逆早平矣。

谢评：师古而不泥古，如柳、邓云，药止六味而涵盖九首经方（计芍甘、桂甘、桂加芍、桂枝人参、苓桂术甘、桂枝去桂加茯苓白术、甘草干姜、桂枝加桂、小建中），非熟谙仲圣心法莫能为之也。

三诊：胀痛大减，呕逆未平，稍能纳粥，脉俱濡细，胃气渐有来复之机。《经》云：纳谷则昌。信不诬也。

人参一钱　煨肉果三分　白芍一钱五分　橘白七分　白术一钱五分　炙甘草三分　煨木香三分　茯神三钱　谷芽一两

诒按：此养胃和中，善后之方。

邓评：再诊呕逆已止，今又何谓未平？若果尔呕逆未平，肉果、木香似嫌不妥。

谢评：再诊呕逆止而撤去半夏，此又未平，虽苓桂术甘以除水饮，然呕必不甚也，微哕之象，仅以温行佐之，故入肉果、木香。

外感门

得食则呕，已延月余。形神疲乏，宛如膈证。听其言，观其人，唯知明而动，晦而休，务农无怠者流。诊左关脉数，右关细软，舌白口苦，寒热往来，汗之有无，病者不知。盖少阳见证，原有呕恶，揆其病情，是任其呕逆，以致反胃厌谷，胃气日逆，似乎噎膈，实由邪蕴于少阳一经，胃被邪克，气不通达。据是脉证，宜先泄少阳之邪为要，拟小柴胡法，佐以辛通。

柴胡七分　制半夏一钱五分　制厚朴七分　苏叶七分　苏子一钱　炒川椒二分　橘皮一钱　青皮一钱　淡姜渣五分，后入

诒按：治病不难，难在探取病情，能得真谛。

邓评：此木郁达之，火郁发之之法。更须佐以辛通者，其眼在丁舌白耳。对病发药，是为良工。

左关之脉于“数”字上加一弦字，始为小柴胡的据，或系抄写时所遗漏，盖后案有左关已软云云，便可佐证。

亦得食则呕之变法，未可视为常例。

孙评：根本入理深论，开后人思路，豁学者见解。若误认气痹不通，而用开痰宣痹之治，是速其死矣。柳氏云：难在探病得真，是阅历老练之言。

谢评：病延月余，传经已毕，虽法取小柴胡，但非完全小柴胡证，邓评云遗脉弦，仲圣云柴胡症但见一症便是，不必八症俱备焉，组方亦随机应变，高屋建瓴，机圆方活。

再诊：前方嘱服两剂，据述服后壮热大汗，湿透衣被，即思纳粥。因其效验，连服一剂，今已吃饭，唯力不充耳。诊其脉，左关已软，右脉尚细，续与和中。

党参三钱　归身一钱　续断一钱　白术一钱　茯苓三钱　陈皮一钱　炙甘草三分　前胡三分　煨木香三分

诒按：方中归身、续断，似非此证所宜。

邓评：壮热大汗，内郁之邪火达矣，宜其胃降而安谷也。左关已软，柴胡固不必用；右脉尚细，姜、夏何为除却？想其苔白已退耳。归身、续断之义，案中未详，猜疑不定。

谢评：大汗湿衣，柴胡苏叶合力为之，既汗不可过剂，过则耗阴损阳耳，其务农无怠，故有力不充之症，改弦异功，归身、川断和中而充其力也，度有腰膝酸软、少气咳嗽、面色少华诸症。

发热恶寒，头项强痛，无汗胸痞，脉浮紧细。证属正伤寒，南方所罕见。询系连朝营墓辛勤，届在严寒，又居旷野。太阳表证悉具，宗仲圣不汗出而烦躁者，大青龙汤主之。

麻黄五分　桂枝五分　防风一钱　杏仁三钱　甘草四分　羌活七分　生石膏三钱　生姜五分　大枣二枚

诒按：证在初起，似不必用石膏。就案中所述，乃麻黄汤的证。

邓评：症在乍起，固无遽用石膏之理；且脉浮紧大者，始与大青龙相合。今谓脉浮紧细，毋乃疏乎。再观其开首叙证曰胸痞，想系胸膈痞闷，与烦热躁扰者有间；且寒热无汗者，大都作烦，须以脉大、舌燥、渴饮等症为凭。

谢评：邓评生动，但脉不一定大，浮紧则为寒闭，且不汗出而烦躁更为大青龙确证，唯量太轻，羌活、防风味辛温似可不必，倒是应入葛根，有项强者也。

再诊：病甫两日，太阳证未罢，而阳明、少阳证已悉具。可知南人禀赋柔弱，其传经之迅速若此。汗既未畅，拟三阳并泄。

麻黄四分　柴胡四分　白芷七分　葛根七分　羌活五分　杏仁三钱　连翘一钱五分　黑山栀一钱五分　姜渣五分　大枣三枚

邓评：葛根乃阳明经药，石膏是阳明气分药，一散经中之邪，一清气分之热，今反改用葛根，当犹在阳明之经。能如此转换迅速，亦足见其心灵手敏。

谢评：初汗未畅，邪则传经，病重药轻之故耳，虽三阳证见，治从太阳、阳明，石膏不可撤去。倒是白芷、羌活多余，内热已燥，用之无异抱薪救火。方宜大青龙汤加柴胡、葛根、黄芩。

三诊：汗畅热解，烦躁已除，脉转细小，形疲体酸，嗜卧而思纳谷矣。其发也凶悍，其传也迅速，其退也亦易易。究属质弱者，易感易达，不若北方风气刚劲，禀赋厚而腠理实，必至传遍六经乃已。是证若宗三时六气治之，势必淹缠几候耳。拟和营卫法。

桂枝四分　橘白一钱　姜渣三分　防风七分　茯苓三钱　桑枝五钱　秦艽一钱五分　大枣二枚

诒按：南方少正伤寒证。方案虽平浅，宜存之，以扩闻见。

邓评：今谓脉转细小，想第一诊脉浮紧细之“细”字，殆不免其错误。石膏之阴寒害人，迥非他药所能比。今热退而犹体酸嗜卧，想湿痰留滞经络，为石膏之流弊，是故转用辛温之品，其舌苔之白，亦从可知矣。

谢评：确症手轻亦为传经之因，打虎宜狠，早施截断扭转，何至病须三诊，一诊即汗出热退，脉静身凉矣。早入石膏，直捣邪所，何能遗寒耶？盖石膏清大热而不遗寒祸，《本经》言其微寒，自《别录》之书出，“微”始变为“大”。近贤张寿甫云：“石膏凉而能散，有透表解肌之力，外感有实热者，放胆用之，直胜金丹。”信哉斯言。

表热九日，有汗不解，舌绛起刺，烦渴引饮，间作寒战之象，热甚下午，至夜神志时糊，脉洪无力。阳明经分之邪，又传少阳，阳明腑分之滞，灼伤津液，极似大柴胡证，而与脉情不符。细绎病情，正虚津竭。既非陷里之神糊，如何香开，致使内传。欲其腑滞能通，必俟津回液复。拟宗仲圣人参白虎汤意，参入景岳柴胡煎，庶与脉证符合。诸先生以为何如?

参须一钱　柴胡四分　石膏七钱　鲜石斛七钱　玄参一钱　竹叶三钱　麦冬一钱五分　黑山栀一钱五分　知母一钱五分

诒按：于虚实进退之间，惨淡经营，良工心苦。

邓评：此等病，非熟玩仲景书者不能道只字，学者宜三反焉。唯其烦渴脉洪，知非陷里之神糊。唯其洪而无力，故用石膏，更佐以参、麦。而又间作寒战，故必加柴胡以和解。面面周到，切实不肤。

孙评：表邪未化者，必先表而后里，此方是也。

此等方真不愧临时应变，岂草率者所能学步乎。

谢评：表热九日，传经趋里，有汗不解为明证，柴胡证未已又值阳明热盛耗津，白虎汤合小柴胡汤亦可为之。

再诊：汗热烦渴已减，舌绛淡而尖刺已少，津液稍回，正气较振，脉数未平，神志已爽。少阳、阳明之表分既清既泄，而腑分之滞尚待清润育阴而下也。切勿因滞而遽投荡涤。“审证”二字，其难其慎，临时应变，平日之功夫也。

生地四钱　知母一钱五分　银花一钱五分　赤芍一钱五分　麻仁三钱　瓜蒌仁三钱　花粉一钱五分　丹皮一钱五分　鲜霍石斛一两

诒按：此取增液以行宿滞之意。

邓评：至此而脉数未平，阴伤故也。此方以下腑滞，即增水行舟之意。盖右脉非弦实者，慎不可遽投荡涤。

孙评：银花、赤芍易以鲜首乌、地骨皮何如？

谢评：度邪热去而津未复，大便未行而腹必不硬满，否则增液承气可也。又思忖，温病下不厌早，予调味承气亦妥帖。

伏气门

表热四候，额汗如淋，汗时肤冷，汗收热灼。消滞泄邪，清补诸法，已遍尝矣。诊脉虚细，唯尺独滑，舌苔已净，胃纳稍思。细绎脉证，病邪不在三阳，而在三阴。考仲圣有反发热一条，是寒邪深伏少阴之阳分，今乃湿温余邪，流入少阴之阴分。良由少年肾气不藏所致。治当宗其旨，变其法。拟补肾阴、泄肾邪，一举两得，庶可许热解汗收。

熟地五钱　枸杞炭一钱　独活一钱五分　茯苓三钱　五味子七粒　细辛三分　牛膝五分　丹皮一钱

诒按：能从对面勘出，此为善读书人。唯方中熟地，似不如生地为得。

邓评：额汗肤冷，虚之征也；汗收热灼，邪之兆也。尺脉独滑，知是少阴受邪；舌净思纳，足见胃能受补。将仲圣麻附细辛变为此补虚却邪之方，唯彼以寒邪伤阳，此以湿热伤阴，于此探求，则思过半矣。治肾如此，余亦可以类推矣。医者贵乎知常识变，是方巧于变法，未可目为常例。窃唯伏温而精气不足者，当仿用之。或此亦伏温症欤?

孙评：方似奇怪，按之脉证，实是有条不紊。总由平日读书时细腻熨帖，临证时胆识双优。然初学者万不可因有此格，轻于一试。

谢评：病虽列伏气门，实温病后期正虚之症耳，邓、孙二评均精良，病从伤寒来，而方自杂症列，示人规矩、方圆。

再诊：热解已净，自汗亦收，脉滑已和，纯乎软弱，神情向倦，而虚象旋著。拟转用补养。

参须一钱　枸杞子一钱　山药三钱　丹皮一钱五分　福泽泻一钱　熟地五钱　杜仲三钱　茯苓三钱　牡蛎七钱　萸肉一钱五分　炙草三分

邓评：参须亦补气之品，设有余焰，未可遽投，盖气有余便是火也。故当汗淋之时，未尝敢用，必待脉已纯乎软弱始用，其用药精细已极矣。

谢评：虚象毕显，予春泽汤出入，益气养阴以固根本矣，诚积罗经训，功力宏厚者也。

疫邪门

壮热神糊，陡然而发，脉数大而混糊无序，舌垢腻而层迭厚布，矢气频转，小溲自遗，脘腹痞硬，气粗痰鸣。既非寻常六气所感，亦非真中、类中之证。观其濈濈自汗，汗热而不粘指，转侧自如，四体无强直之态，舌能伸缩，断非中风；设使外感，何至一发便剧，而安能自汗。倘守伤寒先表后里，下不嫌迟之例，是坐待其毙矣。亦曾读吴又可先里后表，急下存阴之论否？盖是证也。一见蓝斑，则胃已烂，而包络已陷，迅速异常。盍早议下，尚可侥幸，诸同学以为然否？

厚朴一钱　大黄八钱　黄芩一钱　枳实一钱　槟榔一钱　草果四分　知母一钱五分　陈皮一钱

诒按：论证明确，方亦老当，绝无帮贴肤凑之弊。

邓评：脉之混糊，舌之垢腻，以及壮热神糊陡然而发，故知其为疫邪无疑。矢气痞硬等见象，乃挟积之征；小溲自遗，缘神糊之极；而至气粗痰鸣，危险极矣。有邪盛而正气不胜之势，故亟亟乎仿又可先生先里后表、急下存阴之法，迟必不救。或者曰脉不滑实，苔不焦黄，何以用下法？不知治疫与常感不同，且疫邪之脉，大都混糊，用下不拘，即用犀、羚、石膏之类，亦不拘于脉也（略参释义）。

孙评：认病分清，良工心苦。

里滞过急者，是当先里后表，此法之变也。

法虽从达原饮化出，然非老手及历练深者，岂可轻于一试。

谢评：论病细腻不芜，辨证思路端正，胆大心细，直予达原饮，尤加大黄、枳实而去芍药，必有大实痛也，承仲景余绪，且用量八钱，除邪务速，下不厌早也。

再诊：神志得清，表热自汗，腹犹拒按，矢气尚频，便下黏腻极秽者未畅，小水点滴如油，脉数略有次序，舌苔层布垢浊。胃中秽浊蒸蕴之势，尚形燔灼。必须再下，俟里滞渐楚，然后退就于表。吴又可治疫之论，阐发前人所未备，甚至有三四下，而后退走表分者。若作寻常发热论治，岂不谬乎！

大黄五钱　枳实一钱五分　银花二钱　知母一钱五分　细川连五分　丹皮一钱五分　滑石三钱　玄明粉一钱五分　厚朴一钱

诒按：此等证，有下至三四次而后清者，必须有胆有识，方能奏功。后二方亦层次井井，的是老手。

邓评：此所谓疫者，即湿热挟秽毒之邪也，非清化轻剂所能治。前方用达原合小承气法，虽不能息其燔蒸，唯神志得清，已属效机耳。甚至有三四下而退表分者，因疫症恒有之，即伏温之深者，亦每每有之。孟英论伏邪如抽丝剥茧，层出不穷者是也。

谢评：此等大症，非精研伤寒、温病、疫病者莫能识，议病选方，精细胆壮，层层剥笋，环环相扣，若非老辣高手奚能为之耶？击鼓继进，更弦大秉气增损。

三诊：大腑畅通，悉是如酱如饴极秽之物。腹已软而神已爽，表热壮而汗反艰。舌苔半化，脉数较缓，渴喜热饮，小水稍多。此际腑中之蒸变乍平，病已退出表分。当从表分疏通，先里后表之论，信不诬也。

柴胡五分　枳实一钱　通草一钱　紫厚朴七分　法半夏一钱五分　连翘一钱五分　橘皮一钱　赤苓三钱　大腹皮一钱五分　藿香一钱

邓评：唯其表热壮而汗反艰，知邪已退出表分，故凡时邪病未退而汗多泄者，皆里热郁蒸，邪不外达之咎，须随其源而清泄之，断不可因汗而投敛补。得敛补则邪火愈炽而汗泄愈多，学者不可不知。

谢评：娴熟辨证施治，论理论方，如囊中取物。透热转气，直达卫分，虽从表分疏通，仍不忘和中化湿，斡旋枢机也。

四诊：表热随汗就和，舌苔又化一层，脉转细矣，神亦倦矣。病去正虚之际，当主以和养中气，佐轻泄以涤余热，守糜粥以俟胃醒。慎勿以虚而早投补剂，补之则反复立至也。

桑叶一钱五分　石斛三钱　扁豆三钱　神曲一钱五分　丹皮一钱五分　豆卷三钱　甘草三分　橘白一钱　薏仁三钱　半夏曲一钱五分

邓评：此疫邪伏于募原之界，亦须逐层化解，故至此而舌苔又化一层矣。

层次碧清，步伐井然。岂浅学者所能望其项背。

孙评：四案议论均透彻之至，用药亦非躁急者所可虚拟。

谢评：炉中火息，余火亦可复燃，清凉醒脾，护养胃气，《经》云：有胃气则生，无胃气则死。此岂非其法、其方欤？

疟疾门

间疟止后复发，发不归期，或二三日，或七八日。发则寒战热甚，两三月如此，从无汗泄。脉沉而细，形瘦骨立，胃纳式微。证由久疟伤阴，阴损不复，其为劳疟显然。现届夏令，已得可汗之时，且服存阴泄邪，以冀汗泄于表，阴复于里，转准疟期，庶有畔岸可依。拟少阳、少阴并治。

柴胡四分　大生地四钱　地骨皮三钱　黄芩一钱五分　鳖甲七钱　青蒿一钱五分　归须一钱　细辛三分　丹皮一钱五分

诒按：此病若认作虚证，而投腻补，则愈补愈热，不死不休矣。幸遇明眼人识破，乃能得此生机。

邓评：此伏邪由少阳而陷入厥、少二阴之候。凡寒热纠缠，由于营虚而邪机陷伏者，宜仿此例。

地骨皮本无汗者不宜服。今用于柴、辛之内，转能领入至阴，透出深伏之邪热从汗外解。所谓活法在人，此医理之变化无穷也。

孙评：阴伤既甚，邪愈留恋，稍一粗心，杀人反掌。须看其养阴达邪，两面兼到处。

奇突之方，不可轻试。须见之的、识之真，方可用也。

谢评：此等病症，今世已鲜见，但字里行间，浸透古人识症论病之苦心美文。

再诊：药四服而值疟来，寒战依然，热势转短，热退时汗已畅达，脉沉转出，神气觉爽，而食物有味。察其转轻之象，皆从汗后。究由外感乘虚蕴伏，愈伏愈深，延为怯象。兹有向外泄化之机。仍宗前议加减，必得转为间疟乃妥。

黄芩一钱五分　炒归须一钱五分　炒知母一钱五分　青蒿一钱五分　鳖血炒柴胡五分　丹皮一钱五分　炒秦艽一钱五分

小生地四钱　荆芥炭一钱　豆卷三钱

诒按：得汗即是生机。仍可用大生地、归身以助阴达邪。

邓评：热短汗畅，亦未始非生地等滋阴托达之力有以助之也。谓由外感乘虚蕴伏，愈伏愈深，延为怯象，诚属至理。

谢评：外感虽乘虚蕴伏，邪入少阴，正气已虚，应辅以益气，如党参、太子参之类，庶冀气阴两复而托邪外出。

三诊：疟准日作，解后有汗，寒热之势大减矣。脉形细小，舌不生苔，久疟阴伤，复其阴可耳。证属转机，已得坦途，凡腥膻鲜发，以及麦食等，均须慎禁。拟清养法，参以泄化。

洋参一钱五分　桑叶一钱五分　炙鳖甲一两　石斛三钱　丹皮一钱　青蒿一钱五分　穞豆衣二钱　谷芽一两　秦艽一钱五分

诒按：此善后之法，凡归、地等养阴之品似不可少。

邓评：脉细舌光，有阴阳并损之象。拟当参阳生阴长之义，或加姜、枣于归、地内。非若但热不寒者，专责之阴伤也。

桑叶足以泄少阳之邪，然亦轻矣。

谢评：此时太子参、白术、扁豆、沙参应参入以复胃气。

黄疸门

疸证多种，黑者属肾，肾气过损者曰女劳黑疸。今肌肤舌质尽黑，手指映日俱黯。强壮之年，肾阳早已不举，体虽丰腴，腰软不耐久坐，脉弱神疲，纳减足冷，显属肾脏伤残太甚。尚谓北路风霜所致乎？昔有人患此，遍处医治，皆曰风毒，后遇顾西畴道破证名，宗湿热流入肾经主治，试以此证较之，证虽同而虚实又异矣。现届深冬，姑先治本。需春暖阳和，再商他法。

血余四两　猪油一斤，熬至发枯，取油盛贮，一切食物中可以用油者，俱用之

煎方：制附子七分　炒枸杞一钱五分　炒黄柏一钱　菟丝子一钱五分　茯苓三钱　牡蛎七钱　茵陈一钱五分　杜仲三钱　熟地六钱

邓评：此黑疸之偏于肾虚者，故立方亦以温养肾脏为主，清理湿热瘀滞佐之。

观方内用菟丝、牡蛎，或者有精浊、自淋之患乎？

孙评：开口即认清门径，用药自然的当。既云虚实已异，黄柏用之太早可知。从《金匮》猪膏发煎脱化而出，灵心慧想。

黄柏用之太早，减附之性而败阳。三诊则的当矣。此

法与《叶案存真》一条彼此对勘，各尽其妙。

谢评：孙评阅历功深，广收博览，言之凿凿，终究虚实夹杂之症，温养肾脏，方属景岳右归之框架。

再诊：前方已服二十余剂，肌肤之黑半化，其势渐转阴黄。形神大振，胃纳加餐，且可耐劳理事矣。春令虽交，和暖未回。再拟补养脾肾，耐性摄养为嘱。

人参一钱　沙苑三钱　山药三钱　杜仲三钱　熟地一两　茯苓三钱　白术一钱五分　茵陈一钱五分　杞子一钱五分　续断三钱　菟丝二钱　泽泻一钱五分

诒按：此方中亦当再添温润之药。

邓评：此方似太嫌呆补，致令截其湿热之去路。

谢评：夫时交春令，养阳勿失时宜，方中应参入黄芪、山萸、附子、肉桂、陈皮。

三诊：肤色花斑，证转阴黄，较之黑疸，浅一层矣。培植脾肾之药，已进四十余剂，形神色脉，俱属平善。节令将交惊蛰，春暖之气已和。治当开泄腠理，以涤肤斑。《内经》云：必先岁气，毋伐天和。《易》曰：待时而动，何不利之有。拟宗仲圣茵陈四逆法加减，三剂即停，接服丸药可耳。黑色退尽之时，当在夏初。

制附子五分　白术一钱五分　赤小豆三钱　麻黄五分　炒黄柏一钱　茵陈一钱五分　连皮苓五钱

诒按：此证即非冬时，亦当先以温煦脾肾为主，务使身中阳和之气渐渐煦动，然后投以此剂，方能奏效。接服丸方未见，拟八味丸去萸、桂加术、柏。此病证情颇奥，治法亦奇。

邓评：迭进培补之剂，虚处自能受益。所有邪滞依然未去，理宜变法治之，实未必待春暖而然也。

想必有无汗、脉弦、肢体酸疼之症，故立方如此。是则受北路之风霜，致寒湿错杂于其间者，固有之矣。

孙评：夏初和气愈达，暖气益旺，阴霾自当退避三舍。

谢评：夫医者，易也，守方四十余剂而培脾肾，遵经守法，方药颇奇妙，此等难症，诊治颇不易，医患相的，其病乃服，是之谓也。

腹痛门

脾肾之阳素亏，醉饱之日偏多。腹痛拒按，自汗如雨，大便三日未行，舌垢腻，脉沉实。湿痰食滞，团结于内，非下不通，而涉及阳虚之体，又非温不动。许学士温下之法，原从仲圣大实痛之例化出，今当宗之。

制附子五分　肉桂四分　干姜五分　生大黄四钱　枳实一钱五分　厚朴一钱

诒按：论病立方，如良工制器，极朴属微至之妙。

邓评：自汗如雨，阳虚不能外固也。其余苔脉，均属积象。通其阳，攻其实，斯为善治。若专守承气寒下之例，则阳气益损，而停滞无化动之机矣。

孙评：方既玲珑，而又沉着，非胆大包身、心细如发者，安得有此。

谢评：阳虚腑滞，非温不足以扶阳，非下不足以通滞，方宗温脾汤法，附、桂、姜以扶阳，小承气以通滞，简洁明快。

再诊：大腑畅行，痛止汗收，神思倦而脉转虚细。拟养胃和中。

北沙参三钱　甘草三分　橘白一钱　白扁豆三钱　丹皮一钱五分　石斛三钱　白芍一钱

邓评：滞已化矣，阳亦运矣，想来余热未清，胃阴暗损，故参以丹皮、石斛之类。

孙评：转方亦轻灵，而无呆滞重浊之弊。病后正虚，当取以为法。

谢评：邓评眼明，滞化阳复，岂一剂之功可复脾肾素亏之阳欤？用药太显阴凝，宜香砂六君之类。

肿胀门

旬日内遍体俱肿，肤色鲜明。始也，原有身热，不慎风而即止，亦无汗泄。诊脉浮紧，气喘促，小便闭，舌白，不思饮。证系水湿之邪，藉风气而鼓行经隧，是以最捷。倘喘甚气塞，亦属至危之道。治当以开鬼门、洁净府为要着。

麻黄五分　杏仁三钱　赤苓三钱　苏子二钱　桂木五分　薏仁三钱　紫菀七分　椒目五分　浮萍一钱五分　大腹皮一钱五分

外用麻黄、紫苏、羌活、浮萍、生姜、防风各五钱，闭户煎汤，遍体揩熨，不可冒风。

诒按：病名风水，立方清灵流动，颇得轻可去实之旨。

邓评：凭证推源确凿，不能移易。唯方内既用麻黄，而浮萍似可不必。

孙评：尤在泾云：风水者，水为风激相搏而上射于肺也，浮萍一味，究嫌好怪，不若薄荷、羌活等之平稳也。

谢评：治风水，麻杏薏甘之意，辨证加减，不落俗套，且内服外熨，别开生面，启人茅塞。

瘕癖门

少腹块磊，上攻及脘，其力猛而痛势剧，转瞬之间，腹中鸣响，则块磊一阵向下即平。证名奔豚者，因其性情踪迹行止类似江豚耳。然考其证有三：犯肺之奔豚属心火；犯心之奔豚属肾寒；脐下悸欲作奔豚者属水邪。今系肾水寒邪所发，体属阳亏所致。拟以真武汤参奔豚汤意。

茯苓五钱　川芎五分　小茴五分　归尾一钱　附子五分　白芍一钱　半夏一钱五分　橘核三钱　李根皮一两

诒按：案语明辨以晰，立方精切不浮。

邓评：曾见患奔豚者，据云其形如鼠上窜则有声如水涌，方用茯苓、肉桂以伐水邪效。

肾寒与水邪，其实一种，毋庸琐分。奔豚汤原方之意，系属少阳，故用黄芩以泄少阳邪火。今系肾水寒邪，故不欲黄芩之苦寒，转加附子之辛热，合茯苓以导水邪。能如此，可谓善用古方矣。

孙评：从《金匮》《难经》二议立论，用药有平和之概，唯《金匮》方桂枝加桂，则桂为必用，因能泄肾邪故也。何以用附子易桂，究不若从古为稳。

谢评：邓评中肯，孙评用桂亦临床习用，唯云豚为江豚欠妥，《说文》云豚“小豕也”，《尔雅》“猪子曰豚”。以小猪冲撞奔跑形容病之发状，形象生动。

痢疾门

腹痛下痢，昼夜无度，汗冷肢冷，脉细舌白。暑湿热挟滞互结，病经五日不减，嗜酒中虚之体，邪不能化热外达，而见多汗伤阳，多痢伤阴之险。凡里急后重腹痛者，治法宜通；口燥、烦躁、溲秘者，又当清渗。此证中阳先馁，不能托化；邪滞未动，虚波已至，诚属棘手。姑拟温清并进，宗泻心汤意，参以疏邪化滞。若正气、保和之类，何足恃耶？

制附子五分　厚朴七分　桂木五分　藿梗一钱五分　建曲一钱五分　赤苓三钱　木香三分　姜渣三分　酒炒黄连五分

诒按：此正虚不能托邪之证，若仅与苦寒香燥痢门之套药，乌能挽回？前后三方，扶阳托邪，选药俱丝丝入扣，所以奏效。

邓评：暑湿热应是寒湿热乃通。况以案情方药参看自知。此等方案，令人开发心思。

孙评：两层皆实证，最要、最切之法，须切记之。

若因其阳虚多汗，而用参以扶阳，则邪愈涸而滞益结，不可挽矣。须看其用药选择之巧。

谢评：汗冷肢冷而脉细下痢，宜四逆汤以回阳救逆，但方意疏邪化滞为主，想阳气未必虚甚也。

再诊：下痢减半，赤白相杂，肢冷较和，汗亦稀少；舌白苔腻不化，里急后重已缓，诊脉沉细，腹中犹痛。究属中虚湿胜，暑积阻结，不能藉阳和运动。尚非坦途，再拟温中运邪一法。

制附子五分　厚朴七分　黄连三分　白术一钱五分　淡干姜四分　防风一钱　木香三分　枳实七分　丹皮一钱　赤苓三钱

邓评：进温药以加硬者，盖通阳即所以运邪也。

谢评：二诊拟温中运邪，是初诊扶阳不力也，此方丹皮倒不必，而酒白芍、苍术、炒薏仁不可或缺也。

三诊：痢下大减，舌苔渐化，腹痛除而宿垢亦通，小溲赤而两三度，脉象起矣，谷食思矣。中阳既得运动，无虑邪滞不化也。尚当和中。

白术一钱五分　佩兰一钱　青皮七分　藿梗一钱五分　建曲一钱五分　厚朴七分　扁豆三钱　桔梗五分　肉果四分　滑石三钱　薏仁三钱

邓评：须知此种错杂之邪，欲藉阳气克运，邪滞乃化。今已大势就衰，故用药祗取和中，为清理余邪之法。

孙评：统阅三方，论既透彻，药亦灵动，步步引人入胜。

谢评：溲赤者，热象已显，故撤去姜、附而入滑石，可见二三诊间寒热起伏，唯辨证求因、审因论治、灵活施方而已，一剂之间，冰火两重，昨为附子，今遣滑石，非胸蕴经书，久历临床者弗能为之也。

暑湿热病下痢，始系赤白垢腻，昼夜数十余次，旬日后痢虽减而纯下血矣。伤及肝肾，病情最深，非易治者。姑先清热存阴，宗厥阴下痢之条。拟白头翁汤合黄连阿胶汤意。

白头翁三钱　秦皮一钱五分　丹皮一钱五分　黄连一钱　地榆炭二钱　白芍一钱五分　荷蒂二个　炒黄柏一钱　阿胶蛤粉拌炒，一钱五分

诒按：方论俱明当。

邓评：此邪机化热并营，故转为纯下血也。方却合度。

孙评：前案阳伤，附、桂中佐疏化。此案阴虚，胶、芍中兼苦泄，均得痢门之奥，岂易及此。

谢评：方证合拍，轻车熟路，孙评撷要，而方中熟地炭、楂炭亦可加入。

再诊：下血较昨减半，而其来必阵下，肠中滑泄已甚，关闸尽撤，肾气有下脱之虑。拟用昨方参桃花汤意。

赤石脂四钱　地榆一钱　干姜炭五分　白芍一钱五分　丹皮

一钱　阿胶蛤粉拌炒，一钱五分　炙草三分　炒黄柏一钱　粳米四钱　黄连四分

诒按：病虽稍减，尚系紧要关头，不可松手。

邓评：邪火未衰，气亦失固，故转方于清滋内参以温涩，亦足见良工苦心矣。

谢评：滑泄已甚，而肾气下脱，宜入参、芪、术。桃花汤涩而不补。

三诊：血下缓而大减，脉微神倦，气阴并乏矣。堵塞存阴之药，尚不可撤，拟就昨方加立中意。

原方加人参一钱，另煎冲入。

邓评：随机应变，医者之能事也。

谢评：入参似乎迟了一步，黄芪、白术、山药同步。

大便门

大小便易位而出，证名交肠。当得之大怒、大饱之后，气火错乱，升降失常，以致清浊混淆，水滓不按常道而行，久则难治。

明矾七分，敲如绿豆大，用腐衣五层包扎，淡盐汤送下

日三服，三日九服可愈。

诒按：立方简当。

邓评：古法治交肠用五苓，通气化以利膀胱。此用明矾导痰浊以涩大肠，均使其水道前通之意乎，法亦奇矣。然方案之间，疑有脱落舛错，须俟原抄本对明，乃能真确。

孙评：前《继志堂》是久病似交肠而实非，宜对勘。

如此急证，岂得无此精简之方。

谢评：交肠者必有破损之处，白矾性收敛愈创，而豆腐皮又油滑黏附相助，抑或有效焉。

外疡门

恼怒悒郁，内火自生。火能燥痰，则气结痰凝，火性上炎，则痰随之上窜，结核成串于左项，安保右项之不发。壮年朴实之体，而得斯疾，谅亦偏于性情之固执也。倘能暂抛诵读，专以舒闷畅怀为事，则疬痰之消，犹可计日而待。盖不若自戕本元者之水亏火旺，而燥痰成串也。设听其在络内四窜，久延必至于溃，则终身之累矣，后悔莫及。聊赠数言，然乎否乎？

旋覆花一钱五分　橘络一钱　白芥子七分　杏仁三钱　苏子一钱　海藻一钱五分　昆布一钱五分　丹皮一钱五分　竹茹一钱五分　香附一钱五分

邓评：此结核成串，不越乎痰火郁窜于络，故立方亦不外通络化痰、清气开郁。唯有营气素亏者，宜兼润养之品。

白芥子善祛膜内之痰，竹茹善理经络之痰，竹油则力能倍胜。

孙评：白芥子用麻油炒，以去其燥性。

谢评：方中应合入消瘰丸方，荔核、橘核、山慈菇、瓜蒌等应入伍。

再诊：通络化痰、理气开郁之方，已投七服，左项痰核软而可推，余络未窜，脉仍弦数，大便五日不行。内火犹炽，再议化痰通络之法。

海藻一钱五分　鳖甲五钱　黑栀二钱　昆布一钱五分　丹皮一钱五分　旋覆花一钱五分　蒌皮一钱五分　炙甲片七分　白芥子七分　竹沥一两

谢评：脉弦数而便结，宜直入小承气以釜底抽薪，而息内火之炽。

三诊：前方五服，痰核已消三粒，所剩四粒亦软而小，其势不至四窜矣。脉弦小软，大便已畅。再拟消痰，以冀速除。然方药虽效，亦半藉怡养功夫耳。

橘核一钱　川楝子一钱　炙山甲七分　土贝母三钱　昆布一钱　丹皮一钱五分　旋覆花一钱　海浮石三钱　黑栀一钱五分　竹沥一两

诒按：此案三方，药力不甚结实，而用意颇玲珑，在应酬方中，可云完善。

孙评：络病、郁病，亦只宜轻灵之方。须开怀解郁有益，若徒恃药之结实无济也。

谢评：三诊善后稳妥，方虽平淡，度有奇功，然此等痰核绝非数诊可尽消，宜合消瘰丸、壁虎丸缓图之以全功耳。

妇人门

痛经数年，不得孕育。经水三日前必腹痛，腹中有块凝滞，状似癥瘕、伏梁之类。纳减运迟，形瘦神羸。调经诸法，医者岂曰无之。数载之中，服药无间，何以漠然不应？询知闺阁之时无是病，既嫁之后有是疾，痛之来源，良有以也。是证考古却无，曾见于《济阴纲目》中，姑勿道其名目，宗其意而立方。不必于平时服，俟其痛而进之，经至即止，下期再服。

荆三棱一钱　莪术一钱　延胡一钱五分　香附一钱五分　制军一钱　归身一钱五分　丹皮一钱五分　川芎四分　桃仁二钱　枳实七分

邓评：执定经前腹痛属实，虽已形瘦纳减，仍以攻导瘀滞为务，非深有见识者孰能之？考仲景缓中补虚用大黄䗪虫丸，即此意欤！

孙评：纳减、形瘦神羸，中气、阴血两虚，制军似嫌太峻，宜和平温行为稳。

此等证，每有误用补剂，愈补愈滞，终身不孕者，惜未见此等案耳。似可加肉桂温而行之。

谢评：此等证多属寒凝瘀阻，经至服王清任少腹逐瘀汤三五剂，屡试屡验，妊子亦佳。

再诊：前方于第二期经前三剂。经来紫黑，下有似胎非胎一块，弥月不复痛而经至矣。盖是证亦系凝结于胞中者，今既下矣，复何虑乎？

白芍一钱五分　石斛三钱　川芎五分　醋炒柴胡三分　橘白一钱　白术一钱五分　归身一钱五分　丹皮一钱五分　谷芽一两

谢评：逍遥散班底，手眼灵巧，颇能提纲挈领。若急孕育，径直予《寿世保元》调经种玉汤。

经停三月，骤然崩冲，阅五月而又若漏卮。询系暴崩属虚，虚阳无附，额汗头震，闻声惊惕，多语神烦，脉微虚软。势将二气脱离，其危至速。拟回阳摄阴法，急安其气血。

附子五分　鹿角霜一钱五分　杞子炭一钱　熟地七钱　五味七粒　白芍一钱五分　人参一钱　龟板一两　天冬一钱五分　山药三钱

诒按：证情已急，须得重剂，方可挽回。方中选药甚合，特嫌分量太轻耳。

邓评：此等方剂，兼具胆识。然非阴阳脱离时，不善进也。

孙评：叶氏每用震灵丹以镇摄浮阳，其法可取，以济急也。煅牡蛎似所必加。

谢评：漏卮乃古之酒器，非病名也，状其漏下也。回阳摄阴方宗三才汤合参附汤增损，应入大剂黄芪、炒冬术、净山萸、艾叶炭、酸枣仁等。

再诊：脱象既除，经漏较稀，脉犹濡细，神思尚怯。气血乍得依附，再宗暴崩属虚之例，拟温补法。

人参一钱　熟地一两　枸杞一钱五分　鹿角胶一钱五分　杜仲三钱　巴戟一钱五分　白芍一钱五分　归身一钱五分　阿胶一钱五分　天冬一钱五分

邓评：脱象既定，故纯取温柔，以理其虚。

谢评：天冬不必，倒是黄芪、山药、炒白术、净山萸、川断、桑寄生应加入。

上腊严寒生产，受寒必甚。当时瘀露未畅，脐下阵痛，迄今五月未止。阅所服药，皆宗产后宜温之例，固属近是，惜未考经穴、经隧耳。譬诸锁则买矣，何以不付以匙？买者不知，卖者当知；病者不知，医者当知，致使远途跋涉，幸遇善与人配匙者。

肉桂二钱　细辛五分　同研末饭丸，匀五服，每晨一服。

诒按：方颇奇特。

邓评：想前服温药，必未能深入肝肾，以达冲任之营耳。

孙评：肾与膀胱脏腑同治，方固奇特，法亦灵活尖巧。

谢评：方虽奇特，不见下文，匙既配而锁是否已开？尚须来者验证耳。

跋

谢君焕荣，吾之至交也！余不敏，但自幼喜读中医典籍，至今六十余载，虽无寸进，终未登堂入室，然由此与谢氏父子两代名医及全国不少杏林名宿结下善缘，自得其乐，亦终生雅事幸事也！

谢门世代书香，谢翁籍贯山西临汾，参加工作后在陕西府谷成家立业。生前为陕西省名老中医。他一生从事中医教学、科研和临床工作，一部《伤寒论》济天下，造福桑梓，拯危救急，活人无算，在晋、陕、蒙三省名噪遐迩，享有盛誉。而且执《伤寒论》教鞭数十载，可谓桃李满天下！被业内同仁及受业门生尊称为一代“伤寒大家”和“无冕国医大师”。其生前恪守儒家“述而不作”之古训，仅有《伤寒论六经病证治撮要》一书传世。谢翁育有三子，老大老三均学业有成，长子和老三在北京就职，唯独二子焕荣留守乃父身边，弃绝仕途，充当“二子”角色：一为“孝子”，代长兄与三弟尽孝，行赡养双亲之义务；二为“关门弟子”，传承老父衣钵。其十四岁始受乃父亲炙，精习岐黄，朝揣夕摩半个世纪，不独洞悉《内经》《难经》诸中医经典之奥，即历代名医著述暨宋、元、明、清各大流派之代表作亦能详其得失，尤其对汉代医圣张仲景之《伤寒杂病论》更是熟读成诵，烂熟于心。在乃父言传身教悉心培育下，谢公不负父母厚望，四年之内即完成中医学业，十八岁即出师登上县卫校教坛，讲授中医经典著作，创造了“小先生”教“大学生”之中医佳话。25岁始在《中医杂志》等国家级期刊上发表论文，至今达60余篇。28岁时被破格评为中医内科主治医师。37岁时即独立写作出版了中医临床专著《五十八种男性病的中医治疗与保健》。41岁时晋升为中医内科主任医师。42岁和43岁时分别被陕西中医学院和榆林学院聘为客座教授。《伤寒论校疏》一书也于年内由中国中医药出版社出版。如此骄人业绩，恕吾孤陋寡闻，私以为其人之经历在中医界仅逊于国医大师熊继柏老先生。熊老13岁遵祖父之训学医，14岁拜师，16岁独立行医，37岁登上湖南中医药大学讲坛，75岁荣获国医大师桂冠。熊老之外，与谢公焕荣比，出其右者鲜矣！

案头置放一册煌煌书稿名为《〈柳选四家医案〉评

注》，乃焕荣挚友即将付梓的一部新作。通览全稿，如入宝山之境，琳琅满目，美不胜收。拍手称快之余，情不自禁草就以下观感，愿与有缘阅读此书者共勉。

医案者，医家临床诊疗病案之实录也。泱泱五千年华夏文明，中医学乃国粹之一。在中医发展史中，古今医家尤为重视临床经验之传承，虽有保守者将其一己之经验视为不传之秘，而大家、名家则不以为然。多数医家愿将己之医案刊行于世，以广济众生。著名江南二十八代世医传人何时希先生著作等身，但他在完成《何氏医学八百年》《何氏医学丛书》之余，尚嫌不足，又博涉经史子集，搜罗撰写出版了《历代无名医家验案》供业界参考。由此，医案对于业医者之重要性，可见一斑。前贤有云“读书不如读案”者，尽管此论有失偏颇，然其突出强调读案之殊功则毋容置疑，善莫大焉！谢氏中医深谙此中三昧，谢翁在课子途中，不仅将自已毕生经验倾囊相授，而且择《柳选四家医案》为传承教材，令爱子潜心研读之余，苛求其逐条写出心得评语作为课后作业。今有幸通览《〈柳选四家医案〉评注》书稿，对谢氏中医父子两代这一独具匠心之传承秘法，不禁心生仰慕，顿有一树百获之感！

众所周知，中医医案类著作浩如烟海，汗牛充栋。《柳选四家医案》乃明清诸多医案名著之一也。选编者柳宝诒，字谷孙，号冠群，学识宏博，医名尤著。四家医案者，即尤在泾《静香楼医案》、曹仁伯《继志堂医案》、王旭皋《环溪草堂医案》，以及张仲华《爱庐医案》。其作者皆为江南名医，其中尤在泾、王旭皋医名尤隆，曹仁伯、张仲华稍逊一筹。该书原版按病名分类，采取一按两评的形式，诒按即柳宝诒的按语，邓评和孙评即柳宝诒的两位得意门生邓养初和孙梓文的评语。柳、邓、孙师徒三人均为清末江南龙砂派中医名家。这次出版的《〈柳选四家医案〉评注》，顾名思义，增加了谢君焕荣的评语，从兹原著由一按两评变为一按三评，从而使原著锦上添花，更加异彩纷呈！

纵观是书一按三评，笔者以为见仁见智，各有千秋，孰优孰劣，实难分伯仲矣！仅以谢评而论，吾以为其思维之灵动，立论之公允，语言之简约，文字之优美，辨证之精审，用药之熨帖，文彩之焕然，洵火候功深，熟极而流者，均不逊于其他同类著作。退而言之，虽不敢谬赞谢评字字珠玑，但可谓句句切中肯綮，无一赘词诳语，这是不争的事实。

概言之，拜读《〈柳选四家医案〉评注》，有如读者亲身参加名医学术沙龙，隔代名医会聚一堂，各抒己见，以理服人，求同存异，形成共识。又如同有幸参加名医会诊，目睹几代高手过招，人人身怀绝技，八仙过海，各显其能，分析病因、病机，确定施治方案，其乐融融，乐而忘返！此情此景，值得流连！

读名家之医案，赏名家之评点，步名医成名之正途，立志成苍生大医以济世，斯为余展读《〈柳选四家医案〉评注》之后对未来中医学子之虔诚寄语！有感于此，在谢公大作即将付梓面世而拊掌称快之余，竟斗胆敢冒方家班门弄斧、狗尾续貂之讥而汗颜成文，权作跋耳！同时翘首亟盼谢公焕荣能将谢氏父子两代名医的传承医案早日出版面世，为振兴中医而尽肱股之力！

赵宝峰

辛丑年孟冬于塞上榆阳陋室